W0340615

YOGA – GESUNDHEIT FÜR KÖRPER UND GEIST

Leben und Lehren Krishnamacharyas

T. K. V. DESIKACHAR
unter Mitarbeit von R. H. Cravens

YOGA – GESUNDHEIT FÜR KÖRPER UND GEIST

Leben und Lehren Krishnamacharyas

ins Deutsche übertragen
von Bruni Röhm

THESEUS VERLAG

Theseus im Internet: http//www.Theseus-Verlag.de

Die amerikanische Originalausgabe erschien 1998 unter dem Titel
Health, Healing & Beyond, Yoga & the Living Tradition of Krishnamacharya
im Verlag Aperture Foundation, INC., New York

Die Deutsche Bibliothek – CIP Einheitsaufnahme
Desikachar, T. K. V.:
Yoga – Gesundheit für Körper und Geist : Leben und Lehren Krishnamacharyas /
T. K. V. Desikachar. Unter Mitarb. von R. H. Cravens. Ins Dt. übertr. von
Bruni Röhm. - Berlin : Theseus-Verl., 2000
Einheitssacht. : Health, healing and beyond <dt.>
ISBN 3-89620-148-4

Umschlaggestaltung: Morian & Bayer-Eynck, Coesfeld
Lektorat: Ursula Richard / Karlheinz Bernhard Grunwald
Gestaltung und Satz: Typografik & Design – Ingeburg Zoschke
Druck: Wiener Verlag, Himberg
Printed in Austria

ISBN 3-89620-148-4

Gedruckt auf alterungsbeständigem Papier mit chlorfrei gebleichtem Zellstoff

Wir widmen dieses Buch unseren Müttern:
Shrimati Namagiriamma Krishnamacharya
und Virginia Bergin Cravens

ANMERKUNG DER HERAUSGEBER

Im Jahr 1997, dem fünfzigsten Jahrestag der Unabhängigkeit Indiens, wurde der Name der Stadt Madras offiziell in Chennai geändert. Aus Gründen der Einheitlichkeit wird im gesamten Buch der Name Chennai benutzt (mit Ausnahme der Universität von Madras, die diesen Namen bis zum Zeitpunkt der Veröffentlichung dieses Buches beibehalten hat).

Alle Zitate aus der *Bhagavad Gita* stammen aus der inspirierenden Übersetzung von Juan Mascaró, auf Englisch erschienen bei Penguin Books. Zitate aus den *Yoga Sutras* von Patanjali sind ausschließlich der Übersetzung von T. K. V. Desikachar entnommen.

Die Zitate am Beginn eines jeden Kapitels stammen von T. Krishnamacharya.

Eine Landkarte mit den von Krishnamacharya besuchten Orten findet sich auf Seite 29.

Im gesamten Text, besonders im zweiten Kapitel, haben wir in Bezug auf den Vedanta und seine führenden Exponenten, die Daten der modernen indologischen Forschung benutzt. Diese stimmen nicht immer mit der traditionellen indischen Lehrmeinung überein, und eine zufrieden stellende Chronologie, die beide Standpunkte enthält und in Einklang bringt, muss erst noch erstellt werden.

INHALT

ZUM GELEIT

T. K. V. Desikachar gilt weltweit als eine der bekanntesten Autoritäten für die therapeutische Anwendung von Yoga. Er verbindet modernes Erfahrungswissen mit der alten Weisheitslehre einer äußerst bemerkenswerten Tradition und bringt dies in den modernen therapeutischen Yoga ein. Damit trägt er dazu bei, dass diese Praktiken in die medizinische Wissenschaft Eingang finden. Seine Lehren haben einen starken Einfluss auf Schüler und Schülerinnen des therapeutischen Yoga in der ganzen Welt. T. K. V. Desikachar leistet damit einen bedeutenden Beitrag auf diesem Gebiet.

Michael Lerner
Präsident des Commonweal, eines Forschungsinstituts für Gesundheit und Umwelt in Bolinas, Kalifornien.

EINFÜHRUNG

»Den wahren ›Namen‹ einer Sache zu wissen heißt, sie zu evozieren«, schrieb der indische Mythenforscher und Philosoph Ananda K. Coomaraswamy. Dieses Prinzip spielt in verschiedenen Glaubens- und Denksystemen eine Rolle. Ein Schamane ruft mit einem Totem-Namen wie zum Beispiel »Jaguar« magische Kräfte herbei. Mit magischen Riten beschwört der Priester den oder die Namen Gottes. Der Platoniker greift nach dem Absoluten, dem Ideal im Namen von Wahrheit, Gerechtigkeit oder Schönheit. Den wahren Namen einer Sache zu kennen bedeutet, alles zu verstehen, was damit benannt wird.

Yoga – Gesundheit für Körper und Geist ist großenteils eine Erkundung der alten Weisheit mit Namen »Yoga«. Das Wort tauchte in der Geschichte der Menschheit zum ersten Mal vor ungefähr zweitausend Jahren in Indien auf, obwohl die yogischen Praktiken selbst vermutlich noch weitere zweitausend Jahre früher entstanden sind. Im Westen wird der Begriff wahrscheinlich zum ersten Mal 1785 erwähnt, in der frühesten in Europa erschienenen Übersetzung der *Bhagavad Gita* (»Gesang des Erhabenen«). Außerhalb des indischen Subkontinents rief das Wort Yoga bis ins frühe zwanzigste Jahrhundert hinein Vorstellungen von exotischen Adepten hervor, die die Befähigung zu den sagenhaftesten Körperverrenkungen besaßen, welche ihnen – einigen Berichten zufolge – übermenschliche Macht über Zeit, Raum, Materie, ja selbst über den Tod verlieh. In den Dreißigerjahren des zwanzigsten Jahrhunderts kam es zu einem Sinneswandel, der zu den Meilensteinen in der langwierigen, mühevollen Evolution menschlichen Bewusstseins gerechnet werden kann. Einige begabte, glaubwürdige Lehrer aus Indien brachen auf, um der übrigen Welt die yogischen Techniken der Körperübungen, Atemkontrolle und geistigen Konzentration zu demonstrieren. Ihr Anliegen war es nicht, das Übernatürliche, sondern das unmittelbar Praktische zu lehren: Yoga konnte die körperliche Gesundheit verbessern, einen Heilungsprozess beschleunigen und die intellektuellen, schöpferischen und geistigen Fähigkeiten im Menschen fördern. Unter den Bekanntesten waren einige, die von dem außergewöhnlichen Lehrer Tirumalai Krishnamacharya ausgebildet worden waren. Wie sein Sohn T. K. V. Desikachar in diesem Buch darlegt, hielt Krishnamacharya Yoga für das größte Geschenk Indiens an die Welt. Durch das Engagement mehrerer Generationen von Lehrern, von denen manche den Name Krishnamacharya vielleicht gar nicht mehr kennen, gilt Yoga heute nicht länger als eine esoterische Praktik des Ostens, sondern gehört für Millionen von Menschen auf der ganzen Welt zum täglichen Leben.

Das Umfeld, in dem Yoga gelehrt wird, ist so unterschiedlich wie die Bedürfnisse und Interessen der Praktizierenden: Universitäten, Gemeinde- und Sportzentren, Kureinrichtungen, Krankenhäuser, Selbsthilfegruppen und natürlich Abertausende von Schulen, die auf Yoga spezialisiert sind. Die Körperübungen des Yoga dienen Menschen aus allen sozialen Schichten zur Erhaltung ihrer Gesundheit und Bewältigung von Stress. Yoga-Techniken werden auch zunehmend in Therapien integriert, sei es bei Erkrankungen der Atmungsorgane, Migräne, chronischen Rückenschmerzen, sei es zur Rehabilitation nach Verletzungen, Herzinfarkten oder Schlaganfällen. Die meditativen Praktiken des Yoga werden von Menschen angewandt, die die Grenzen des gewohnheitsmäßigen Denkens überschreiten und die Anforderungen materialistischer Gesellschaften hinter sich lassen wollen.

Yoga wird in starkem Maße mit einem System von Techniken assoziiert, bei dem es um Körper- und Atemübungen sowie Visualisierungen geht. Diese sind von unschätzbarem Wert, bilden aber andererseits nur einen

Anfang. In den tiefen Bedeutungsschichten und dem reichen Sinngehalt uralter Quellen entdeckte Krishnamacharya unvorstellbare Möglichkeiten, die der Yoga jedem Menschen für seine persönliche Entwicklung eröffnen kann.

Krishnamacharya brachte die Besonderheit der »konkret erfahrbaren« Sprache in die Lehre des Yoga ein. Nach einer der vielen, aus dem ursprünglichen Sanskrit stammenden Definitionen bedeutet Yoga »zusammenbringen«; und er verstand diesen Begriff in ganz praktischem Sinne als bewusste Herstellung der Einheit von Körper, Geist und Seele. Nach einer anderen Definition bedeutet Yoga »einen Punkt erreichen, der für uns zuvor unerreichbar war«. Dies hat Krishnamacharya wortgemäß interpretiert: Die menschlichen Möglichkeiten zur Erlangung geistiger Klarheit, zu richtigem Verstehen und zur Veränderung sind grenzenlos. Einmal schrieb er: »Die Beziehung zwischen dem Wort und seiner Bedeutung ist ewig, sie ist nichts willkürlich Hergestelltes.«

Während seines über hundertjährigen Lebens widmete sich Krishnamacharya mit großer Zielstrebigkeit dem Studium, der Praxis und der Lehre des Yoga. Da Yoga aus den Weisheitslehren Indiens hervorgegangen war, beschloss Krishnamacharya schon in sehr jungen Jahren, diesen enormen wissenschaftlichen, philosophischen und religiösen Wissensschatz meistern zu wollen. Was auf Goethe im frühen neunzehnten Jahrhundert zutrifft, kann man ohne weiteres auf Krishnamacharya im zwanzigsten übertragen: Er war der letzte Mensch, der in der Lage war, sich des gesamten geistigen Erbes seiner Kultur zu bemächtigen.

Und Krishnamacharyas Sohn, Sri Desikachar, war der Einzige, der die Geschichte über Leben und Werk dieses weisen Mannes zusammenfügen konnte, insbesondere was dessen letzte Jahre betrifft, als Krishnamacharya an den physischen und geistigen Praktiken des Yoga revolutionäre Veränderungen vorzunehmen begann. Denn bei Krishnamacharyas lebendiger Tradition des Yoga geht es einmal darum, mit den Yoga-Praktiken zu experimentieren und sie an die modernen Verhältnisse anzupassen, und zum anderen um das Bewahren alter, zuweilen lange vergessen gewesener Lehren.

Desikachar, ursprünglich Ingenieur von Beruf, heute ein in aller Welt geschätzter Yoga-Lehrer, war in Krishnamacharyas letzten dreißig Lebensjahren dessen Schüler und Kollege. 1976 gründete er im südindischen Chennai (ehemals Madras) eine Yoga-Schule, die Krishnamacharyas Namen trägt. In dem großen Gebäude, an einer staubigen Straße im alten Stadtviertel von Mylapore gelegen, gehen jedes Jahr mehr als zweitausend Inder und Ausländer ein und aus, sei es um eine Yoga-Therapie zu machen, sei es um an Studiengruppen oder einer Lehrerausbildung teilzunehmen.

Die eigentliche Inspirationsquelle für Lehrer und Schüler gleichermaßen befindet sich jedoch am Ende dieser Straße, in einer Ecke des Gartens von Desikachars Wohnhaus. Dort, wo einst das kleine Haus stand, in das sich Krishnamacharya während seiner letzten beiden Lebensjahre zurückgezogen hatte, befindet sich das *sannidhi.* Dieses stuckverzierte, weißgetünchte Häuschen, das kaum sechs Quadratmeter groß ist, wird aber nicht, wie sonst bei *sannidhi* üblich, als Schrein betrachtet. Es war immer Krishnamacharyas Eigenart, Wörter zu veredeln, indem er sie in ihrem ursprünglichen Sinne auslegte. Für ihn bezeichnete das Wort *sannidhi* »Präsenz« oder »Nähe«. In diesem Fall bedeutet es die Nähe zu einem Paar versilberter Sandalen Krishnamacharyas, die dort auf einem behauenen Granitsockel stehen.

Obwohl es Krishnamacharya sein Leben lang abgelehnt hatte, *Guru* oder auch nur *Yogi* genannt zu werden, sprachen die Leute von diesem heute fast zur Legende gewordenen Gelehrten immer als dem *acharya.* Nichts könnte zutreffender sein. Ein *acharya* ist nicht nur ein weiser Lehrer: Er ist jemand, der weit gereist ist und das lebt, was er lehrt. Von Krishnamacharya heißt es, er habe alles, was er wusste, gelernt, als er zu Füßen seiner Lehrer saß; in diesem Sinne sind auch die weit gereisten Sandalen zu verstehen. So finden sich Lehrerinnen und Lehrer, Schüler und Schülerinnen, die von Krishnamacharyas Lebenswerk beinflusst sind, in dem *san-*

nidhi ein, um in Gegenwart dieser Sandalen »ihr Verantwortungsbewusstsein zu stärken. Und um es zu erleichtern », wie Claude Maréchal, der bekannte belgische Yoga-Lehrer es ausdrückte. Denn bei der lebendigen Tradition Krishnamacharyas geht es vor allem um den Dienst an anderen.

Es sei noch hinzugefügt, dass es, wie Desikachar immer wieder betont, keine völlige und letzte Gewissheit über die »wahre« Bedeutung des Begriffs Yoga geben kann. Nach einer anderen alten Auffassung ist Yoga eine »Wissenschaft vom Geist«. Der Geist eines jeden Menschen ist, nach der Lehre des *acharya*, absolut einzigartig, obwohl er Teil des universalen, ewigen Geistes ist. Doch eines kann mit Gewissheit gesagt werden: Jeder Mensch, der sich ernsthaft dem Studium des Yoga widmet, kann schließlich die in ihm schlummernden Fähigkeiten entdecken, die zu richtigem Verstehen führen. Francis Bacon hat diese Perspektive vor mehr als vierhundert Jahren folgendermaßen formuliert: »Der Geist kann, je nach Kapazität, auf die Größe der Geheimnisse ausgedehnt werden, während sich die Geheimnisse nicht auf die Enge des Geistes reduzieren lassen.«

R. H. Cravens

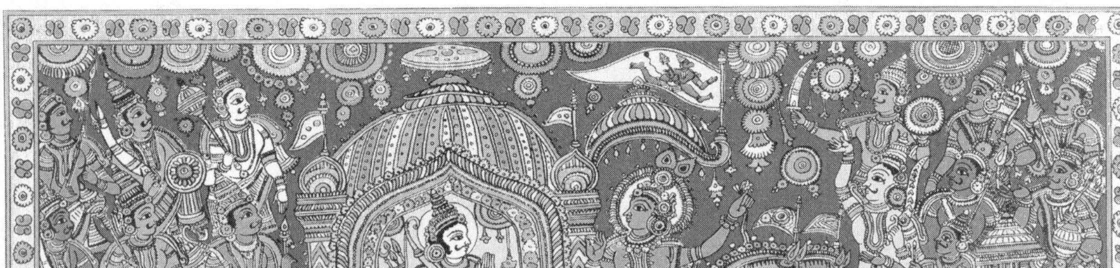

Szene aus dem Mahabharata:
Krishna unterweist Arjuna auf dem Schlachtfeld

ERSTES KAPITEL

DAS FEUER, DAS DIE DUNKELHEIT VERTREIBT

An allen Orten und zu allen Zeiten
haben die Vorfahren
Yoga-Praktiken nach ihren Bedürfnissen gestaltet.
Nur die Einstellungen und Lebensumstände
der Menschen ändern sich.
Zeit und Raum bleiben gleich.
Es scheint immer dieselbe Sonne.

Als mein Vater schon weit über Neunzig war, betrat ich eines Nachmittags sein Zimmer, wo ich ihn allein, in tiefen Schlaf versunken, antraf. Und er war dabei zu unterrichten. Obwohl er schlief, waren seine Worte ganz deutlich zu verstehen. Er rezitierte Sanskrit-Verse auf die alte Art, mit der indische Lehrer schon immer ihre Schüler unterwiesen. Ich erinnere mich, dass er damals die Geschichte von Valmiki wiedergab, wie dieser beim Anblick eines Jägers, der ein Pärchen heiliger Kraniche tötete, vom Zorn gepackt wurde. Als der wütende Valmiki den Mund aufmachte, um den Jäger mit einem Fluch zu belegen, sprach er die ersten Dichterworte der Menschheit. Diese sollten den Anfang der Offenbarungen des indischen Epos *Ramayana* bilden.

Dass mein Vater – bekannt als Professor T. Krishnamacharya – sogar im Schlaf unterrichtete, überraschte mich nicht, doch es berührte mich tief. Ich wusste, dass er in den letzten Jahren seines langen Lebens das Gefühl hatte, die Zeit dränge. Er hatte ein enormes Wissen angesammelt, das nur er allein besaß, und es war sein dringlichster Wunsch, davon so viel wie möglich weiterzugeben, wohl wissend, dass es sonst für immer verloren ginge. Deshalb konnte er selbst in seinen Träumen nicht vom Unterrichten lassen.

Krishnamacharyas Wissen war legendär. Es umfasste Sprachen, das gelehrte Schrifttum, religiöse Kommentare, Astrologie, Literatur, Rhetorik, Logik, Recht und Medizin. Krishnamacharya verstand sich auf vedische Rezitation, Rituale, Meditation, Musik und vieles andere mehr. Er besaß sieben, dem Doktorgrad entsprechende Titel. Seine Kenntnisse hätten Tausende von Seiten gefüllt, wären sie alle niedergeschrieben worden. Vieles lernte er durch mündliche Überlieferung von Lehrern, die er zum einen an traditionellen indischen Universitäten fand, zum andern an so weit voneinander entfernten Orten wie Tempeln im tropischen Südindien und Höhlen in den Bergen Tibets. Sein ganzes gelehrtes Wissen vertraute er seinem Gedächtnis an, das ihn bis ins hohe Alter nie verließ. Damit verblüffte er mich immer wieder, ebenso wie seine Schüler oder Gelehrte, die ihn aufsuchten. Beispielsweise konnte er genaue Angaben über Kapitel und Verse des *Mahabharata* machen, des umfangreichsten Epos der Welt, das mit zweihundertzwanzigtausend Zeilen fast achtmal so lang ist wie Homers *Ilias* und *Odyssee* zusammen.

Allerdings mag Krishnamacharyas Wissen aus moderner Sicht zuweilen geheimnisvoll, wenn nicht sogar fremdartig erscheinen. Er beherrschte die meisten Sprachen des indischen Subkontinents, doch keine westliche. Sein Verständnis von Medizin und Recht wäre für die meisten heute praktizierenden Ärzte und Juristen befremdlich. Seine Studien reichten zurück bis in jene fernste Vergangenheit, in der sich Geschichte zum Mythos verflüchtigt. Dorthin, wo sich das Reich der Urväter aller indischen Wissenschaft, Religion und Philosophie befindet; in die Zeit Buddhas und in jene Epoche, in der die unvergänglichen Geschichten von den sagenhaften Göttern, Dämonen und Helden erstmals niedergeschrieben wurden. Doch

Sinn und Zweck der Gelehrsamkeit meines Vaters war es nicht, die Vergangenheit zu bewahren, sondern der Gegenwart und Zukunft zu dienen.

Der erstaunliche Umfang und die Vielfalt seiner Studien verbanden sich zu einem einzigen Ziel: Er wollte das Versprechen des Yoga in den Dienst aller Menschen stellen, ungeachtet von Alter, Geschlecht, Rasse, Nationalität, Kultur, Status, Glauben oder Nichtglauben. Nach Krishnamacharyas Überzeugung war Yoga Indiens größtes Geschenk an die Welt. Ein Teil seiner Genialität bestand darin, dass er seine enormen Kenntnisse nutzte, um die alte Weisheit für die moderne Welt neu zu formulieren. In diesem Sinne war dieser höchst orthodox-religiöse Mensch zugleich äußerst revolutionär.

Das jahrtausendealte Verbot, Frauen im Yoga zu unterrichten, fegte er beiseite; ja, er war sogar der Meinung, dass Yoga für Frauen wichtiger sei als für Männer, nicht zuletzt weil Yoga die Gesundheit in der Schwangerschaft verbessert und bei der Geburt eines gesunden Kindes hilft. Auch hielt er Frauen für die zuverlässigeren Bewahrerinnen und Vermittlerinnen der yogischen Lehre.

Mein Vater galt zu seiner Zeit als berühmter Heiler. Seine Fähigkeiten auf diesem Gebiet verdankte er auch hier seiner Bereitschaft, die alten Praktiken den heutigen Bedürfnissen anzupassen. Er führte vor, welchen Beitrag Yoga zur physischen und psychischen Gesundheit leisten kann, sowohl bei der Prävention als auch bei der Heilung von Krankheiten. In vielen Teilen der Welt werden seine Praktiken heute angewandt bei Asthma, hohem Blutdruck, Diabetes, Schlaganfall, Verdauungsstörungen, Rückenschmerzen und einer Vielzahl anderer Leiden, einschließlich geistiger und körperlicher Behinderungen. Er zeigte auf, welchen Stellenwert Yoga in unserer Welt voller Zerstreuungen, Stress und Probleme für die Bewahrung eines klaren, ausgeglichenen Geistes haben kann. Zu diesem Zweck ersann und erprobte er Möglichkeiten, die yogischen Techniken so zu verfeinern, dass sie dem geschäftigen Alltag moderner Menschen gerecht werden.

Doch auch dieses Anliegen – die heilenden und bewahrenden Kräfte des Yoga zu vermitteln – bildeten nur einen Teil seiner Mission. Der wahre Sinn und Zweck von Krishnamacharyas Unterricht bestand darin, die Menschen in Kontakt mit etwas zu bringen, das höher und weit größer ist als sie selbst. Was aber ist Yoga, dieses viel versprechende Geschenk? Ein kurzes Wort von weit reichender Bedeutung, das oft nur teilweise und nicht selten falsch verstanden wird.

Für Millionen Praktizierende rund um den Globus ist Yoga eine Art Körpertechnik mit vorgegebenen Übungen und kontrolliertem Atem – bekannt als *Hatha-Yoga.* Viele setzen Yoga gleich mit bestimmten Meditationsformen, wie etwa dem *Raja-Yoga,* bei dem es um Selbsterkenntnis geht; oder mit *Kundalini-Yoga,* der das Streben nach »kosmischer Energie« und spiritueller Ekstase beinhaltet. Bei *Kriya-Yoga* geht es um Reinigung, die in ihren extremen Formen zuweilen an Selbstverstümmelung grenzt. Erwähnt sei noch der tantrische Yoga, der im Allgemeinen mit Erotik assoziiert wird. Diese und andere Schulen haben ihrerseits Ableger und Variationen hervorgebracht, die dem wahren Wesen des Yoga mehr oder weniger nahe kommen und ebenfalls ihre Anhängerschaft haben.

Der folgenden, sehr knappen Zusammenfassung von Krishnamacharyas Yoga-Lehre möchte ich zunächst ein paar grundsätzliche Definitionen voranstellen.

Das Wort »Yoga« stammt aus dem Sanskrit, der ursprünglichen Sprache der Literatur und Philosophie Indiens, und geht zurück auf die Wortwurzel *yuj,* welche zwei traditionelle, komplementäre Bedeutungen hat. Erstens: »Zwei Dinge zusammenbringen«, »sich treffen«, »sich vereinigen«. Zweitens: »Den Geist bündeln«. Ein einfaches Alltagsbeispiel ist das Autofahren. Wir regulieren das Gaspedal, steuern das Lenkrad und konzentrieren uns (hoffentlich) gleichzeitig auf den Verkehr und die Fußgänger rundherum. Hier kommen verschiedene Bewegungsabläufe zusammen und konvergieren mit unserer Aufmerksamkeit. Professionellen Rennfahrern dürften solche Momente von »Yoga-Zustand« vertraut sein, auch wenn sie sie nicht so nennen.

Noch wichtiger ist sicherlich eine weitere Bedeutung: »Einen Punkt erreichen, der für uns zuvor unerreichbar war«. Etwas, das im Moment noch unmöglich ist, wird durch Yoga möglich. Heute sitze ich auf dem Boden und kann kaum meine Beine nach vorne ausstrecken. Nach einigen Wochen des Übens kann ich in dieser Haltung vielleicht nicht nur aufrecht sitzen, ich kann mich sogar mit gedehntem Rücken nach vorne beugen und bei gestreckten Knien meine Zehen ergreifen. Stufenweise wird das zunächst Unmögliche möglich.

Auf der tiefsten Bedeutungsebene treffen all diese Inhalte des Begriffs »Yoga« zusammen. Der große indische Gelehrte Patanjali hat vor mehr als zweitausend Jahren in der folgenden knappen Definition zum Ausdruck gebracht, was die Grundlage der Lehren meines Vaters und gleichzeitig die Essenz des Yoga ist:

> *Yoga ist die Fähigkeit, den Geist ausschließlich auf ein Objekt auszurichten und diese Ausrichtung ohne jede Ablenkung aufrechtzuerhalten.*

Das »Objekt« kann etwas Konkretes sein wie ein Kunstwerk, etwas Dynamisches wie ein Läufer beim Wettrennen, oder etwas Abstraktes wie eine mathematische Formel. Es kann sich auch um eine persönliche, der inneren Suche dienenden Frage wie »Wer bin ich?« handeln. Oder um etwas Transzendentes wie »Einssein mit Gott«, egal ob dieser Gott benannt wird oder ob es sich dabei um eine namenlose Wahrheit handelt.

Es gibt eine Vielzahl, vermutlich Tausende von Texten über Yoga. Doch die zweite, neben Patanjalis Definition unsterblich gewordene Interpretation des Begriffs »Yoga« findet sich im *Mahabharata.* Wie in Homers Epos steht auch hier ein großer Krieg im Mittelpunkt, in diesem Fall zwischen zwei verfeindeten Parteien ein und desselben alten Geschlechts. Ungefähr in der Mitte des Epos findet sich das erhabenste und vielleicht einflussreichste Werk der Hindu-Literatur, die *Bhagavad Gita*. Darin geht es um einen Dialog zwischen Gott, in der Gestalt von Krishna, und dem Krieger-Fürsten Arjuna. Beim Anblick der sich gegenüberstehenden gegnerischen Heere überkommt Arjuna der Wunsch, sich aus der Schlacht zurückzuziehen, um nicht, und sei es um den Preis seines eigenen Todes, Blutsverwandte töten zu müssen. Da ruft Krishna in Arjuna das Bild von dessen wahrem Selbst hervor, das unsterblich ist, und er appelliert an ihn, sein Schicksal durch Handeln im Geiste des Yoga zu erfüllen. Denn Yoga ist *Handeln.* Krishna beschreibt Yoga auf unterschiedliche Weise: als »Weisheit im Handeln«, als Bezwingung des »eigenwilligen, ungestümen« Geistes, als »Einssein mit dem Selbst« und als die Erkenntnis, dass »der Gott in ihm identisch ist mit dem Gott in allem, was existiert«. Das in der Dichtung beschriebene Schlachtfeld versinnbildlicht natürlich das ewige Ringen des Menschen um Vollkommenheit. In diesem Sinne ist die Aufforderung Krishnas an Arjuna gemeint: »Sei im Einklang mit dir selbst, sei im Yoga und erhebe dich, großer Krieger, erhebe dich.«

Gleich um welche Religion es sich handelt, Offenbarungen brauchen immer sterbliche, fehlbare Menschen, die die konkreten Details ausarbeiten. Dies getan zu haben ist das bleibende Verdienst meines Vaters. Er war ein enorm, zuweilen fast übertrieben praktischer Mensch, und er hatte die geradezu unheimliche Fähigkeit, Wesen und Zustand eines Menschen genau zu erkennen. Für ihn ließ sich der Yoga des Patanjali und der *Bhagavad Gita* allen Menschen – ob Mann, Frau oder Kind – so nahe bringen, als handle es sich um ihren nächsten Atemzug. Und wenn das geschehen war, konnten sich ungeahnte Möglichkeiten eröffnen.

Sich auf Patanjalis Lehre stützend, gründete der Unterricht meines Vaters auf wenigen unerschütterlichen Prämissen:

Er respektierte, ja wichtiger noch, er akzeptierte, dass jeder Mensch absolut einzigartig ist. Kein Mann, keine Frau gleicht einem anderen Menschen, der irgendwann in der Vergangenheit gelebt hat oder in der Zukunft geboren werden wird. Mehr noch, jeder Mensch hat nicht nur eine einzigartige Identität, die durch Geburt, Erziehung in der Familie und durch die Kultur beeinflusst wird, er verändert sich auch auf einzigartige Weise in jedem Moment seines Lebens. Doch war Krishnamacharya der Meinung, dass allen Menschen ungeachtet dieses einzigartigen, dem ständigen Wandel unterliegenden Daseins, das gleiche Potenzial innewohnt – eine Art innerer Tempel. Dort kann es zu einer harmonischen Verschmelzung des Selbst mit dem Absoluten kommen.

Was heißt im Einklang sein mit sich selbst?

Es bedeutet die Verbindung von Körper, Geist und Seele.

Wie erlangt man diese?

Praktisch gesehen, fängt sie mit körperlicher Gesundheit an. Krishnamacharya war sich völlig bewusst, dass niemand mit Migräne, Asthma-Anfall, heftigem Ziehen im Rücken oder Bauchweh nach Vollkommenheit streben oder in der Meditation seinen Geist auf Gott ausrichten wird. Allerdings verstand er unter körperlicher Gesundheit immer mehr als nur Wohlbefinden. Gesundheit hatte für ihn ihren Ursprung in etwas Größerem, das selbst die modernste Biomedizin nicht erklären kann. Man könnte es Heilkraft nennen, die wiederum in starkem Maße von einer Beziehung abhängig ist – sei es zu einem Arzt, Lehrer oder, nach dem Glauben meines Vaters, vor allem zu Gott. In solchen Beziehungen erlangen wir »Ganzheit«. Interessanterweise hat im Englischen das Wort für ganz, »whole«, und das Wort für heilen, »heal«, dieselbe germanische Wurzel – ein erneuter Fingerzeig aus der Vergangenheit.

Nach der Lehre meines Vaters gibt es keine Trennung zwischen Geist und Körper. Heilung liegt im Geist begründet, und der Yoga des Patanjali ist vor allem eine mit dem Geist befasste Wissenschaft. Wenn der Geist die Wahrheit klarer erkennen kann, zeigt sich dies unweigerlich in der Seele. Krishnamacharya hat dies einmal in einem Gedicht zum Ausdruck gebracht:

Gib dich ganz dem Yoga hin, denn
wo bleibt der Konflikt, wenn die Wahrheit erkannt ist,
wo bleibt die Krankheit, wenn der Geist klar ist,
wo bleibt der Tod, wenn der Atem beherrscht ist?

»Gib dich ganz dem Yoga hin …«, ein bemerkenswerter Satz, auf den es sich lohnt, näher einzugehen.

Ich unterrichte seit mehr als dreißig Jahren Yoga und habe zahlreiche Vortragsreisen durch Europa, Nordamerika und andere asiatische Länder gemacht. Ich bin mir also völlig bewusst, welche unterschiedlichen Assoziationen und Einwände eine Vorstellung wie »der Schlüssel zur Heilung liegt im Geist« oder ein Wort wie »sich hingeben« hervorrufen können. Unter meinen Schülerinnen und Schülern, unter denen, die zu meinen Vorträgen kommen, gibt es Menschen, die überhaupt noch nichts über Yoga wissen, und andere, die Yoga bereits beherrschen. Auch deren Einstellungen sind sehr verschieden und reichen von entschiedenem Skeptizismus bis zu blinder Akzeptanz. Meine besondere Sympathie gilt den Skeptikern unter ihnen, möglicherweise deshalb, weil ich als Ingenieur mit einer westlich geprägten wissenschaftlichen Ausbildung häufig selbst zu ihnen zählte.

Niemand hat seine Worte sorgfältiger gewählt als mein Vater, und seit Jahrhunderten gab es vielleicht niemanden, der abgenutzten Begriffen mehr neues Leben eingehaucht hätte, als er es tat. Wie wir noch sehen werden, bedeutet die Vorstellung, dass der Schlüssel zur Heilung im Geist liegt, keineswegs, dass Yoga alle Leiden heilt. Wundstarrkrampf wird durch eine Tetanus-Spritze verhindert, und schwere Infektionen behandelt man mit Antibiotika. Yoga wirkt Hand in Hand mit den großen Errungenschaften der Medizin und tritt nicht an ihre Stelle. Auch ein Wort wie »sich hingeben« hat noch eine andere Bedeutung als die übliche. Für Krishnamacharya bedeutete »sich dem Yoga hingeben«, sein ganzes Sinnen und Trachten darauf zu richten, Unabhängigkeit – das heißt Autonomie in Geist und Seele – zu erlangen.

Der Unterricht meines Vaters stützte sich zuoberst auf die Grundwahrheit, dass jeder Schüler und jede Schülerin stets nach seinen bzw. ihren individuellen Fähigkeiten unterrichtet werden soll. Denn jeder Mensch entwickelt sich auf unterschiedliche Art und in unterschiedlichem Rhythmus. Und jeder Entwicklungsschritt sollte so erfahren werden, wie es in der *Bhagavad Gita* beschrieben wird: als Episode im größten aller Abenteuer, dem ewigen Bestreben, das persönliche Schicksal zu erkennen und zu erfüllen. Jeder Mensch befindet sich an einem anderen Ausgangspunkt, doch die Erfahrbarkeit des von Krishnamacharya gelehrten Yoga setzt immer fünf Elemente voraus:

Das erste bilden die üblicherweise am Anfang stehenden *asana*, der Sanskrit-Begriff für die Körperhaltungen des Yoga. Das zweite Element bilden die *pranayama*, Techniken, mit denen man ganz bewusst den Atem reguliert. Als drittes Element gilt die Rezitation – von Silben, Worten, Textpassagen, die meist im Zusammenhang mit den Veden stehen –, teils wegen ihrer heilenden Wirkungen auf Geist und Körper, teils weil sie uns in spirituellen Kontakt mit etwas Uraltem, etwas Heiligem bringt. Das vierte Element ist Meditation, ein Mittel, das unser Bewusstsein über das übliche Maß hinaus sowohl nach innen als auch nach außen auszuweiten vermag. Das fünfte Element schließlich bildet das Ritual, ein zutiefst instinktiver und universeller menschlicher Akt, der allerdings häufig missverstanden wird.

Vor einigen Jahren nahm ich an einem Treffen von Yoga-Lehrern und Yoga-Schülern teil, die eine Vereinigung zur Förderung von Yoga gründen wollten. Dort führte allein schon die bloße Erwähnung des Wortes Ritual zu einem plötzlichen und – wie sich herausstellen sollte – verhängnisvollen Aufstand. Eine Gruppe von Teilnehmern wollte auf gar keinen Fall etwas mit einer Organisation zu tun haben, in der der Begriff des Rituals auch nur in Erwägung gezogen wurde. Ich vermute, sie befürchteten die Einführung eines dogmatischen Elements. Nichts aber könnte dem Anliegen des Yoga ferner liegen. Aus der Vereinigung wurde am Ende nichts, hauptsächlich aufgrund der falschen Vorstellungen, die über ein einziges Wort bestanden.

Es gibt auch Leute, die Praktiken wie Rezitation und Meditation mit Argwohn betrachten. Die häufigste Frage, die in diesem Zusammenhang gestellt wird, lautet: Führt Yoga nicht immer zum Hinduismus? Die Antwort ist: Keineswegs – es sei denn jemand ist Hindu und will ein innigeres Verhältnis zu seiner Religion entwickeln. Yoga führt zur Schwelle des Absoluten, das dann je nach Bedürfnis und Schicksal einer Person – ob religiös oder nicht – anders erlebt wird. Ich werde übrigens nicht selten gebeten, für Gläubige anderer Religionen Meditationen zu konzipieren. Normalerweise bitte ich Schüler, die diesen Wunsch an mich herantragen, die Zustimmung von Ratgebern aus der eigenen Konfession einzuholen, denn es ist schon ungewöhnlich, wenn sich ein Hindu aus Chennai eine Meditation etwa für eine Katholikin in Barcelona ausdenkt.

Krishnamacharyas ganzes Leben und Werk zeugt von seinem Bemühen, dem Yoga und seinen Praktiken mit Offenheit und neuem Verständnis zu begegnen. Nicht nur las er die alten Texte zuweilen so, als wären sie eben erst geschrieben worden, er bezog auch das mit ein, was hinter den Wörtern stand – die tiefere Bedeutung. Darin liegt meines Erachtens der Grund für seinen nachhaltigen Einfluss. Hierzu ein Beispiel: 1976 beschloss ich, in Chennai eine Yoga-Schule zu gründen, die seinen Namen tragen sollte – den *Krishnamacharya Yoga Mandiram. Mandiram* wird üblicherweise mit Tempel übersetzt, etwas, das wir ganz und gar nicht im Sinn hatten. Doch von meinem Vater kannte ich eine andere Bedeutung des Wortes, deren Wurzeln sich im ursprünglichen Sanskrit finden: *Manda* übersetzt als Dunkelheit und *ram* als Feuer. Auf diese Weise sollte die nach ihm benannte Schule sein lebenslanges Bemühen um den menschlichen Geist verkörpern, sollte ein Ort sein, wo Yoga das »Feuer (ist), das die Dunkelheit vertreibt«.

Nur relativ wenige Menschen kennen heute den Namen meines Vaters, obwohl seine Arbeit das Leben vieler berührt. Er strebte nie nach persönlichem Ruhm und lehnte es kategorisch ab, anders als mit Professor T. Krishnamacharya angeredet zu werden. »Wenn sich jemand selbst Guru nennt, ist er keiner«, behauptete er. Auch wer sich selbst als Yogi bezeichnete, war in seinen Augen keiner.

Der nachhaltige Einfluss, den Krishnamacharya heute hat, ist zum großen Teil den Lehrerinnen und Lehrern zu verdanken, die bei ihm studierten. Dazu zählt vor allem sein Schwager (mein Onkel) B. K. S. Iyengar, der mehr als zweihundert Schulen in aller Welt gründete. Hierzu gehört auch Indra Devi, seine erste ernsthafte nicht-indische Schülerin und eine der ersten Frauen, die mein Vater unterrichtete. Neben ihnen gibt es noch einige Dutzend Lehrende in aller Welt, die bei uns in Chennai ihr Wissen erworben haben und nun eine Yoga-Tradition fortführen, die bis in prähistorische Zeiten zurückreicht. Dabei haben sie in Übereinstimmung mit der Tradition ihre Yoga-Praktiken so angepasst und verändert, dass sie den heutigen Bedürfnissen ihrer Schülerinnen und Schüler gerecht werden.

Vor diesem Hintergrund fortwährender Anpassung und Veränderung erschien es mir angebracht, in einem Buch zusammenzutragen, was über Leben und Werk meines Vaters bekannt ist. Ich meine damit nicht die eigentlichen Praktiken des Yoga. Dafür gilt es den richtigen Lehrer, die geeignete Lehrerin zu finden. Mir ging es vielmehr darum, den Leserinnen und Lesern durch die Vermittlung der lebendigen Tradition Krishnamacharyas die Aussicht auf ungeahnte Möglichkeiten und immer neue Hoffnungen vor Augen zu führen.

Allerdings barg das Vorhaben, über Krishnamacharya zu schreiben, nicht wenige Schwierigkeiten. Ein nicht gerade geringes Problem bestand in seiner Weigerung, sich selbst für sein Wissen und seine Lehren irgendein Verdienst zuzuschreiben. Mit Ausnahme einer einzigen Gelegenheit, die er aber auch abrupt wieder beendete, hat er sich immer geweigert, über sich und sein Leben zu sprechen. Dies stand ganz im Einklang mit der Hingabe, mit der er ein Leben im Geiste des Yoga führte und die Weisheit des Yoga an seine Schülerinnen und Schüler weitergab.

Ich stellte mir auch die Frage, ob Krishnamacharya ein Buch über sein Leben und Werk überhaupt gutgeheißen hätte. Hinzu kamen Bedenken, dass alles, was man über ihn schreiben würde, nur einen winzigen Bruchteil seiner Erfahrungen und seines Genies wiedergibt. Was mich schließlich tröstete, war der Gedanke, dass er jeden Versuch, der das Interesse an Yoga und dessen Wirkungen zu wecken suchte, begrüßt hätte, und sei er noch so fehlerhaft und unvollkommen. In diesem Sinne sollte auch Krishnas Beteuerung gegenüber Arjuna in der *Bhagavad Gita* verstanden werden:

... selbst der, den es nur nach Yoga verlangt,
geht über die Worte von Büchern hinaus.

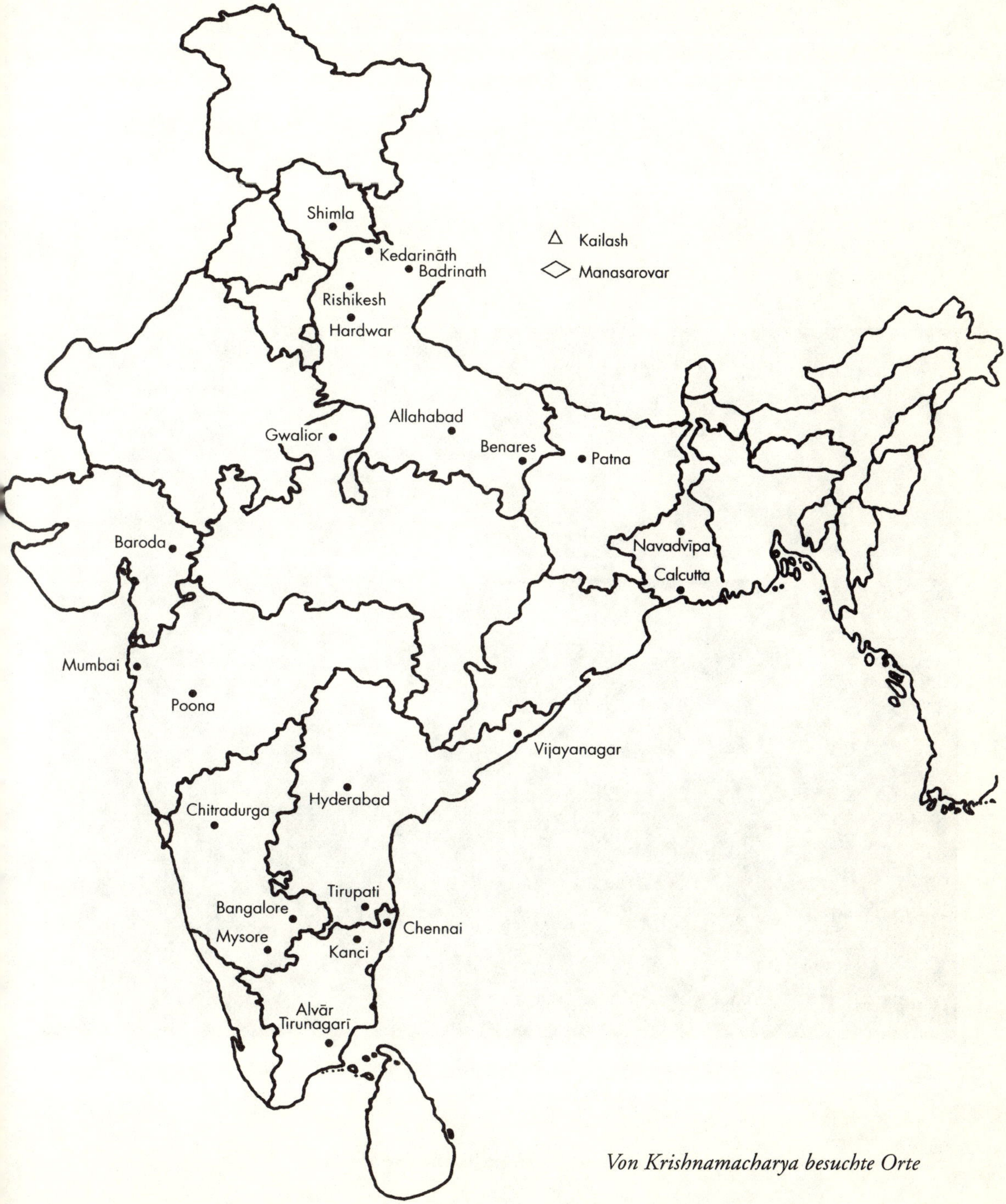

Von Krishnamacharya besuchte Orte

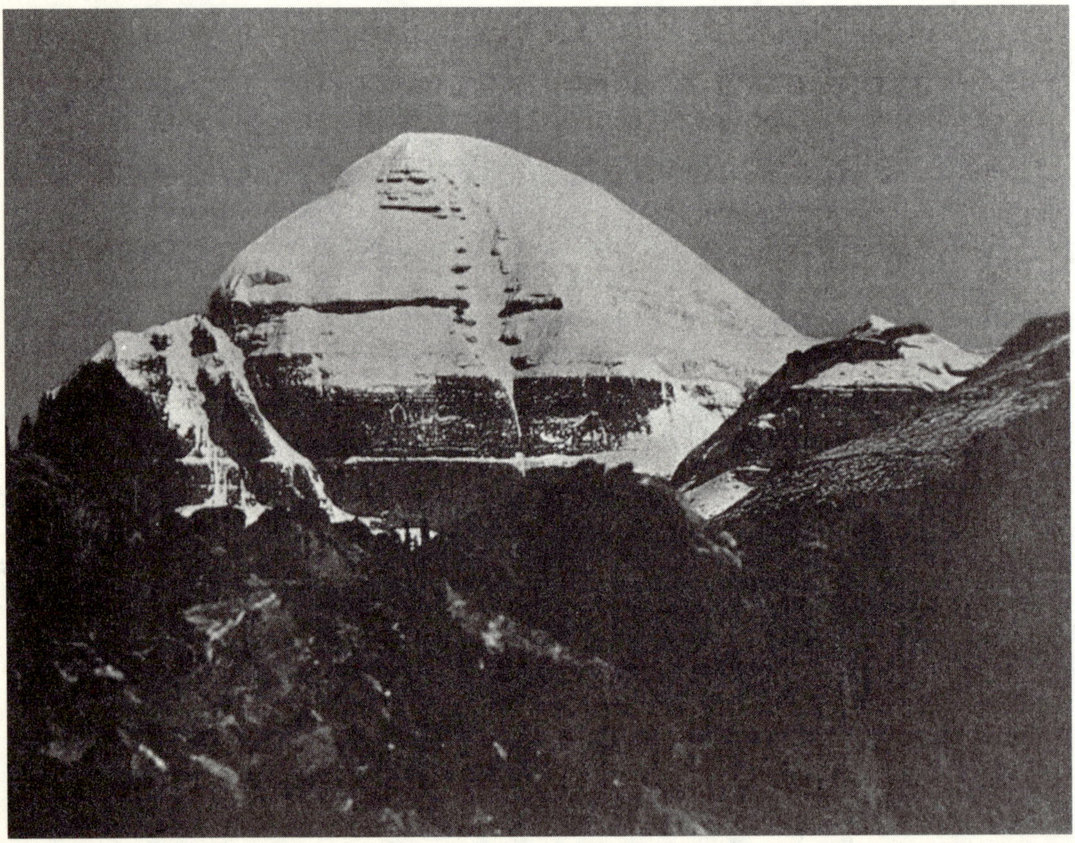

Berg Kailash in Tibet; Wohnstätte Shivas

ZWEITES KAPITEL

SCHRITTE ZUM YOGA

Wissen ist nicht nur Erinnerung.
Jeden Tag muss es etwas Neues geben.

Im Jahre 1934 erschien der von Paul Brunton, einem englischen Journalisten mit Hang zum Okkulten, verfasste internationale Bestseller *Von Yogis, Magiern und Fakiren.* Der Autor beschreibt darin seine Erlebnisse, die er mit ein paar bemerkenswerten Fakiren, Okkultisten und Magiern meines Landes hatte, doch auch seine Begegnungen mit einigen wahren Heiligen und »heiligen« Gaunern. Viele Seiten widmete er einem dunkelhäutigen Brahmanen, dem er in der Nähe von Chennai begegnet war und der ihm einige geheime yogische Praktiken enthüllte. Das am besten gehütetste Geheimnis dieses Yogi, das er besonders anschaulich beschrieb, war dessen Fähigkeit, seinen Herzschlag und Atem zum Stillstand zu bringen.

Genauso gut hätte Paul Brunton in Mysore, ein paar hundert Kilometer entfernt, meinen Vater sehen können, wie er dieselbe Fähigkeit auf einer Bühne demonstrierte. Krishnamacharya vollbrachte dieses Kunststück viele Male ohne jede Geheimnistuerei, oft vor mehreren Hundert oder gar Tausend Zuschauern, denen er die Möglichkeiten von Yoga vorführen wollte. Internationale Berühmtheit erlangte mein Vater schließlich, als ihn ein medizinisches Experten-Team aus Europa genauestens dabei überwachte, wie er Herzschlag, Puls, Atmung und andere lebenswichtige elektrochemische Funktionen zum Stillstand brachte und nach ein paar Minuten langsam wieder aufnahm. Der Bericht des Teams wurde damals in der europäischen und amerikanischen Presse als Sensation aufgemacht. In Indien wurde diese scheinbare Macht über Leben und Tod bald Teil der Legende über meinen Vater – vermutlich mehr als ihm lieb war.

Schon von Kind auf hatte ich darüber erzählen hören, dass mein Vater seinen Herzschlag kontrollieren konnte. Als Student der Naturwissenschaften zeigte ich offen meine Skepsis. So fragte ich ihn einmal: »Vater, ist das wirklich möglich?« Eines Tages – es war im Jahre 1965, und er hatte mich schon einige Jahre unterrichtet – machte er die Augen zu und bat mich, seinen Puls zu fühlen. Ich tat dies und merkte, wie sein Pulsschlag immer schwächer wurde und schließlich ganz aufhörte. Es war nichts mehr zu spüren, weder am Handgelenk noch am Hals, und auch seine Atmung war vollkommen zum Stillstand gekommen. Dies dauerte mindestens zwei Minuten, dann kamen Puls und Atmung wieder in Gang.

»Vater«, sagte ich, »ich will das auch lernen.«

»Das werde ich dir niemals beibringen«, sagte er.

»Vater«, wandte ich ein, »ich muss das anderen vorführen.«

»Nein!«, sagte er sehr energisch. »Das bringt niemandem einen Nutzen. Es taugt nur zur Schau …«, und hier benutzte er ein Wort aus dem Sanskrit, das mit »Ego-Trip« übersetzt werden könnte.

»Mit meiner Demonstration wollte ich die Öffentlichkeit von der Kraft des Yoga überzeugen. Das ist nun geschehen. Du brauchst das nicht mehr zu lernen. Du solltest nur Dinge lernen, die für Mensch und Gesellschaft von Nutzen sind.«

Ich argumentierte weiter, denn ich war sehr neugierig und hätte alles getan für diese Erfahrung: Was würde es für ein Gefühl sein, das Leben zum Stillstand zu bringen, und sei es auch nur für ein, zwei Minuten? Doch er ließ sich nicht erweichen. Zwar vertrat er immer die Meinung, dass wir alles, was wir empfingen, mit anderen teilen sollten. Mangelnde

Bereitschaft zum Teilen galt ihm als das Schlimmste. Doch auf diese besondere Fähigkeit traf dies nicht zu.

In den dreißig Jahren, die mein Vater mich unterrichtete, war er immer der großzügigste Lehrer, den man sich vorstellen kann. Er beantwortete mir jede Frage, ging auf alles ein, was ich wissen wollte. In der ganzen Zeit erlebte ich nur diese eine Enttäuschung: Er lehrte mich nicht, den Herzschlag anzuhalten.

Mein Vater galt als *acharya*, was üblicherweise mit Guru oder spiritueller Lehrer übersetzt wird. Ein *acharya* ist jemand, der lebt und praktiziert, was er lehrt; auch ist er »jemand, der weit gereist ist«. All dies traf auf Krishnamacharya unumschränkt zu. Während meiner ersten Unterrichtsjahre wurde mir allerdings auch deutlich bewusst, wie wenig ich über seine Lebensgeschichte wusste.

Die groben Umrisse von Krishnamacharyas Leben waren allgemein bekannt. Er hatte schon als sehr kleines Kind Yoga-Unterricht erhalten, hatte sich später an verschiedenen Universitäten ein enormes Wissen angeeignet und war mehrere Jahre von einem in einer Höhle in Tibet lebenden Lehrer unterrichtet worden. Über zwanzig Jahre lang war er Lehrer und Berater des Maharadschas von Mysore gewesen, und er hatte einen großen Ruf als Heiler. Doch das war ungefähr alles, was wir in unserer Familie über ihn wussten. Er sprach fast nie über sich oder seine Vergangenheit. Also ging ich eines Tages zu ihm und bat ihn, mir seine Lebensgeschichte zu erzählen. Zuerst lehnte er ab, doch ich gab keine Ruhe.

»Vater, es kommen ständig Leute zu mir und stellen Fragen über dich«, argumentierte ich. »Ich kann sie nicht beantworten.« Schließlich gab er nach, zumindest fürs Erste. Vier Tage lang ging ich jeden Nachmittag zu ihm, und er diktierte mir Begebenheiten aus seiner frühen Jugend. Am vierten Tag hielt er abrupt inne und weigerte sich weiterzureden. Wiederum halfen all meine Argumente nichts, er ließ sich nicht umstimmen.

Eine grundlegende Erkenntnis des Yoga besagt, dass unser ganzes Tun, seien es Gedanken oder Taten, Konsequenzen hat. Ich muss also die Gründe, die meinen Vater bewogen haben, die Arbeit an seiner Lebensgeschichte abzubrechen, respektieren. Im Yoga ist es unser ganzes Streben, uns ohne Ablenkung auf ein Objekt auszurichten und eins zu werden mit dem Objekt unserer Konzentration. Mein Vater empfand seine Lebensgeschichte lediglich als triviale Ablenkung hiervon. Er wollte sich ganz auf seine Studien konzentrieren, auf seinen Unterricht und vor allen Dingen auf seinen Gott, Narayana, Urquell aller Dinge. Andererseits hatte seine Entscheidung Konsequenzen für uns übrige.

Schon zu seinen Lebzeiten hatten die Menschen damit begonnen, meinen Vater mit der Aura eines Halbgottes zu umgeben. Seine Schülerinnen und Schüler und andere Anhänger sahen in ihm immer mehr einen Heiligen, einen stets gütigen, sanftmütigen Menschen, der immer bereit war zu geben und geradezu unheimliche Kräfte besaß, besonders als Heiler. An diesem Bild war durchaus etwas Wahres. Gleichwohl war sein Charakter komplexer, menschlicher.

Krishnamacharya war wirklich gütig und sanftmütig, aber er konnte auch Furcht erregend sein. Er war der unabhängigste Mensch, den ich je gekannt habe – zugleich der demütigste und gottergebenste. Obwohl er ein sehr orthodoxer Brahmane war, hatte er in seinem Glauben radikale, ja revolutionäre Veränderungen vorgenommen. Und trotz seines unerschütterlichen Glaubens liebte er die intellektuelle Debatte, ganz besonders über religiöse Fragen. Krishnamacharya war jemand, der jeden Tag mehrere Stunden in Andacht verbrachte. Danach konnte er mit dem größten Vergnügen eine diesem Tun diametral entgegengesetzte religiöse Position beziehen. Zum Beispiel konnte er einem lang und breit auseinander setzen, dass der reine »agnostische« Buddhismus die einzige Wahrheit sei, um kurz darauf mit derselben Überzeugungskraft für die komplizierte ritualistische Verehrung Vishnus einzutreten.

Angesichts der nur fragmentarischen biografischen Angaben meines Vaters mussten wir versuchen, Fakten von Fabeln zu trennen. Beispielsweise habe ich Leute getroffen, die überzeugt waren, dass Krishnamacharya der von Paul Brunton beschriebene Yogi war, was aber völlig unmöglich ist. Andere behaupteten, dass er in den Dreißigerjahren nicht nur das Kunststück fertig gebracht habe, seinen Herzschlag und Atem zum Stillstand zu bringen, sondern dass er dabei noch mit seinem Vortrag fortgefahren sei oder Yoga-Haltungen demonstriert habe! Wiederum, etwas ganz Unmögliches. Doch für wichtiger als das Auseinanderhalten von Dichtung und Wahrheit halte ich die folgende yogische Lektion:

»Wenn wir uns Problemen gegenübersehen«, so Patanjali, »kann uns der Rat oder das Beispiel eines Menschen, der ähnliche Probleme gemeistert hat, eine große Hilfe sein.« Diese Lektion können wir ganz direkt von jemandem lernen oder indirekt, indem wir uns mit einer Person – möge sie noch leben oder bereits tot sein – mittels Studium und Lektüre befassen. Meines Erachtens enthält das Leben meines Vaters viele Lektionen, die für andere hilfreich, tröstlich oder auch inspirierend sein können.

Bei seinem Streben nach Wissen ließ sich Krishnamacharya von nichts und niemandem aufhalten. Er reiste Tausende von Kilometern durch Indien, lernte dabei viele Sprachen und befasste sich mit den Lehren unserer verschiedensten religiösen Traditionen. So unterrichtete er in späteren Jahren Muslime und Sikhs in Yoga und griff dabei auf deren eigene heilige Schriften zurück. Bei seinen Studienreisen in Südindien verfolgte er die Absicht, die Lehren der yogischen Traditionen dieser Region mit jenen des Nordens zu vereinen. All sein Wissen und Können wollte er zusammenbringen, vereinigen, dem grundlegenden yogischen Prinzip folgend, das immer nur auf Klärung und Wachstum zielt, nie auf Konflikt.

Krishnamacharya besaß die Unabhängigkeit, den Mut und die Offenheit, sowohl in seinem eigenen Leben als auch innerhalb seiner religiösen Tradition, große, den Erfordernissen der Zeit entsprechende Veränderungen vorzunehmen. Gleichzeitig hielt er am Wesenskern jener ewigen Wahrheiten fest, die die Menschheit bewahren muss, will sie ihr eigenes Überleben sichern. Was uns bleibt, ist das Beispiel Krishnamacharyas, der seiner Berufung folgte und das Leben eines Yogi führte – häufig im Angesicht fast unüberwindlicher Hindernisse.

Dies hatten wir im Sinn, als wir in jahrelanger Arbeit versuchten, das Wenige zusammenzufügen, das über Krishnamacharyas Leben bekannt war. Dazu zählen die wenigen Gelegenheiten, in denen er Fragen von Schülern beantwortet hatte; die Befragungen von Familienangehörigen, Schülern und Freunden – einige von ihnen sind heute sehr alt –, die ihn während seiner ruhmreichen Jahre in Mysore gekannt hatten; dazu zählen auch meine eigenen Erinnerungen und die meiner verstorbenen Mutter, meiner Frau und meiner Kinder.

Alles in allem ist es immer noch verschwindend wenig, was wir über das Leben eines Mannes wissen, das ein ganzes Jahrhundert umspannte und Tausende von Menschen beeinflusste. Ähnlich verhielt es sich auch mit seinem Besitz: Er hinterließ eine kleine Bibliothek, ein paar Schals, die er von heiligen Männern geschenkt bekommen hatte, die Sandalen seines Guru und einige religiöse Gegenstände. Mein Vater war ein Mensch, der sein langes Leben auf dieser Erde mit voller Kraft und zugleich mit großer Leichtigkeit lebte.

Mit Hilfe der vorhandenen Quellen werde ich nun die Lebensgeschichte Krishnamacharyas in groben Zügen umreißen und dabei, wo immer möglich, seine eigenen Worte benutzen.

> Ich wurde im November 1888 in Muchukundapuram, im Staat Karnataka, geboren. Der Name meines Vaters war Sri T. Srivinasa Tattacharya, und er entstammte der Familie Tirumalai, die aus Tirupathi kam, dem heiligen Ort des Gottes der Sieben Hügel. Meine Mutter hieß Shrimati Ranganayakamma. Mein Vater war sehr orthodox und befolgte genauestens alle religiösen Rituale … Ich bin der älteste Sohn. Ich hatte zwei jüngere Brüder und drei Schwestern. Keiner von ihnen ist noch am Leben.

Schon diese einführenden Worte, die mir mein Vater im Alter von achtundachtzig Jahren in seinem Schlafzimmer im ersten Stock unseres Hauses in Chennai diktierte, enthalten geschichtliche Verweise, die viele Generationen und Tausende von Jahren zurückreichen. Tatsächlich war er bei unserem Treffen, bis auf seine Armbanduhr, nach Art eines ehrwürdigen Brahmanen gekleidet, der vor tausend Jahren gelebt hat: Er trug einen weißen Dhoti aus Baumwolle, eine Art Sarong; um die linke Schulter die Heilige Schnur; um den Hals eine Kette aus Lotossamen; und auf der Stirn prangten die vertikalen weißen und gelben Zeichen, an denen man den Verehrer des Gottes Vishnu erkennt. Er sprach eine Mischung aus Sanskrit und Tamil, dabei hielt er die Augen geschlossen, und seine Stimme war ruhiger als sonst – noch nie hatte ich ihn mit einer solchen Stimme sprechen hören.

Im Interesse jener Leserinnen und Leser, die mit den alten Traditionen Indiens nicht vertraut sind (und dazu zählen auch die meisten jungen Inder von heute), will ich hier zunächst die esoterischen Aspekte der Lebensgeschichte meines Vaters näher erläutern. Dabei bitte ich sowohl all jene um Nachsicht, denen meine Erläuterungen zu ausführlich erscheinen mögen, als auch die ernsthaft am Hinduismus und Yoga Interessierten, auf die sie vielleicht vereinfachend wirken.

Für einen Hindu bildet die Vergangenheit weit gehend Teil der Gegenwart. Die Wiedergeburt, der ständige Kreislauf von Geburt und Tod, ist für die meisten Inder eine unbestreitbare Tatsache, kein Glaube. Die Person, die wir heute sind, ist das Resultat all unserer früheren Handlungen, die sich seit Anbeginn der Menschheit akkumuliert haben und zu denen mit jedem Atemzug weitere, unsere Zukunft bestimmenden Gedanken und Taten hinzukommen. Dies macht natürlich unsere Auffassung von Abstammung nicht gerade einfach.

Die Herkunft meines Vaters könnte in Form einer dreifachen Spirale zurückverfolgt werden, bestehend aus seiner genealogischen Abstammung, seiner sprirituellen Ahnenreihe und seiner yogischen Traditionslinie – alle drei sind miteinander verflochten.

Krishnamacharyas Geburtsort war ein unbedeutendes kleines Dorf, etwa zweihundert Kilometer nordwestlich von Mysore. Doch sein wahrer Herkunftsort – seine familiäre und spirituelle Heimat – war Tirupathi, der Wohnort des »Gottes der Sieben Hügel«, der etwa zweihundert Kilometer nördlich von Chennai liegt. Er gehört zu den heiligsten Stätten Südindiens mit einem dem Gott Vishnu geweihten gewaltigen Tempel, der jährlich Millionen Pilger anlockt. Tirupathi war auch Zufluchtsort einer philosophisch-religiösen Denkschule, die für meinen Vater nicht unwichtig war, besonders was seine Fähigkeit betraf, Frömmigkeit, Intellekt und gesunden Menschenverstand zusammenzubringen.

Obwohl es im Hinduismus zahllose Formen und Objekte der Anbetung gibt, verehren die meisten Gläubigen Gott entweder in seiner Manifestation als Shiva oder als Vishnu. Das bekannteste Bild Shivas zeigt ihn als von einem Feuerring umgebenen tanzenden Gott, Shiva Nataraja genannt, dessen Bewegungen sowohl Schöpfung als auch Zerstörung hervorbringen. Neben einer Vielzahl anderer Charakterisierungen gilt Shiva auch als Begründer des Yoga. Zu seinen heiligen Wohnstätten zählen alle Berge. Der Gott Vishnu ist für seine Anhänger der höchste Gott, von dem alle Dinge ausgehen. Er ist der Erneuerer und Erhalter, der zu freudiger Anbetung beflügelt. Vishnu hat eintausendundacht Namen. Als höchster Gott trägt er den klangvollen Namen Narayana, der häufig in Gedichten, Gebeten und Hymnen auftaucht.

Die Anhänger dieser beiden Götter, die jeweils als Shivaiten bzw. Vishnuiten bezeichnet werden, erkennen aber auch noch viele andere Manifestationen an. So gilt beispielsweise der Gott Krishna aus der *Bhagavad Gita* als eine Inkarnation Vishnus.

Ursprung und Entwicklung der Hindu-Götter und deren Anbetung gehen zurück auf die Veden, einen riesigen Fundus linguistischen, rituellen und religiösen Wissens, das vor mindestens dreitausend Jahren – vielleicht auch ein paar Jahrtausende früher – erstmals zusammengefasst wurde. Im Zusammenhang mit den religiösen Hervorbringungen der Veden entstanden verschiedene Philosophien. Die vermutlich einflussreichste von ihnen ist der Vedanta, der von der Vorstellung eines höheren, ewigen Bewusstseins ausgeht, von dem alles Existierende durchdrungen ist. Der Vedanta entwickelte zwei Denkrichtungen. Die erste, begründet von Shankaracharya, einem religiösen Reformer des achten oder neunten Jahrhunderts, war eine Reaktion auf den obsessiven Ritualismus des Hinduismus der damaligen Zeit. Nach Shankaracharya ist alles Illusion – nur Gott oder Brahman ist real. Als Reaktion auf die nihilistischen Exzesse, die eine solche Sichtweise zur Folge hatte, trat drei oder vier Jahrhunderte später ein weiteres philosophisches Genie, Ramanuja, auf den Plan. Aus seiner Sicht manifestiert sich Gott als Seele und *alles* ist real – alle Gegenstände, Lebewesen, alle Aspekte des menschlichen Geistes und jede einzelne Seele. Wie ein Kommentator schrieb, war es Ramanujas Absicht, den Hindus ihre Seele zurückzugeben und gleichzeitig die Realität von Vishnus Inkarnationen und die Realität des in der *Bhagavad Gita* beschriebenen schicksalhaften Ringens des Menschen zu bestätigen.

Ramanujas Anhänger lebten vor allem in der Gegend von Mysore, bis sie etwa Mitte des vierzehnten Jahrhunderts, von muslimischen Invasoren vertrieben, nach Tirupathi flohen. Dort konnten sich ihre Vorstellungen entfalten, dort trafen sie ihre Wahl für eine bestimmte Inkarnation Vishnus, die all ihre religiösen Glaubensvorstellungen und philosophischen Positionen repräsentieren sollte: den »pferdenackigen« Gott Hayagriva. Über ihn gibt es zwei sich widersprechende Legenden, die beide von einem Diebstahl handeln. Nach der ersten Version stiehlt Hayagriva die Veden; nach der andern findet der inkarnierte Vishnu die Veden nach einem Diebstahl wieder. Ironie des Schicksals: Etwa zu der Zeit, als mein Vater mir seine Lebenserinnerungen diktierte, brach ein Dieb in unser Haus ein und stahl nur einen einzigen Gegenstand: den Hausgott meines Vaters, eine kleine Bronzeskulptur Hayagrivas.

Diese ersten wenigen Äußerungen meines Vaters machen deutlich, dass er Abkömmling einer langen Ahnenreihe von Vishnu-Verehrern und Erbe einer großen geistigen Tradition war, die von dem Hausgott Hayagriva verkörpert wurde.

> Mein Urgroßvater wurde zum Leiter des *Sri Parakala Math* in Mysore berufen und fortan Seine Heiligkeit Sri Srinivasa Bramhatanatra Parakali Swami genannt. Das war der Grund für den Umzug unserer Familie nach Mysore.

Das *Parakala Math* war, wie vishnuitische Historiker meinen, das erste große geistige Zentrum der Vishnuiten in Südindien. Ein Math ist eine großartige Einrichtung: Gleich einer Art Vatikan im Kleinformat ist es ein Zentrum der religiösen Macht, der Disputation, Gelehrsamkeit und Rechtslehre. Zu einem gewissen Grad ist es auch ein Geschäftsunternehmen – finanziert durch Spenden und Einkünfte aus seinen Funktionen als Priesterseminar, Forschungszentrum und Verlagshaus, das die Werke der Heiligen und der großen Gelehrten der Vishnuiten verlegt. Zu den Bedeutendsten unter ihnen zählte mein Ururgroßvater, der von 1885 bis 1915 gewissermaßen der »Papst« des *Parakala Math* war.

Den Einfluss vergangener Leben auf unser gegenwärtiges habe ich bereits erwähnt. Menschen, die ein verdienstvolles Leben geführt haben, werden laut *Bhagavad Gita* als Belohnung auch im nächsten Leben in einer Familie der »Guten und Großen« wiedergeboren. Die größte Gnade jedoch widerfährt denjenigen, die wiedergeboren werden

> *... in einer Familie von Yogis, in der die Weisheit des Yoga leuchtet; doch in eine solche Familie hineingeboren zu werden, ist ein seltenes Ereignis auf dieser Welt.*

Mein Vater konnte seine Abstammung auf Nathamuni, einen der größten Yogis der Geschichte, zurückverfolgen, der vor etwa tausend Jahren lebte und wirkte. Eine der mysteriösesten Begebenheiten in Krishnamacharyas Leben war seine direkte Begegnung mit diesem längst verstorbenen Ahnen – ein Ereignis, das immense Auswirkungen auf den Yoga hatte. Aber darauf werde ich erst im nächsten Kapitel eingehen.

Meine Großeltern waren begeisterte Yoga-Anhänger, und mein Vater sah in ihnen immer seine ersten Gurus oder spirituellen Lehrer. Er erinnerte sich später:

> Meiner Meinung nach sind Eltern die besten Lehrer. Diese Erfahrung konnte ich schon mit fünf Jahren bei meiner Initiation durch die Heilige Schnur machen. Hierbei ist die Gegenwart der Eltern in jedem Teil der Zeremonie erforderlich.

Diese *upanayanam* genannte Schnur-Zeremonie dient vor allem dazu, einen Jungen in die Rituale und Aufgaben der Kaste der Brahmanen oder »Priester« einzuführen und somit seine Identität fürs ganze Leben festzulegen. Dabei wird die heilige Brahmanen-Schnur um die linke Schulter des Initiierten gelegt, der sie danach nur noch selten abnimmt.

Vermutlich gibt es keinen Aspekt hinduistischer Kultur, über den es zahlreichere und irreführendere Darstellungen gibt als über unser so genanntes Kastensystem. Nach allgemeiner Vorstellung gibt es vier Kasten, die hierarchisch geordnet sind und an deren Spitze die *Brahmanen* stehen. Danach folgen die *Kshatriyas*, die Krieger und Kaufleute; die *Vaisyas*, die Bauern und Familienväter und -mütter; und schließlich die *Sudras*, die Bediensteten. Nach göttlichem Willen sollte die Aufteilung der Funktionen in der Gesellschaft ursprünglich nach Fähigkeiten und Veranlagungen erfolgen – nicht nach Geburt. Es entwickelte sich aber daraus ein äußerst komplexes System der Zugehörigkeiten zu Kasten, Unterkasten und Unterunterkasten, die von Generation zu Generation weitervererbt werden.

Den Vedanta-Schulen muss man zugute halten, dass sie für Kasten nie viel übrig hatten. Mein Vater lehnte in späteren Jahren diese Vorstellung sogar vollkommen ab. »Es gibt nur zwei Kasten«, pflegte er zu sagen, »Männer und Frauen.« Und mehr und mehr betrachtete er Frauen als die höhere von beiden, zumindest wenn es um die Praxis des Yoga ging.

> Es war meine Mutter, die mir dabei half, die Bedeutung der vedischen Rezitation zu verstehen. Sie war es, die mir all die Dinge erklären konnte, die für die verschiedenen Rituale notwendig sind.
> In der Erziehung spielt auch die Ernährung eine Rolle. Wenn meine Mutter mir zu essen gab, wollte sie mich nicht nur nähren, sie wollte mir auch alles Wissenswerte über den Wert der Nahrung vermitteln, welche Nahrungsmittel gut sind, welche schlecht.
> Auf diese Weise erhielt ich von meinen Eltern eine erste Einführung in Yoga … beim täglichen Ritual des Essens. In diesem Kontext bedeutet Yoga »verbinden«. Etwas von außen verbindet sich in meinem Innern mit mir, sei es nun Muttermilch oder später andere Nahrung, die wir zu uns nehmen.

Mein Großvater, Tirumalai Srinivasa Tattacharya, war ein bekannter Lehrer der Veden, und er hatte mehrere Schüler, die mit ihm in seinem Haushalt lebten. Er war auch der erste Guru meines Vaters. Obwohl zu Hause Telugu gesprochen wurde, lehrte er meinen Vater schon vor dem fünften Lebensjahr Sanskrit zu sprechen und zu schreiben. Der Unterricht begann jeden Tag um zwei Uhr früh mit Yoga-Praxis und vedischer Rezitation, worauf noch Unterweisungen in Religion und Philosophie folgten.

In den letzten Jahren seines Lebens lehrte mein Großvater seinen kleinen Sohn zudem etwas, das vielleicht noch wichtiger war. Er sah voraus, dass der Reichtum der Familie meiner Großmutter, der aus beträchtlichem

Landbesitz bestand, zu Konflikten führen würde. Da er seinen Sohn nicht in deren Zänkereien verwickelt sehen wollte, impfte er ihm ein tiefes, fast obsessives Bedürfnis nach Unabhängigkeit ein.

Kurz vor seinem Tod schenkte mein Großvater Krishnamacharya eine prächtige Ausgabe des *Ramayana* und sagte zu ihm: »Dies ist alles, was du brauchst.« Neben dem *Mahabharata* ist dies das zweite große Epos der Hindu-Literatur. Es erzählt die Geschichte Vishnus in seiner Inkarnation als Rama, dem vollkommenen Menschen, dessen Tugenden ihm halfen, alle Versuchungen und Prüfungen zu bestehen. Das Buch ist noch immer in meinem Besitz.

Da Krishnamacharya nicht nur mein Vater, sondern auch mein Lehrer war, kann ich seine Trauer über den Tod seines Vaters sehr gut nachempfinden. Allerdings mit dem Unterschied, dass ich, als mein Vater starb, fünfzig Jahre alt war, während er beim Tod seines Vaters erst zehn war. Dennoch werde ich, bei aller gebotenen Achtung für meinen Großvater und Vater, das Gefühl nicht los, dass der Tod meines Großvaters meinem Vater erst die Freiheit brachte, seiner Bestimmung zu folgen und seinem umfassenden Wissensdrang nachzugeben.

Es war schon damals offensichtlich, dass Krishnamacharya ein geborener Gelehrter war. Als er zwölf war, zog seine Familie nach Mysore, damit er das *Parakala Math* besuchen konnte. Seine Begabung und Begeisterung für Logik, Grammatik und hinduistisches Schrifttum führten zu hitzigen Debatten mit Lehrern und Gastdozenten. »Auf diese Weise stellte ich fest, wie viel es zu lernen gibt«, sagte er später. Auch war er ziemlich ruhelos, bat seine Lehrer ständig um Erlaubnis, Pilgerreisen zu heiligen Stätten zu machen und Lehrer an weit entfernten Orten zu besuchen. Aufgrund seines jugendlichen Alters wurde ihm dies verweigert.

Krishnamacharyas Studierfreude führte ihn schließlich mit achtzehn Jahren zum Studium an die Universität von Benares, der heiligsten Stadt der Hindus. Benares (mein Vater benutzte immer deren ältere Namen Varanasi oder Kasi) wurde vor mindestens fünftausend Jahren gegründet. An diesem Ort baden die Hindus in der Ganga (Ganges), um sich von ihren Sünden rein zu waschen. Neben verschiedenen Schulen und Universitäten gab es zur Zeit meines Vaters in dieser Stadt mindestens eintausendfünfhundert Tempel. Stirbt man in Benares, so soll man direkt in den Himmel kommen, heißt es.

Am meisten am Herzen lag Krishnamacharya damals das Sanskrit-Studium, also wandte er sich an den größten Grammatiker jener Zeit, Bramhashri Shivakumar Shastry. In den Lebenserinnerungen meines Vaters findet sich hierzu die etwas mysteriöse Bemerkung: »In einer einzigen Nacht lehrte mich [dieser Lehrer] außergewöhnliche, geheime Aspekte der Sanskrit-Grammatik. Doch am folgenden Tag verlor er sein Sprechvermögen.«

Welche Geheimnisse meinem Vater damals offenbart wurden, weiß ich nicht. Doch ich weiß, dass die Beherrschung dieser Sprache, besonders in ihrer alten klassischen Form, bei seiner lebenslangen Suche nach Wissen und Wahrheit einer seiner größten Vorteile war. Sie war von entscheidender Bedeutung für die vielen Wiederentdeckungen, die er im Zusammenhang mit Yoga machte.

Nach der Legende ist das Sanskrit – seine Buchstaben, sein Klang, seine Grammatik, seine Vollkommenheit als Sprache – ein Geschenk Shivas. Es ist unter allen Sprachen insofern einzigartig, als große Teile seiner Ursprungsform vollständig erhalten geblieben sind. Dies ist vermutlich der religiösen Kontinuität zu danken, die mit ihr verbunden ist. Denn anders als zum Beispiel im Griechischen oder Lateinischen gab es im Sanskrit keine große Transformation, wie etwa die von einer »heidnischen« Sprache zu einer Sprache des Christentums. Wer Sanskrit studiert, ist immer auf der Suche nach dessen Ursprüngen, die in göttlichen Offenbarungen ausgedrückt und von göttlich inspirierten Weisen überliefert wurden. Dennoch ist auch das Sanskrit nicht ganz unangetastet geblieben: Keine Sprache ist davor gefeit, wenn sie über Jahrhunderte für religiöse und philosophische Kommentare und Disputationen benutzt worden ist.

Die universelle Rolle, die Sanskrit für unsere religiösen Traditionen hat, kann gar nicht überschätzt, ja, vielleicht nicht einmal richtig deutlich gemacht werden. Dies zeigt sich schon an der Tatsache, dass von den sechs Themenbereichen oder Vedangas, die für das Studium der Veden unerlässlich sind, allein vier der Sprache gewidmet sind – Aussprache, Metrik, Grammatik und Etymologie. (Die anderen beiden sind Astronomie, notwendig für die Festlegung der Zeiten für Opfer und Rituale, und zeremonielle Regeln für die Durchführung dieser Rituale.) Die Veden selbst sind eine überaus umfangreiche Sammlung von Gedichten, Hymnen und Prosatexten, die als Anleitung für Andacht und Verhalten dienen. Zu den Veden gehören auch die Upanischaden, die »esoterische Doktrin«, die einige der tiefgründigsten und umfassendsten Erkundungen der Menschen über Ursprung, Wesen und Sinn des Daseins zum Inhalt hat. Medizin, Musik, Astrologie und natürlich Yoga sind einige der vielen weiteren Gebiete, mit denen sich diese alten Weisheitsbücher befassen, ganz abgesehen von den Einblicken, die sie in Magie, Zauberei und andere okkulte Künste gewähren.

Mein Vater war meines Erachtens einer der Letzten, der darauf hoffen konnte, Zugang zur Gesamtheit dieser riesigen Wissenssammlung zu erlangen. Um die Jahrhundertwende gab es noch die Bibliotheken, Universitäten und vor allem die großen Gelehrten, die ihr außerordentliches Wissen an diesen unermüdlich fragenden jungen Mann weiterzugeben vermochten. Zudem wusste er ja fast von Beginn seines Studiums an um jene, wie er sie nannte, »außergewöhnlichen, geheimen Aspekte der Sanskrit-Grammatik«. Wie wichtig dies für ihn war, zeigt eine Bemerkung, die er im hohen Alter machte: »Die Beziehung zwischen dem Wort und seiner Bedeutung ist ewig. Sie ist nichts willkürlich Hergestelltes.« Das ist nicht die Äußerung eines Sprachwissenschaftlers im Elfenbeinturm. Es ist vielmehr die Überzeugung eines Menschen, für den das Wort und seine Bedeutung den Weg zu ungeahnten physischen, geistigen und spirituellen Fähigkeiten weisen; Fähigkeiten, die sich erwerben und anderen vermitteln lassen. Von diesem Weg, den er als Jugendlicher schon eingeschlagen hatte, wich er niemals ab. Auf diesem Weg wurde er mit großen Hindernissen konfrontiert, begegnete aber auch hilfsbereiten Ratgebern.

In Benares studierte Krishnamacharya neben Sanskrit noch Logik, und nach drei Jahren Aufenthalt dort kehrte er in den Süden, nach Mysore, zurück. Von 1909 bis 1914 war er Schüler des Swami des *Parakala Math*, der ihn den Vedanta lehrte. Gleichzeitig studierte er Musik und lernte die Veena zu spielen, ein Saiteninstrument mit langem Hals, von dem es heißt, es sei das Ur-Instrument aller Musik, ähnlich der Leier, die in der griechischen Mythologie mit der Geburt der Musik assoziiert wird.

Im Jahre 1914 kam es offenbar zu einem Bruch mit seiner Familie, als er, ohne sie zu benachrichtigen, erneut nach Benares aufbrach. Da er keine finanzielle Unterstützung mehr bekam, musste er zu Fuß zum Unterricht ins Queens College gehen, eine Wegstrecke von rund zehn Kilometern, und seinen Lebensunterhalt bestritt er mit Betteln. Auch hierfür gab es eine rituelle Form. Wie er später Schülern erzählte, hielt er sich an die Regeln für religiöse Bettler, das heißt, er durfte nicht mehr als sieben Haushalte aufsuchen, und jedem musste er ein Gebet offerieren als Gegenleistung für Weizenmehl und Wasser für Fladen. Aus solchen bestand seine Ernährung für fast ein Jahr.

Glücklicherweise erwies sich der Dekan der Universität als ein mitfühlender Mentor und lud ihn ein, sich an einem Stipendienwettbewerb zu beteiligen. Krishnamacharya war einer der drei erfolgreichen Kandidaten unter mehr als sechzig Bewerbern. In den folgenden drei Jahren erwarb mein Vater eine ganze Reihe von Lehrbefähigungen, und, um sein Einkommen aufzubessern, nahm er beim Dekan die Stelle eines Hauslehrers für dessen Sohn an.

> Ich verspürte den starken Wunsch, Yoga zu studieren. Als ich in Benares war, übte ich *asana* (Körperhaltungen) und *pranayama* (Atemregulierung), wie ich es von meinem Vater gelernt hatte. Ein Heiliger, der mich beim Üben beobachtete, schickte mich

zu dem bekannten Yogi Sri Babu Bhagavan Das. Dieser ermöglichte es mir, die Universität von Patna als Privatschüler zu besuchen.

In diesem Studium vertiefte Krishnamacharya seine Kenntnisse in den sechs *darshana,* den »Denkschulen« der vedischen Philosophie. Der Vedanta, mit dem er bereits vertraut war, schloss zwei dieser Schulen ein, bekannt als *Purva mimamsa* und *Uttara mimamsa* – *mimamsa* bedeutet »Gesetz«. Ihr oberstes Ziel ist es, die Kunst der Erörterung zu lehren, als Hilfe für die Auslegung der Veden, sowohl für rituelle Zwecke als auch für das Verhalten im Alltag. Durch Anwendung dieser Kunst wurden im Übrigen auch die zuvor erwähnten Doktrinen von Shankaracharya und Ramanuja formuliert. Bei einem weiteren *darshana,* dem *Nyaya,* handelt es sich im Wesentlichen um eine Lehre von der Erkenntnis. Diese liefert die Regeln für die Erkundung oder, wichtiger noch, für die logische Schlussfolgerung zur Verteidigung einer religiösen oder philosophischen Position. Der *darshana Vaisheshika* ist eine Ergänzung zu dieser Denkrichtung der Logik und ist historisch wichtig, weil er die Idee beeinhaltet, dass alles, was existiert, aus einzelnen Atomen zusammengesetzt ist – eine Theorie, die zumindest zeitgleich mit, wenn nicht gar vor der Atomtheorie des griechischen Philosophen Demokrit entwickelt wurde. Die letzten beiden der sechs *darshana* sind eng, ja fast untrennbar miteinander verbunden: *Samkhya* und Yoga.

Beide beschäftigen sich mit der Philosophie und Methode mittels deren ein Mensch zu Glück, Vollkommenheit in diesem Leben und zur endgültigen Befreiung seiner Seele aus dem Kreislauf von Tod und Wiedergeburt gelangen kann. Dennoch gibt es zwei wichtige Unterschiede. Erstens: *Samkhya* ist vor allem ein Weg der Kontemplation, der Entsagung, während Yoga in erster Linie ein Weg des Handelns ist. Zweitens: *Samkhya* ist eine gottlose Philosophie, atheistisch im wahrsten Sinne, während im Yoga Gott in Form eines höchsten Lehrers, Ishvara genannt, anerkannt wird.

Nicht-Hindus sind manchmal verblüfft darüber, dass unsere Religion eine atheistische Doktrin miteinschließen kann. Doch sogar Krishna mit seinem letztendlichen Aufruf zur Anbetung Gottes je nach Bedürfnis des Gläubigen beruft sich auf die Weisheit des *Samkhya*, wenn er in der *Bhagavad Gita* konstatiert, dass jeder Mensch

> *... in Frieden sein kann, in Freude und Schmerz, bei Gewinn und Verlust, im Sieg wie in der Niederlage. In diesem Frieden gibt es keine Sünde.*

Nicht weniger verblüffend dürfte auf manche das Fazit meines Vaters über seine *Samkhya*-Studien wirken: »Durch Gottes Gnade absolvierte ich den *Samkhya* mit Erfolg.«

Krishnamacharyas Interesse an Yoga wurde auch von seinen Lehrern gefördert. Sie verhalfen ihm zu weiteren Stipendien und vermittelten ihm jüngere Verwandte, mit denen er erste Unterrichtserfahrungen in *asana* und *pranayama* machen konnte. »Ich war anfangs ein wenig schüchtern«, gestand er, »konnte aber nichts dagegen machen.« In den folgenden zwei Jahren unterrichtete er diese Schüler in Yoga, wodurch sich sein Wissensdrang noch verstärkte.

In jeden Ferien unternahm mein Vater Pilgerreisen in den Himalaja. Mit Einverständnis seiner Lehrer entschloss er sich 1915 zu einem längeren Aufenthalt. Er hatte von einem großen Lehrer, Sri Ramamohan Brahmachari, gehört, der dort in den Bergen leben sollte. Krishnamacharya brach also nach Nepal auf. Unterwegs machte er Halt, um im heiligen Fluss Gandak zu baden, dem einzigen Ort auf der Welt, wo sich der *salagrama*, der Talisman der Vishnu-Anhänger – ein fossilierter, Spiralen aufweisender runder Stein, ähnlich einem Nautilus – finden lässt. In Begleitung von zwei Gehilfen legte er in zweiundzwanzig Tagen mehr als dreihundertzwanzig Kilometer zurück, bis er beim Manasarovar-See, am Fuße des Berges Kailash, ankam, der ewigen Wohnstätte des Gottes Shiva.

Mehr als siebzig Jahre später folgte ich derselben Route auf meiner Pilgerreise zu Ehren meines Vaters. Sie war mit großen Stapazen und Mühen verbunden und führte durch eine der ödesten, steinigsten Gegenden der Erde – dabei reisten meine Begleiter und ich in Allradfahrzeugen und mit hochmoderner Camping-Ausrüstung, kundigen Führern und Satelliten-Navigationsinstrumenten!

Aber lassen wir Krishnamacharya weitererzählen:

> Nach einigem Suchen gelangte ich zum Ramamohan Ashram [Schule], der nur aus einer Höhle bestand. Ein hoch gewachsener Heiliger mit langem Bart stand am Eingang. Mit großer Ehrfurcht und Hochachtung warf ich mich vor ihm nieder, nannte ihm auf Hindi meinen Namen und bat ihn, mich als seinen Schüler zu akzeptieren. Der Heilige fragte mich nach meinem Beweggrund. Ich äußerte meinen Wunsch, Yoga zu lernen, worauf er mich ins Innere der Höhle bat. Als ich eintrat, erblickte ich seine Frau und seine drei Kinder.
>
> Der Heilige reichte mir Früchte, die ich zusammen mit einer Tasse Tee zu mir nahm. Dabei meditierte ich auf den Gott Narayana. Auch meinen Gehilfen wurde Tee gereicht. Diese bat der Heilige in der Höhle zu bleiben, während er mich zum Manasarovar-See führte, wo er mir verschiedene Plätze zeigte, was eineinviertel Stunden in Anspruch nahm. Es herrschte bittere Kälte, doch zu meiner Überraschung spürte ich sie nicht, auch zeigte ich keinerlei Anzeichen von Ermüdung – vielleicht lag das an den verzehrten Früchten oder vielleicht auch an der Gnade des Guru. Er ermahnte mich, auf keinen Fall das Wasser [des Sees] zu berühren, dabei streckte er den kleinen Finger hoch, der von der Berührung mit dem Wasser ganz blau geworden war. Er erzählte, dass gar mancher Unkundige Verunstaltungen davongetragen habe.

Die Gehilfen meines Vaters, die ihn in der Hoffnung, ebenfalls von dem Guru unterwiesen zu werden, begleitet hatten, erfüllten dessen Erwartungen nicht und wurden wieder weggeschickt. Während der ersten acht Tage, in denen der Guru meinen Vater nur die Grundlagen des *pranayama* lehrte, bestand seine Nahrung einzig aus Früchten. Anschließend begann für meinen Vater seine eigentliche Studienzeit bei diesem außergewöhnlichen Lehrer, die mehr als sieben Jahre dauern sollte.

Woraus bestand das Studium meines Vaters in jener Höhle? Ich weiß, dass es die ganze Philosophie und Psychologie des Yoga umfasste, seine Anwendung bei der Diagnose und Behandlung von Krankheiten und die Praxis und Vervollkommnung von *asana* und *pranayama.* Bei Sri Ramamohan lernte mein Vater nicht nur Patanjalis *Yoga Sutras* auswendig, er lernte sie auch zu rezitieren, und zwar mit einer Genauigkeit, was Aussprache, Tonhöhe und Modulation betrifft, dass sie vermutlich jener Fassung nahe kam, die vor Tausenden von Jahren zum ersten Mal erklang. Und ohne Zweifel erwarb mein Vater in dieser Höhle seine geheimnisvollen Kräfte, wovon das Stillstehenlassen von Herzschlag und Atem nur ein Teil war. Wir werden nie erfahren, welche anderen außerordentlichen Kenntnisse Sri Ramamohan meinen Vater noch lehrte. Ich will hier nur noch ein Beispiel nennen.

Mein Vater erzählte mir einmal, dass sein Guru rund siebentausend *asana* kannte. Davon beherrschte mein Vater etwa dreitausend. Nach mehr als dreißig Jahren Studium mit ihm kenne ich selbst ungefähr fünfhundert. Meine motiviertesten Schüler, die im *Mandiram* selbst auch lehren, unterrichten etwa fünfzig bis sechzig Haltungen, und das nur ihren fortgeschritteneren Schülern. Dennoch erleben wir, wie Tausende von Menschen durch Yoga ihre Gesundheit verbessern, größere geistige Klarheit und spirituelle Fähigkeiten entwickeln – und das mit weniger als einem Prozent der Kenntnisse des Guru in Manasarovar. Man könnte wehmütig werden, wenn man bedenkt, wie viel Weisheit in der tibetischen Höhle von Shivas heiligem Berg einst vorhanden war und gelehrt wurde.

Nach alter Tradition trägt der Schüler zum Lebensunterhalt des Guru und seiner Familie bei. Allerdings wird die »Unterrichtsgebühr« erst nach Beendigung der Studien fällig. Auch weiß der Schüler nie, welche Bezahlung man schließlich von ihm erwartet. Hierzu findet sich eine hübsche Geschichte im *Ramayana*. Sie handelt von einem brahmanischen Priester, der einmal in einer großen Notlage den König Raghu, einen Vorfahren des Gottes Rama, aufsuchte. Der Brahmane hatte die heiligen Schriften bei dem größten Lehrer der Zeit studiert. Als der Schüler den Guru fragte, was er ihm schuldig sei, verlangte dieser von ihm nur aufrichtige Treue und Liebe. Doch der Brahmane bestand immer wieder auf einem höheren Preis, bis der Lehrer die Geduld verlor: »Um die Wissenschaften, die ich dich gelehrt habe, zu erwerben, braucht es mindestens vierzehn Millionen Goldmünzen!«, rief der Lehrer aus. »Bringe mir diese Summe!«

König Raghu wollte dem verzweifelten Brahmanen zwar gerne helfen, dessen Schuld zu begleichen, doch er hatte gerade sein gesamtes Vermögen an die Armen verteilt. Weil er aber keinen heiligen Bittsteller wegschicken wollte, fasste er den Entschluss, Kubera, dem Gott des Reichtums, die riesige Summe zu entreißen, wenn nötig mit Gewalt. Kubera, der des Königs Macht fürchtete, reagierte, bevor er noch gefragt wurde, indem er einen Goldregen schickte, der den ganzen Palast samt Hof bis zum Überlaufen füllte. Der Goldschatz überstieg bei weitem die benötigte Summe, dennoch überredete der König den Brahmanen, alles mitzunehmen, um den Preis für seinen Unterricht zu zahlen. Als Dank segnete der heilige Mann den kinderlosen Raghu und wünschte ihm einen Sohn, ebenso begnadet, edel und tugendhaft wie der Vater – dieser Sohn sollte der Großvater des Gottes Rama werden.

Einem Guru den geforderten Preis nicht zu zahlen ist mehr, als einer Verpflichtung nicht nachzukommen oder eine Schuld nicht zu begleichen. Die Lehren des Guru sind Teil einer heiligen Kette des Wissens, die von Guru zu Guru zurückreicht bis zur Urquelle der Weisheit – im Falle von Yoga, zum Gott Shiva selbst. Die Vergütung des Guru ist ein wesentlicher

Bestandteil dieses Systems der Abfolge von Gurus, *parampara* genannt, und jeder, der diese nicht leistet oder nicht leisten kann, macht sich schwerer Blasphemie schuldig. Dennoch ist es nicht Angst, die den Schüler dieser Verpflichtung nachkommen lässt, sondern »aufrichtige Treue und Liebe« zum Guru, wie sie sich der Lehrer des Brahmanen in der obigen Geschichte erbat.

Als für Krishnamacharya die Zeit gekommen war, seinen Guru zu verlassen, sollte es die geforderte »Vergütung« sein, die von nun an seinen Lebensweg bestimmte. Sri Ramamohan Brahmachari sagte: »Nimm dir eine Frau, ziehe Kinder groß und lehre Yoga.«

In einem seiner seltenen Eingeständnisse gab mein Vater zu, dass die Jahre unmittelbar nach seiner Abreise aus Tibet »sehr mühsam und schwer« waren. In diesen Jahren voll der Studien, der Anspannung und des Fleißes muss er fast Unmögliches geleistet haben. Vor seinem Aufenthalt in Tibet hatte Krishnamacharya zwei Doktorgrade erworben, in den zwei Jahren danach erwarb er, neben seiner Arbeit als Yoga-Lehrer, noch die Doktortitel der Universitäten von Allahabad, Kalkutta, Patna und Baroda. Dies bedeutete, dass er nun zusammen mit den Qualifikationen in Yoga und *Samkhya* eine beispiellose Meisterschaft in allen *darshana* besaß. Zumindest eine seiner Dissertationen wurde unmittelbar in den Lehrplan einer Universität aufgenommen. Einmal trug es sich zu, dass ein auf vier Tage angesetztes mündliches Examen schon am ersten Tag beendet wurde und ihm einfach die Urkunde für die bestandene Prüfung übergeben wurde. Damit aber nicht der falsche Eindruck entsteht, dass Krishnamacharya sich all diesen Mühen in friedlichen akademischen Gefielden unterzog, sollte ich vielleicht noch hinzufügen, dass in jenen Tagen in den höheren Sphären indischer Gelehrsamkeit eine – zuweilen im wörtlichen Sinne – mörderische Konkurrenz herrschte.

Wie zu allen Zeiten und an allen Orten wetteiferten Gelehrte um die Positionen, die einen hohen Status und finanzielle Sicherheit versprachen.

Eine gut formulierte Abhandlung spielte dabei eine gewisse Rolle, aber weit wichtiger war die Fähigkeit des Bewerbers, einen Standpunkt energisch und überzeugend zu vertreten und aus einer Debatte, die sich über Stunden hinziehen konnte, siegreich hervorzugehen. Dies bedurfte der einwandfreien Darlegung, Rhetorik und Logik; auch der Fähigkeit, aus dem Gedächtnis auf Anhieb genaue Zitatstellen in Schriften, Kommentaren und anderen Quellen anzugeben. An den Sieger ging in einem ganz realen Sinne sämtlicher Lohn. Hierzu erzählte mein Vater folgendes Beispiel:

> Im Palast des Maharadscha von Baroda war es Brauch, dass jeder, der sich an religiösen Diskussionen und Debatten beteiligen wollte, nur die Glocke am Palasttor läuten musste. Der Maharadscha bat den Debattierwilligen dann in den königlichen Palast und ehrte ihn persönlich, indem er ihm einen Schal, einen Dhoti oder ein anderes Geschenk überreichte. Wer als Sieger aus einer Debatte oder Diskussion hervorging, wurde als Guru des Maharadscha betrachtet.

Wer verlor, war unter Umständen seinen Posten los.

Aus jener Zeit ist zumindest ein Fall bekannt, bei dem mein Vater vor dem Komplott einiger Rivalen gewarnt wurde, die ihn vergiften wollten. Ein anderes Mal erhielt er am Vorabend einer Auswahlprüfung ein Telegramm, das angeblich von seinem Vetter stammte und in dem stand: »Mutter verstorben.« Für jeden Brahmanen war es in einem solchen Fall zwingend notwendig, sofort nach Hause zurückzukehren und die erforderlichen Bestattungsrituale in die Wege zu leiten. Doch mein Vater bestand darauf, seine Prüfungaufgaben zu beenden. Das Telegramm stellte sich als Fälschung eines Mitbewerbers heraus (meine Großmutter lebte noch viele Jahre), was mein Vater durchschaut haben musste. Jedenfalls absolvierte er diese Prüfung mit Auszeichnung.

Wenn es um religiöse Grundauffassungen ging, war der Einsatz bei solchen formellen Debatten noch höher. Dann obsiegten nicht nur die Fähigkeiten des Gewinners, sondern auch dessen Sichtweise: Die Verlierer mussten ihre bisherigen Praktiken und Anschauungen aufgeben und die des Gewinners übernehmen. Einmal führte Krishnamacharya in einem College in Westbengalen eine »hitzige« Debatte mit einem berühmten Logiker, in der es im Wesentlichen um eine Gegenüberstellung der Positionen von Vishnuiten und Shivaiten ging. Im Publikum waren einige der führenden Gelehrten der Region. Dazu merkte mein Vater später an:

> Diese Herren überreichten mir Zertifikate und disputierten über die religiöse Bedeutung meiner Sichtweise. Sie lobten mich als den ersten und einzigen Schüler, der seit der Gründung des College derart viel gelernt hatte … sie segneten mich alle.

Dies sollte die letzte Bemerkung über seine Vergangenheit sein, die Krishnamacharya mir diktierte. Als ich am nächsten Tag wieder zu ihm kam, weigerte er sich fortzufahren. Ich bin mir nicht ganz sicher, glaube aber, dass der Grund in dem Anflug von Eigenlob lag, den er sich gestattet hatte. Denn Patanjali warnt, dass selbst im fortgeschrittensten Zustand des Yoga, wenn Klarheit und Freiheit erreicht sind, noch immer die »Möglichkeit der Ablenkung vom Ziel besteht, noch immer störende alte Eindrücke an die Oberfläche dringen können.« Zu diesen Eindrücken zählte für meinen Vater ein auch noch so kurzer Augenblick der Selbstzufriedenheit.

In seinen eigenen Aufzeichnungen, die in englischer Übersetzung etwas mehr als elf zweizeilig geschriebene Schreibmaschinenseiten umfassen, gibt es noch einige wenige bruchstückhafte Informationen. Sie enthalten Quellenangaben und Namen, mit denen höchstens noch Spezialisten etwas anfangen können. Es gibt Hinweise, dass die Zeit unmittelbar nach seinem Aufenthalt in Tibet seiner fast unverwüstlichen Gesundheit sehr zugesetzt hat. Er erwähnte zwei Vorfälle, bei denen er während einer Reise plötzlich bewusstlos wurde. Im einen Fall hatte er

> … eine Illusion, bei der zwei leuchtende Objekte vor mir auftauchten, während ich meine morgendlichen Opfer an den Sonnengott darbrachte. Eines der Objekte war klein, das andere groß, das große war von rötlicher Farbe, das kleine weiß. Ihr Leuchten könnte meine Bewusstlosigkeit bewirkt haben.

Meinem Vater waren mystische Visionen nicht fremd. Ob hier eine solche vorlag und was sie zu bedeuten hatte, weiß ich nicht.

Aus heutiger Sicht ist eines sicher: Alle Rivalen und Konkurrenten, die meinen Vater beneideten und fürchteten, hatten absolut keinen Grund dazu. Wegen seines Rufs als Gelehrter und Heiler hatte man ihm bereits wichtige Positionen an verschiedenen Universitäten und Fürstenhöfen angeboten. Man hatte ihn auch gebeten, Swami des *Parakala Math* zu werden, also jene leitende Position einzunehmen, die einst sein Urgroßvater innehatte. Er sollte diesen hohen Posten im Laufe seines Lebens insgesamt dreimal ablehnen. Krishnamacharya ließ sich nicht davon abbringen, der Aufforderung seines Guru Folge zu leisten. Dies hieß in erster Linie, dass er ein Lehrer des Yoga sein wollte – was zur damaligen Zeit, und noch viele Jahre danach, für einen Brahmanen der Beruf mit dem niedrigsten Status war und ihn praktisch zur Armut verdammte.

Krishnamacharya hatte auch gelobt, einen Hausstand zu gründen und zu heiraten, Kinder zu bekommen und ein normales Leben zu führen. Also heiratete er 1925, von seinen Verwandten arrangiert, Shrimati Namagiriamma, meine Mutter. Auf ihrem Hochzeitsbild wirkt sie neben meinem Vater schüchtern und verängstigt. Das war sie auch. Ungebildet, aus einer armen Familie stammend und gerade einmal elf Jahre alt, hatte sie soeben einen strengen Brahmanen mittleren Alters geheiratet, der berühmt war für seine Gelehrsamkeit und sein zur damaligen Zeit noch aufbrausendes

Wesen. Ihre Ehe dauerte fast sechzig Jahre, und ich glaube, dass meine Mutter bis zu ihrem Tod immer etwas von dieser Angst vor meinem Vater behalten hat.

Die Herausforderung der ersten Zeit ihrer Ehe bestand für meine Mutter und meinen Vater ganz einfach darin zu überleben. Dabei hätte mein Vater als Jurist, Arzt, Universitätsprofessor oder Gelehrter arbeiten können. Das Einkommen eines Yoga-Lehrers war kärglich. Meine Eltern hatten wenig zu essen, und es gab eine Zeit, in der Krishnamacharyas einziges Kleidungsstück ein Lendentuch war, das aus einem Stück Sari meiner Mutter bestand.

Dennoch, das Schicksal kann sich zuweilen als romantisches Märchen entpuppen. Das ist der Grund, warum wir Inder mit solcher Leidenschaft an den Traditionen und Lehren des *Ramayana* hängen, den Liebesromanzen und Abenteuern des Gottes Rama und seiner Gefährtin Sita. Ganz in diesem Sinne hatte die nun folgende Lebensphase meines Vaters etwas Märchenhaftes. Binnen weniger Jahre nach seiner Heirat wurde er der Unbedeutsamkeit und Armut entrissen und in eine angesehene Position versetzt, und das in einer äußerst glanzvollen Umgebung im damals noch unter britischer Herrschaft stehenden Indien: dem Hof des Maharadschas von Mysore.

RECHTS:

Ein Fragment aus Krishnamacharyas handgeschriebener Autobiographie

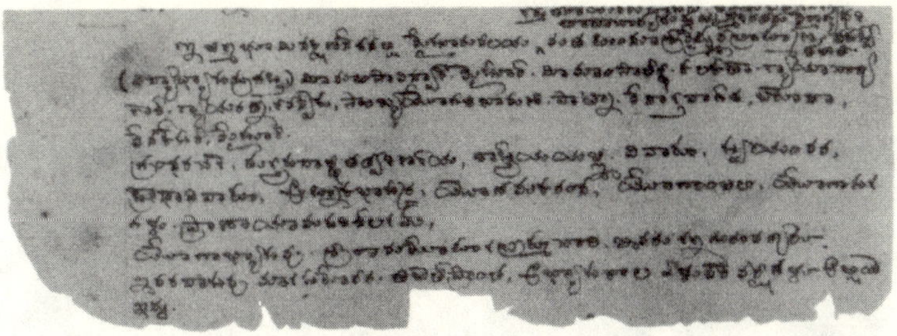

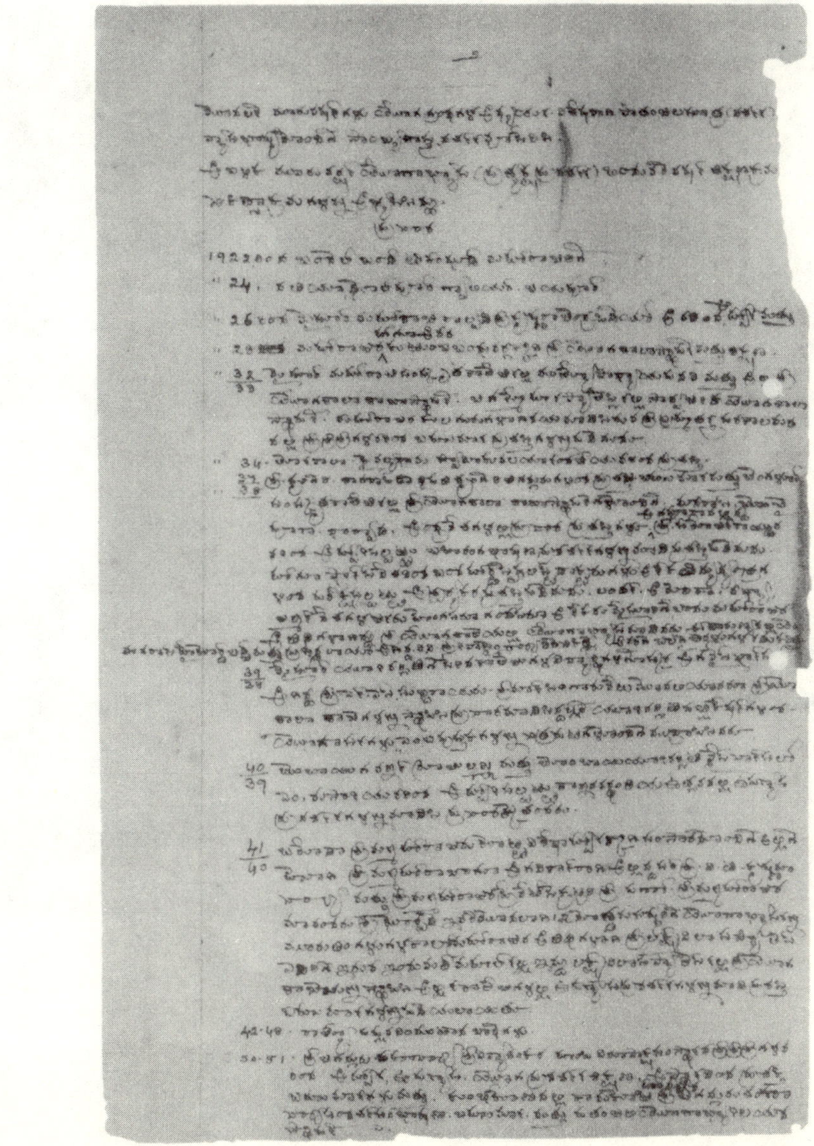

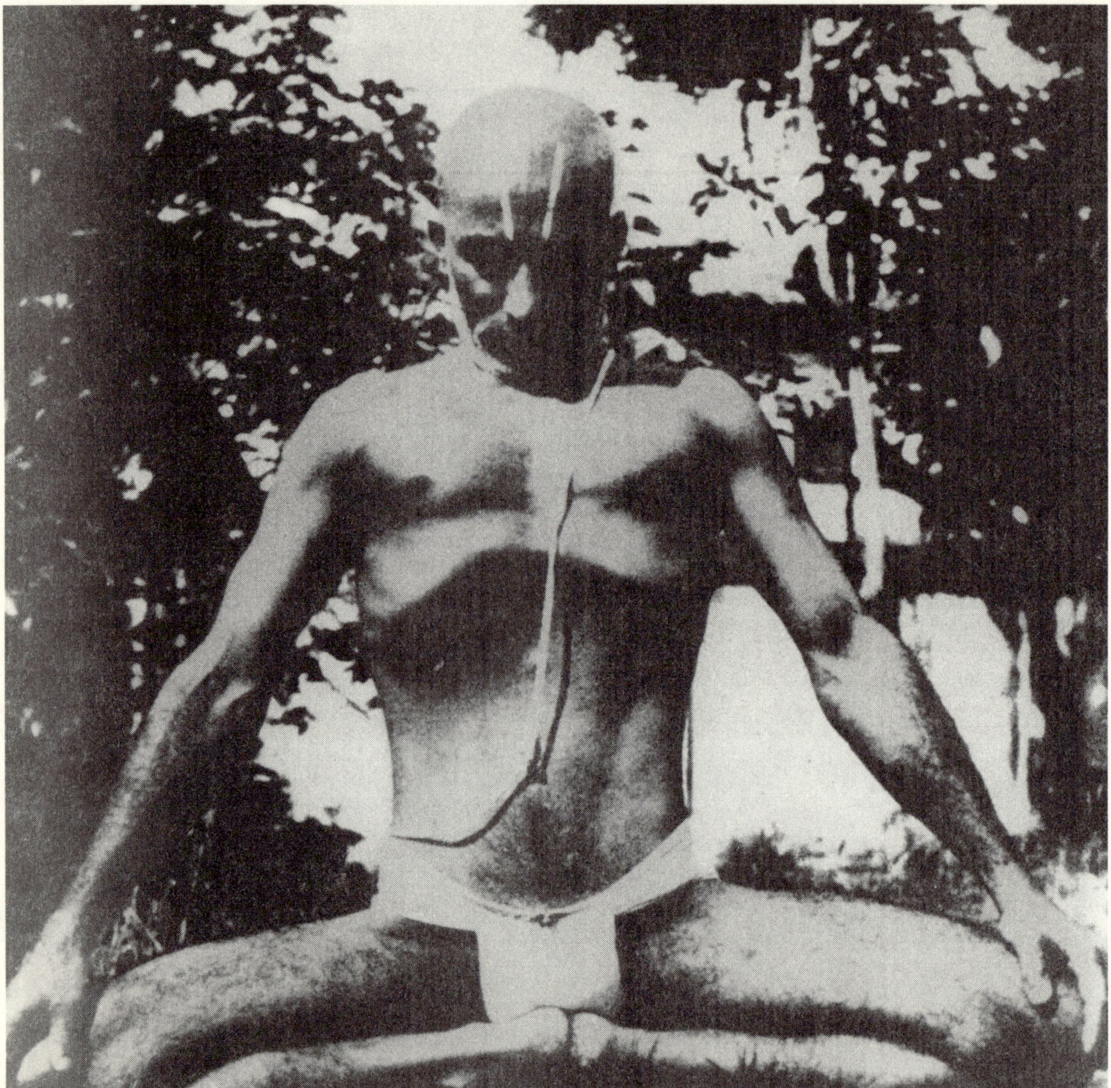

Krishnamacharya in der Yoga-Haltung mulabandhasana

DRITTES KAPITEL

DIE ALTEN LEHREN

Niemand ist von Geburt an weise,
denn Weisheit entsteht aus eigener Anstrengung.

Bevor ich mit der Lebensgeschichte meines Vaters fortfahre, halte ich es für hilfreich, die Leserinnen und Leser ein wenig mit dem Ursprung und Wesen des Yoga – Krishnamacharyas Lebenswerk – vertraut zu machen. Er stand in der Nachfolge einer reinen yogischen Tradition: Diese beinhaltete bestimmte tradierte Formen, die er beibehielt und denen er, im wörtlichen wie übertragenen Sinne, neue Bedeutungen einhauchte. Jahrhundertelang glaubte man, dass Yoga, wie alle anderen Aspekte der indischen Hochkultur, mit der arischen Invasion um 1500 vor westlicher Zeitrechnung nach Indien kam. Die Arier waren ein hoch gewachsenes, hellhäutiges, Sanskrit sprechendes Volk, von dem sich einige Stämme bereits des alten Persiens bemächtigt hatten. Nur den Ariern gestand man die Genialität zu, ein so großartiges Erbe an Kunstschätzen, Architektur und Stadtkultur, an religiösen, sozialen und ökonomischen Einrichtungen geschaffen zu haben, wie es Indien besitzt. Dies war eindeutig ein Affront gegen die dunkelhäutigen Inder des Südens, wo es ebenfalls herausragende literarische und philosophische Traditionen gibt, die sich aus der Kultur der dort von altersher ansässigen Bewohner entwickelt hatten. Doch es gab nur weniges, was die rassisch begründete Theorie unseres kulturellen Ursprungs widerlegen konnte, bis – zufälligerweise etwa zur selben Zeit, als mein Vater seine Laufbahn als Lehrer begann – die alten Kulturen im Indus-Tal entdeckt wurden. Ausgrabungen in den zwei großen Städten Mohenjo-Daro und Harappa belegten, dass mindestens tausend Jahre vor der arischen Invasion eine hoch entwickelte Kultur existiert hatte.

John Marshall, der erste Archäologe, der in Mohenjo-Daro Ausgrabungen machte, schreibt in seinem 1931 erschienen Buch *Mohenjo-Daro and the Indus Civilization*:

> Wiederum gibt es nichts, was wir aus dem vorgeschichtlichen Ägypten, Mesopotamien oder von anderswo im westlichen Asien kennen, das mit den gut gebauten Bädern in den geräumigen Häusern der Bürger von Mohenjo-Daro vergleichbar wäre. In diesen Ländern wurden Geld und Ideen verschwenderisch für den Bau von prächtigen Tempeln für Götter sowie Palästen und Grabmälern für Könige ausgegeben, während sich die übrige Bevölkerung offenbar mit bescheidenen Behausungen aus Lehm zufriedengeben musste. Im Indus-Tal ist es umgekehrt, hier wurden die schönsten Gebäude zum Wohle der Bürger erbaut … das Große Bad in Mohenjo-Daro und die geräumigen und soliden Wohnhäuser mit ihren überall anzutreffenden Brunnen und Badezimmern und ihrem ausgeklügelten Entwässerungssystem zeigen, dass die ganz normalen Bewohner dieser Stadt einen Grad an Komfort und Luxus genossen, wie er in keinem anderen Teil der zivilisierten Welt anzutreffen war.

Während es im Indus-Tal keine Spuren indoeuropäischer Einflüsse gibt, lassen sich Anhaltspunkte dafür finden, dass die Verehrung von Shiva und der Muttergöttin dort ihren Anfang nahm. Bei den Ursprüngen des Hinduismus handelt es sich also möglicherweise um etwas Einheimisches, Vorarisches, Nicht-Importiertes. Auch die Kunst dieser Kultur ist einzigartig, besonders die Siegel, die zu Tausenden gefunden wurden. Dies sind kleine, flache Rechtecke aus Speckstein mit oft recht kunstvoll eingravierten Darstellungen. Es war beim Betrachten einiger dieser Siegel mit der Abbildung des so genannten Proto-Shiva, dass einer unserer Schüler im *Mandiram*, der talentierte Lehrer Yan Dhyansky, zu einer bemerkenswerten Erkenntnis kam. Ihm fiel auf, dass der sitzende Shiva eine der forderndsten Yoga-Haltungen, das *mulabandhasana*, ausführte, eine Haltung, die Yan von einem Foto kannte, auf dem sie mein Vater praktizierte.

Im *mulabandhasana* nimmt der Übende zunächst einen Sitz ein, bei dem sich seine Fußsohlen berühren, wobei die Zehen nach vorne und die Knie zu beiden Seiten nach außen zeigen. Dann fasst er die Füße – einen jeden mit der entsprechenden Hand – und dreht die Fersen so nach oben, dass die Zehen den Boden berühren. Der Yogi setzt dann seine Hände so auf den Boden, dass er sich mit ihrer Hilfe über die Füße anheben kann. Nun dreht er die Füße um, so dass sie auf dem Boden aufliegen und die Zehen nach hinten zeigen, und dann setzt er sich auf die Füße. Gleichzeitig führt er eine starke Kontraktion im Bereich unterhalb des Nabels aus, wobei der Bauch nach innen und oben gepresst wird.

Selbst für erfahrene Yogis ist diese Haltung nicht leicht, denn es erfordert eine enorme Beweglichkeit, die Fußgelenke aus ihrer normalen Stellung komplett umzudrehen und dann noch das Gewicht des Körpers darauf abzulegen. Es ist gerade die Komplexität und Schwierigkeit dieser Haltung, die Yans Argument so einleuchtend macht. Es kann sich um keine rein zufällige Ähnlichkeit der beiden Haltungen handeln: Der auf den Siegeln dargestellte Shiva wie auch mein Vater auf dem Foto demonstrieren yogische Meisterschaft.

Die Implikationen aus dieser Erkenntnis sind bedeutender als eine neue Geschichtsauffassung, welche die Südinder ein wenig zu versöhnen vermag. Yans These legt nicht nur nahe, dass der Hinduismus in Indien entstanden ist, sondern hilft auch aufzuzeigen, dass Yoga eine der ältesten und ehrwürdigsten menschlichen Aktivitäten ist. Doch noch eine weitere interessante Schlussfolgerung zieht Yan aus seiner Beobachtung: Bei Mohenjo-Daro und Harappa könnte es sich um Gemeinschaften gehandelt haben, die nach yogischen Prinzipien organisiert waren. Hinweise hierfür sind Abwesenheit von politischen Unruhen und äußeren Feinden, soziale Stabilität, hohe wirtschaftliche Entwicklung und Wohlstand der Bevölkerung.

Unser Wissen über die Geschichte des Yoga ist von dem Zeitpunkt an, als die beiden großen Yoga-Texte, die *Bhagavad Gita* und die *Yoga Sutras*, zum ersten Mal niedergeschrieben wurden, nicht länger auf Mutmaßungen angewiesen. Die *Bhagavad Gita*, Bestandteil des Epos *Mahabharata*, wird dem Gelehrten Vyasa zugeschrieben und in der Regel auf das fünfte Jahrhundert vor westlicher Zeitrechnung datiert. Patanjalis Schriften werden von der Wissenschaft normalerweise auf drei Jahrhunderte später datiert. Dabei ist es wichtig festzustellen, dass weder Vyasa noch Patanjali als »Verfasser« gelten. Vielmehr werden sie als Gelehrte verehrt, die jahrtausendealte mündliche Überlieferungen zusammentrugen und kodifizierten. Während Vyasas Text ein Loblied singt auf den Yoga und uns einlädt, Yoga zu üben, ist es Patanjali, der uns sagt, wie wir in den Genuss dieser Versprechungen kommen.

Über Sri Patanjalis Leben ist wenig bekannt. Neben dem bedeutenden Werk über Yoga soll er noch zwei weitere maßgebliche Texte verfasst haben, einen über Ayurveda, das indische Medizinsystem, und einen über Grammatik. Aus diesen Gründen wird er als jener Gelehrte verehrt, der die Menschheit von den »Unreinheiten des Geistes, des Körpers und der Sprache« befreit hat. Die mythologischen Bilder von Patanjali sind sehr beziehungsreich. Einmal wird er als tausendköpfige Schlange mit vier Händen dargestellt, die jeweils eine Wurfscheibe, eine Muschel, eine Keule und ein Schwert halten; dann wiederum als Figur, halb Mensch, halb Schlange, auf deren Haube das ganze Gewicht des Universums ruht und die gleichzeitig dem Gott Vishnu als Liegestatt dient. Es sind die beiden in diesem Bild verkörperten Qualitäten – unnachgiebige Stabilität und wache Entspanntheit –, die sich für die perfekte Ausführung eines *asana* verbinden müssen.

Die Sanskrit-Literatur kennt viele Formen, wie etwa die *shloka*, die aus Doppelversen bestehen; *gadya* haben Prosaform; *purana* sind Erzählungen, entweder in Form von Dichtung oder Prosa. Die vielleicht anspruchsvollste literarische Form, die Weisheitslehren haben können, ist das *sutra*.

Ein *sutra* ist ein kurzer Aphorismus, nur selten ein kompletter Satz. Es gibt keine Unklarheit in einem *sutra*. Doch seine Klarheit ist eingebettet in viele Schichten und eine große Fülle von Bedeutungen, was zu endlosen Kommentaren und lebenslangen Studien und Kontemplationen Anlaß gibt. Während der dreißig Jahre Unterricht bei meinem Vater haben wir die *Yoga Sutras* sieben Mal gründlich durchgearbeitet. Jedesmal war die Lektüre wieder vollkommen anders, und ich empfand jedes neuerliche Studium als bereichernder und gehaltvoller.

Nur ein genialer Grammatiker konnte solch ein Werk schaffen. Patanjalis *Yoga Sutras* beschreiben Wesen und Funktionsweisen des menschlichen Geistes; die Techniken, um den Geist zu beherrschen; den Erwerb höherer, ja übermenschlicher Fähigkeiten; und den geistigen Entwicklungsprozess hin zu einem Zustand der Ruhe, des Glücks und des vollkommenen, unbegrenzten Verstehens. All das hat Patanjali in hundertneunundfünfzig Aphorismen zusammengefasst – alles in allem weniger als zweitausend Wörter. Diese Kürze bedeutet allerdings nicht, dass der Yoga des Patanjali leicht zu meistern wäre. Ganz im Gegenteil.

Als vortreffliches Beispiel für seine Form kann das zweite *sutra* dienen, das den Begriff Yoga definiert. Im Sanskrit-Original sieht das *sutra* folgendermaßen aus:

योगश्चित्तवृत्तिनिरोधः ।

Die lateinische Umschrift lautet:

yogashchittavrttinirodhah

Nach alter Tradition werden Aphorismen durch rezitierenden Gesang gelehrt und vom Schüler auswendig gelernt. In obigem *sutra* wird Yoga durch drei einfache Begriffe definiert: *chitta* – Geist; *vrtti* – Aktivität; und *nirodhah* – vollkommene Sammlung. Wie weiter oben schon erwähnt, lässt sich dieses *sutra* wie folgt übertragen:

Yoga ist die Fähigkeit, den Geist
ausschließlich auf ein Objekt auszurichten
und diese Ausrichtung ohne jede Ablenkung
aufrechtzuerhalten.

Patanjalis Werk besteht aus vier Kapiteln. Nach Ansicht meines Vaters repräsentieren diese Kapitel die Unterweisungen Patanjalis an vier verschiedene Schüler, von denen sich jeder auf einer anderen Stufe seiner yogischen Entwicklung befand.

Kritanjali, der erste von ihnen, ist im Yoga schon weit fortgeschritten. Er ist mit den Methoden des Yoga vertraut und hat bereits viele Hindernisse überwunden. Das erste Kapitel breitet gleichsam das ganze Terrain des Yoga aus – seine Merkmale, die Probleme, die dabei auftreten können, deren Bewältigung und als Ergebnis, der durch Yoga erreichbare Zustand des Geistes. Das Kapitel ist überschrieben mit *Samadhipada*, das heißt »das Kapitel über *samadhi*«. *Samadhi* bedeutet absolute Vereinigung einer Person mit dem Objekt ihrer Kontemplation. Dabei kann das Objekt ein konkretes Ding sein, aber auch etwas Abstraktes bis hin zu den höchsten Sphären der Kunst, Wissenschaft, des Kosmos oder schließlich und endlich Gott.

Uneingeschränkte Klarheit und unbegrenzte Erkenntnisfähigkeit – die ihren Ausdruck in Gelassenheit und Aufrichtigkeit im Handeln finden – sind die Geschenke des Yoga, heißt es bei Patanjali im ersten Kapitel. Damit gewährt er uns bereits einen faszinierenden Einblick in die Genialität unserer Vorfahren, deren Fragen nach Wesen, Sinn und Möglichkeiten des menschlichen Daseins auch noch weitgehend unser heutiges Sinnen und Trachten bestimmen. Wohlgemerkt, wir greifen hier zurück auf jene weni-

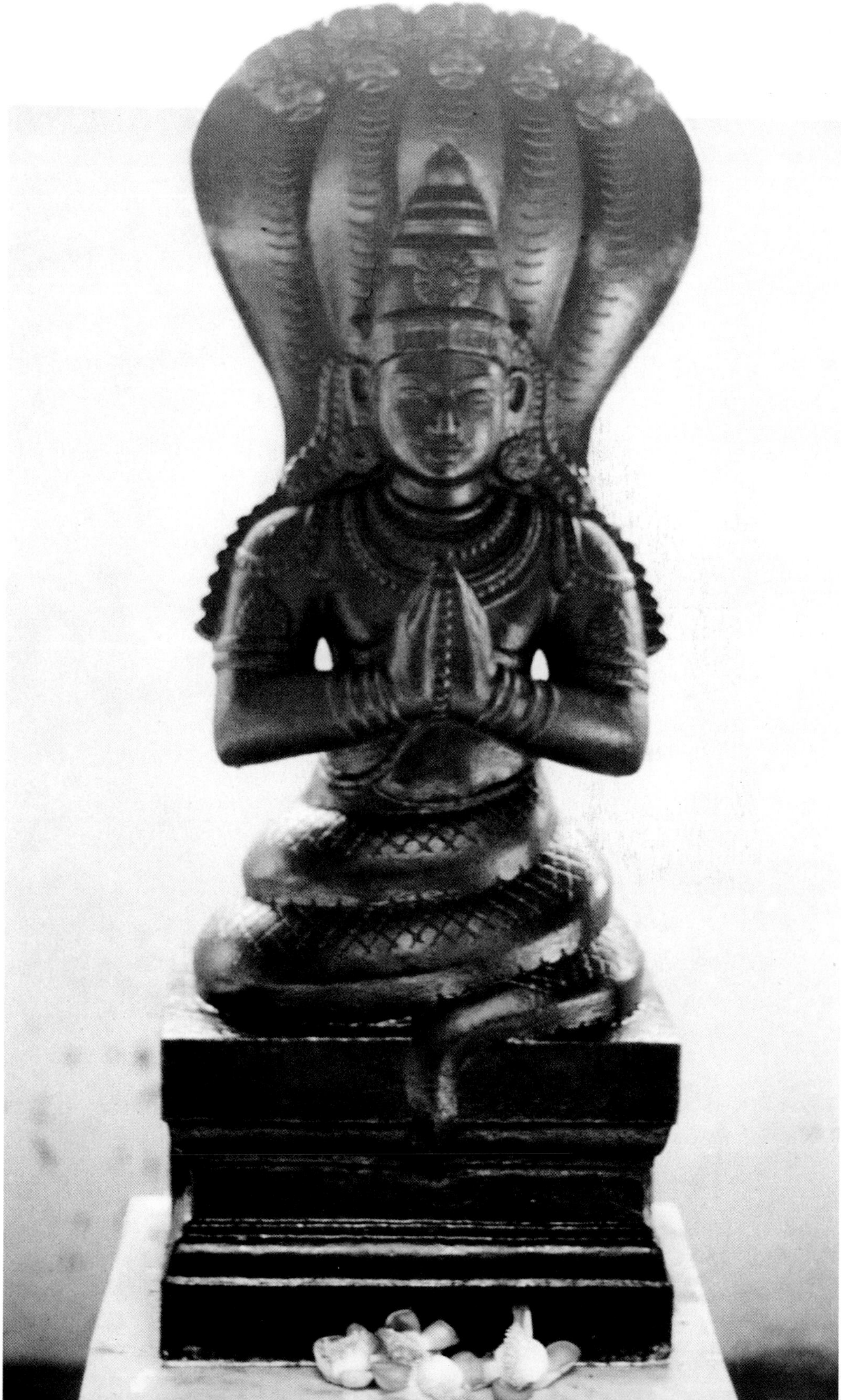

Photograph by Pierre Courtejoie

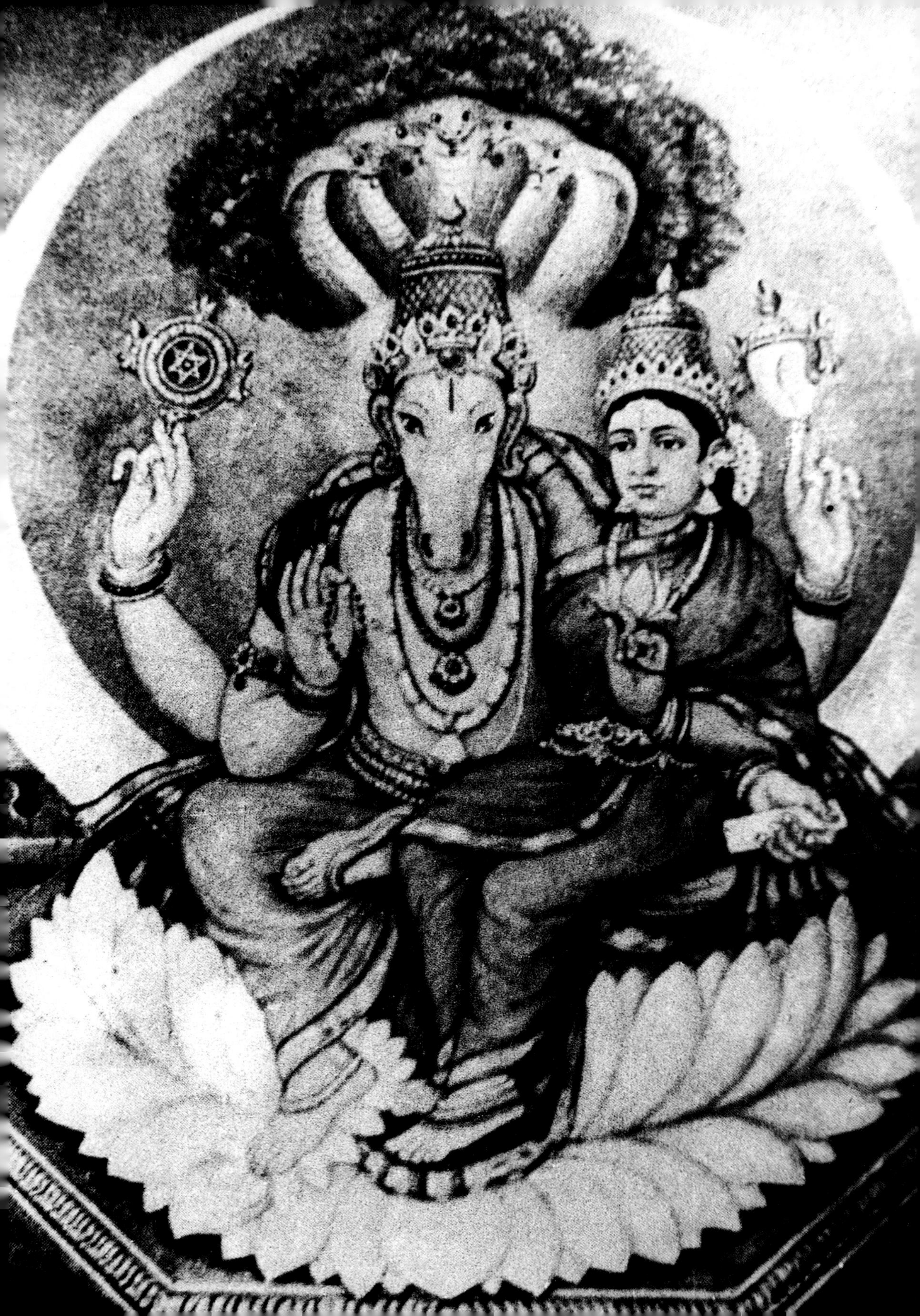

VORANGEGANGENE SEITE:
Patanjali-Skulptur im Krishnamacharya Yoga Mandiram

LINKS:
Gott Hayagriva (die pferdenackige Inkarnation Vishnus, Gott des Wissens), die Gottheit des Parakala Math, Mysore

RECHTS OBEN:
Der Maharadscha von Kholapur, ein Schüler Krishnamacharyas, beim Ausführen der Yoga-Haltung bharadvajasana, *1940*

RECHTS UNTEN:
Krishnaraja Wodeyar, Maharadscha von Mysore, ein Förderer und Schüler von Krishnamacharya

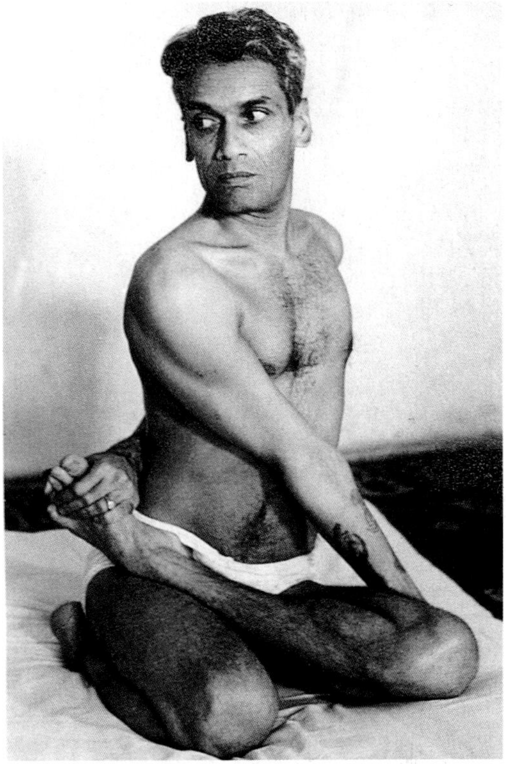

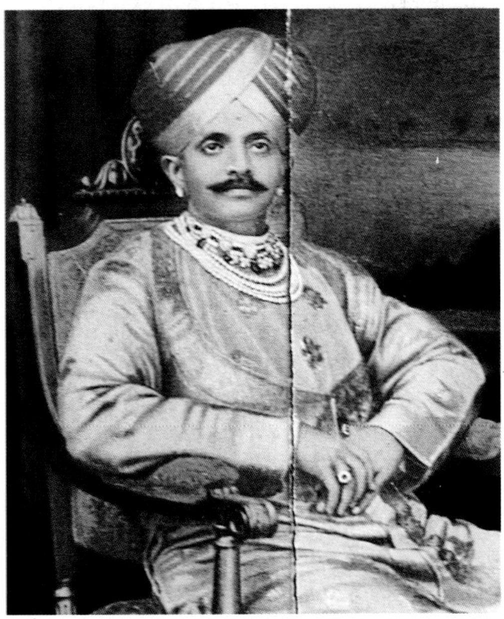

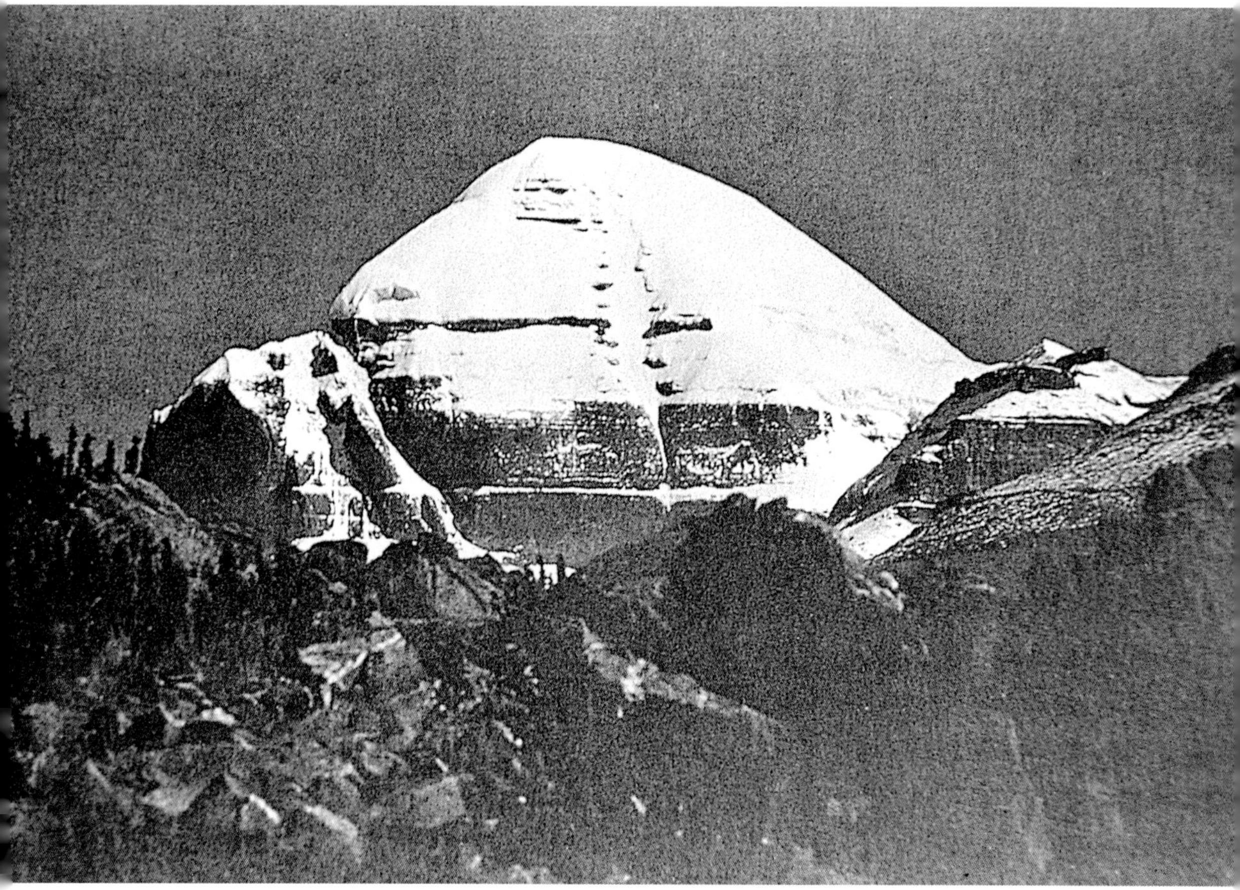

OBEN:

Der Berg Kailash, Tibet

RECHTS:

Hochzeitsfoto Krishnamacharyas und Shrimati Namagiriammas, Bangalore, 1925

FOLGENDE ZWEI SEITEN:

Krishnamacharya mit seinen Schülern in der Yogashala im Jaganmohan-Palast, Mysore, 1934

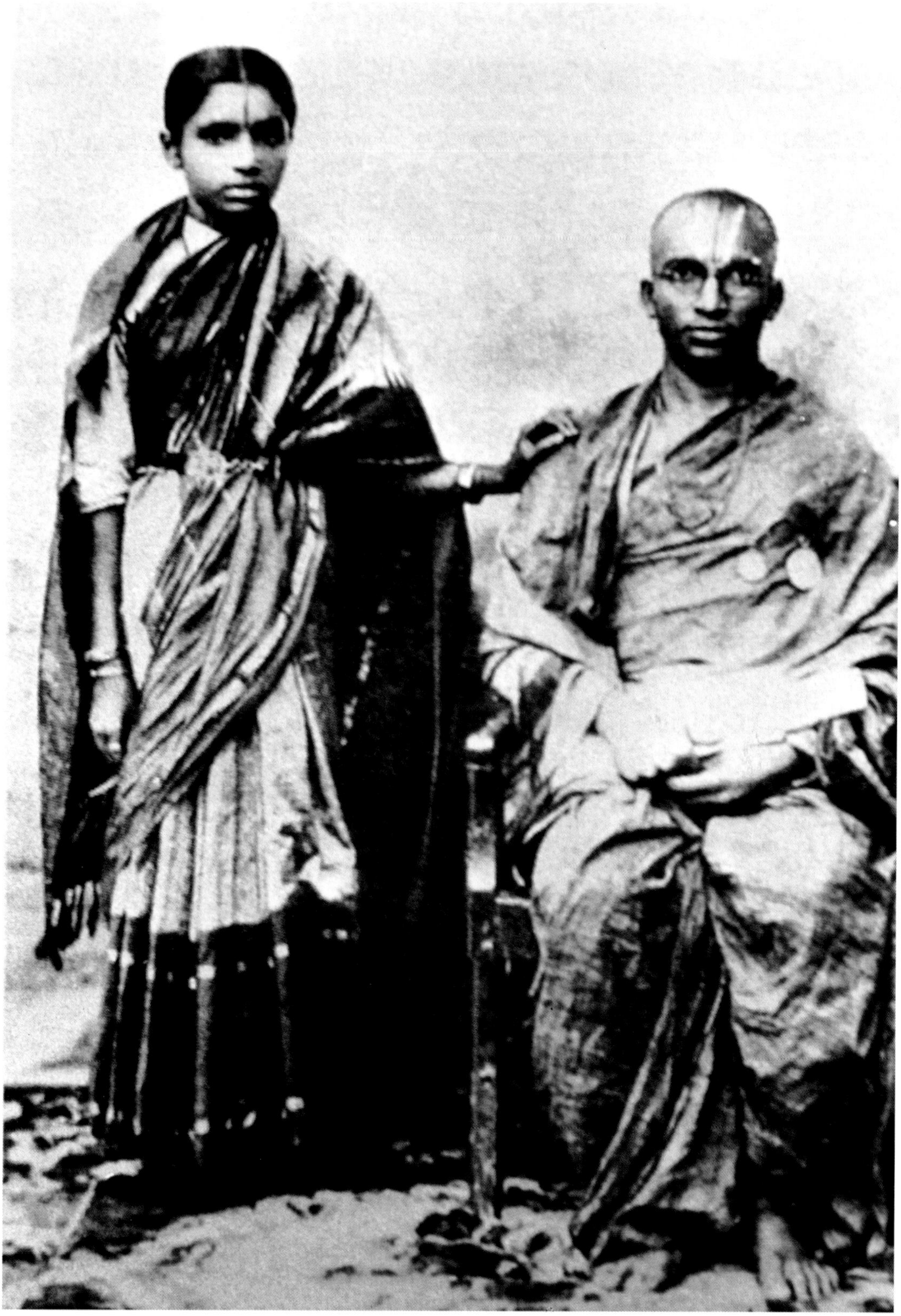

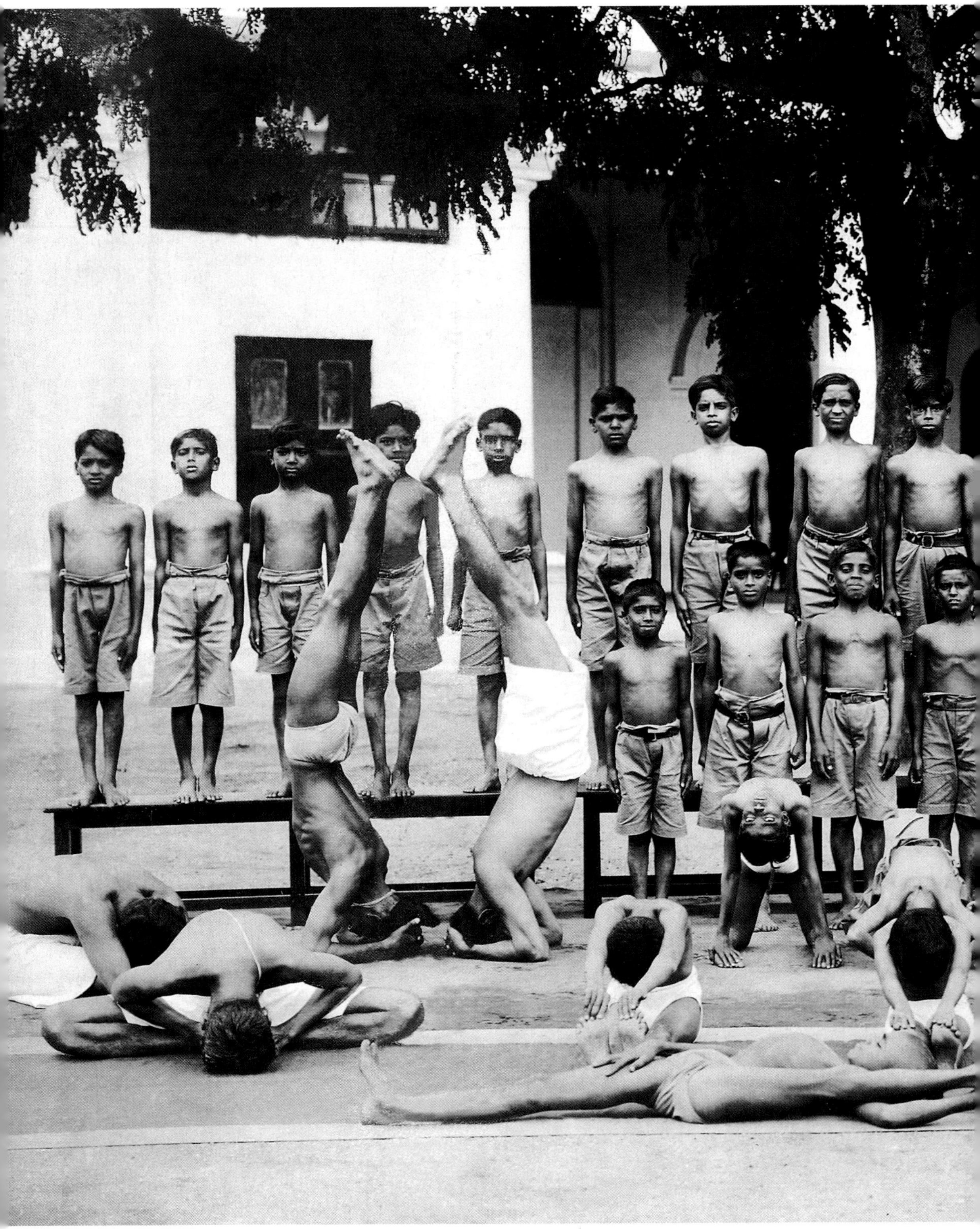

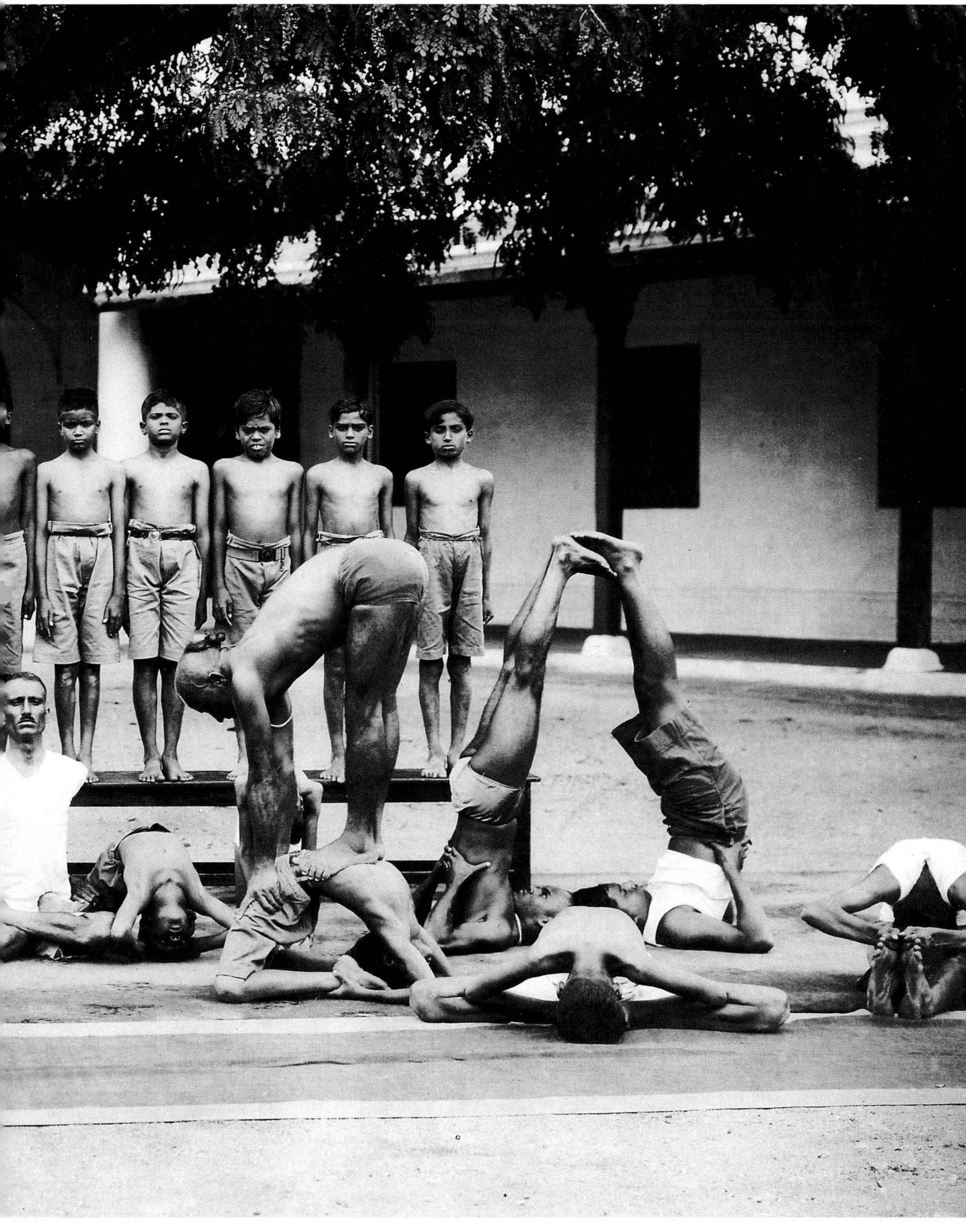

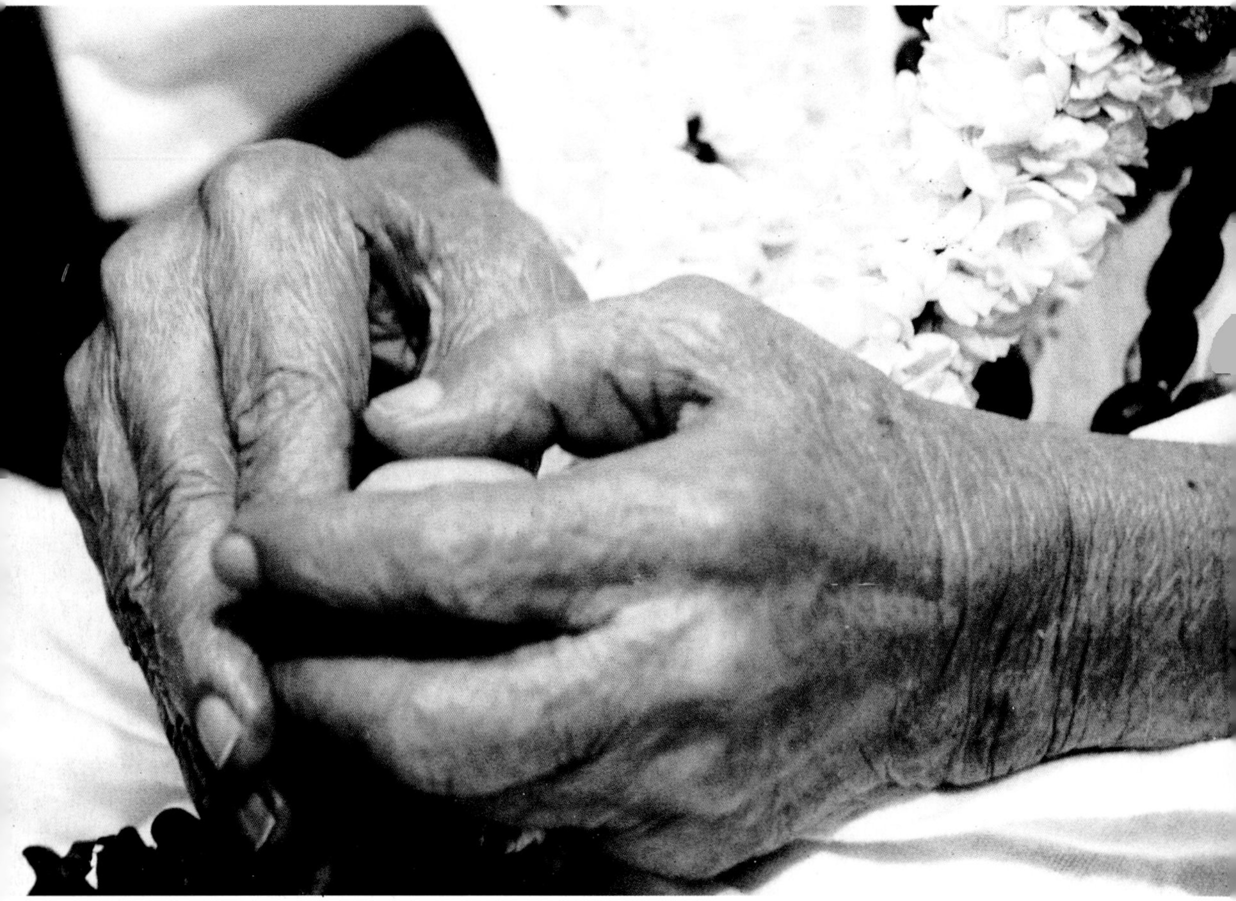

Die heilenden Hände Krishnamacharyas,
1988

gen epochalen Jahrhunderte, die einen Pythagoras, Platon und Aristoteles sowie einen Buddha, Lao-tse und Konfuzius hervorgebracht haben; eine Epoche, in der die rätselhaften Kulturleistungen der Mayas und die poetische Weisheit eines Salomons entstanden. Unsere spirituelle und geistige Verwandtschaft mit unseren antiken Vorfahren besteht zweifellos noch unmittelbar fort.

Dieser Reihe genialer Leistungen fügt Patanjali – schon im ersten Kapitel seines großen Werks – praktische Lösungen auf Fragen nach der menschlichen Existenz und dem Charakter menschlicher Vervollkommnung hinzu. Er beginnt, indem er zunächst einmal einige der am schwersten zu fassenden Begriffe wie Geist, Glaube, Gott und den Vervollkommnungsprozess selbst definiert.

Was ist der Geist? Gleich zu Anfang charakterisiert Patanjali den Geist als Aktivitäten, die ihn gleichsam ausmachen. All unsere geistigen Wahrnehmungen erfolgen ausschließlich über fünf mögliche Aktivitäten, die uns entweder nutzen oder Probleme verursachen. Patanjali bezeichnet sie als richtiges Verstehen, Missverstehen, Vorstellung, Tiefschlaf und Erinnerung, und er erläutert sie wie folgt:

Verstehen beruht auf direkter Beobachtung des Objekts, auf Schlussfolgerung oder auf der Heranziehung zuverlässiger Quellen. Der Geist kann ein Objekt unmittelbar durch die Sinne erfassen. Ist uns das Objekt nicht unmittelbar zugänglich, können uns andere Fähigkeiten wie Logik oder Erinnern helfen das Objekt mittels Schlussfolgerung zu verstehen. Es kann auch Situationen geben, in denen sich unser Verstehen auf eine bestimmte Autorität stützt, sei es eine religiöse Schrift, eine wissenschaftliche Abhandlung oder auch eine vertrauenswürdige Person.

Missverstehen liegt vor, wenn wir meinen, etwas richtig verstanden zu haben, bis sich, unter günstigeren Bedingungen, der wahre Charakter des Objekts offenbart. Patanjali sieht hierin die häufigste Aktivität unseres Geistes. Sie kann viele Ursachen haben, wie falsche Beobachtung oder Fehldeutung des Wahrgenommenen. Oft können uns auch frühere Erfahrungen und Konditionierungen daran hindern, das Gesehene in vollem Umfang zu verstehen. Unter Umständen erkennen wir unseren Irrtum später, manchmal auch nicht. Ein wesentliches Ziel von Yoga-Praxis besteht darin, die Ursachen für solches Missverstehen zu erkennen und zu verringern.

Vorstellung bedeutet, wir verstehen ein Objekt allein aufgrund von Worten und anderen Ausdrucksmitteln, wobei das Objekt selbst nicht vorhanden ist. Dies geschieht, wenn keine unmittelbare Wahrnehmung stattfindet. Bedeutungen, Untertöne oder Wirkungen beschreibender Worte können unsere Vorstellung zum richtigen Verstehen hinführen – um so mehr, wenn sie eine dichterische Form haben oder große Überzeugungskraft besitzen. Vorstellungen können auch aus Träumen, Gefühlen und Stimmungen entstehen oder von ihnen geprägt werden. Ebenso sind als Erinnerung gespeicherte, frühere Erfahrungen an dieser Aktivität unseres Geistes beteiligt.

Tiefschlaf, ein regelmäßig wiederkehrender Zustand bei allen Lebewesen, stellt sich ein, wenn der Geist von Schwere überwältigt wird und keine anderen Aktivitäten mehr vorhanden sind. Es gibt eine notwendige Zeit dafür. Tiefschlaf und sein Schweregefühl können allerdings auch von Langeweile oder Erschöpfung herrühren.

Erinnerung ist das Bewahren einer bewussten Erfahrung im Geist. Alle bewussten Erfahrungen hinterlassen in einer Person ihre Eindrücke und werden als Erinnerung gespeichert. Allerdings lässt sich nur schwer unterscheiden, ob eine Erinnerung richtig, falsch, unvollständig oder gar Einbildung ist. Glaubt jemand an die Wiedergeburt, lässt sich von seinem Standpunkt aus nicht einmal sagen, ob es sich um eine bewusste Erfahrung oder eine Erinnerung aus diesem oder einem früheren Leben handelt!

Alle diese Aktivitäten gelten für Patanjali als Beweis für die Existenz des Geistes. Sie sind äußerst komplex und hängen miteinander zusammen. Vielleicht mit Ausnahme des Schlafs lassen sich die jeweiligen Aktivitäten des Geistes eher als Handlungsmatrix oder -gattung betrachten und nicht als gesonderte Einheit mit bestimmten, ureigenen Merkmalen. Jede der Aktivitäten kann sich, je nach Zeit und Umständen, als zu unserem Nutzen oder Schaden erweisen, wobei die Wirkung sofort oder später eintritt.

Nachdem er die Grundzüge unseres Geistes umrissen hat, gibt uns Patanjali erste knappe Hinweise, wie der Zustand des Yoga zu erreichen sei, nämlich durch Praxis und Nichtverhaftetsein.

Mit Praxis ist im Grunde der Vorgang des korrekten Übens gemeint, der über einen langen Zeitraum und ohne Unterbrechung aufrechterhalten werden muss und eine allmählich fortschreitende Entwicklung mit sich bringt. Damit der Schüler tatsächlich vorankommt, ist es aber ebenso wichtig, dass er mit Freude, Wachheit und Zuversicht übt. Hier gibt uns Patanjali wieder einen tiefen Einblick in die menschliche Natur, die über alle Zeiten gleichgeblieben ist. Ihm ist bewusst, dass uns der Druck des Alltags und die enorme Trägheit des Geistes von unserem Ziel abbringen können. Er weist uns aber darauf hin, dass wir uns auf einen großzügigen Wesenszug des Yoga verlassen können: Es liegt geradezu in der Natur einer korrekten Praxis, dass die Motivation für Yoga angefacht wird. Das heißt, Ablenkungen und Widerstände werden wirkungslos, und wir gewinnen immer wieder neue Energie und neuen Eifer, um weiterzumachen. Mit seinem stets praktischen Sinn warnt Patanjali nun aber davor, dass wir uns von unseren neu erworbenen Fähigkeiten und unserer neuen Klarheit vereinnahmen lassen, was uns dazu verleiten würde, an ihnen festzuhalten und dadurch unsere Entwicklung zu behindern. Wie wir noch sehen werden, durchzieht die Aufforderung nach ständiger Wachsamkeit und Selbstreflexion praktisch Patanjalis gesamte Lehre.

Trotz der riesigen Zahl von Menschen, mit der wir die Welt teilen – Millionen zu seiner Zeit, Milliarden heute –, gibt es nach Patanjalis Beobachtung nur einige wenige, die offenbar im Zustand des Yoga geboren werden. Sie müssen weder praktizieren noch sich disziplinieren. Es hat keinen Sinn, sie zu kopieren und sie sich zum Vorbild zu nehmen. Mit warnender Stimme, wie sie von alters her und bis zu den heutigen Skandalgeschichten über »gefallene Gurus« immer wieder vernommen wird, bemerkt Patanjali, dass einige der geborenen Yogis profanen Einflüssen nachgeben und dadurch ihre überragenden Fähigkeiten einbüßen.

Doch was ist mit uns Übrigen? Haben wir tatsächlich eine Chance, diesen vollkommenen Zustand des Yoga zu erreichen? Patanjalis Antwort hierauf enthält zwei weitere grundlegende Definitionen:

> *Es ist Vertrauen, das uns die*
> *notwendige Kraft gibt, die eingeschlagene*
> *Richtung gegen alle Widrigkeiten mit Erfolg*
> *weiterzugehen. Das Erreichen des Yoga-Ziels*
> *ist eine Frage der Zeit.*

Was heißt Vertrauen? Vertrauen ist, so erfahren wir, die unerschütterliche Überzeugung, dass wir das Ziel erreichen können. Allerdings dürfen wir uns weder von Selbstzufriedenheit über unsere Erfolge einlullen noch von Fehlschlägen entmutigen lassen; vielmehr kommt es darauf an, trotz aller Ablenkungen unbeirrt dabeizubleiben.

Je stärker unser Vertrauen und je größer unser Bemühen ist, desto näher kommen wir dem Ziel. Allerdings weist Patanjali auch darauf hin, dass das Vertrauen von Person zu Person unterschiedlich stark sein kann, ja, dass es selbst bei ein und derselben Person zu unterschiedlichen Zeiten stark variiert. Ein inhärenter oder erworbener Glaube an Gott kann dabei die allergrößte Hilfe sein, denn »regelmäßige Gebete zu Gott, dargebracht in Demut vor seiner Herrschaft, sind sicherlich hilfreich, um den Zustand des Yoga zu erreichen«.

Und was ist Gott?

> *... das Höchste Wesen, dessen Handlungen*
> *niemals auf Missverstehen gründen ...*
> *Er weiß alles, was es zu wissen gibt.*

Gott ist Verstehen jenseits menschlicher Vorstellungkraft und Vergleichbarkeit.

Gott ist ewig … der höchste Lehrer [Ishvara]
… Quelle des Beistands aller Lehrer:
in Vergangenheit, Gegenwart und Zukunft.

Wesen und Eigenschaften Gottes sind von Kultur zu Kultur und von Religion zu Religion verschieden. Patanjali betont, dass es nicht unsere Unterschiedlichkeiten sind, auf die es ankommt, sondern unsere Hochachtung für Gott und unser Bekenntnis zu ihm, ohne dass wir dabei in innere Konflikte geraten. Diese Beziehung zu Gott lässt sich auf verschiedene Arten herstellen: durch Rezitieren seiner Namen, durch Gebete oder durch Kontemplation – immer vorausgesetzt, es handelt sich um kein mechanisches Wiederholen, sondern um aufrichtige Akte bewussten Gedenkens, Reflektierens und Respekts. Solche Glaubensbezeugungen werden die Schüler in die Lage versetzen, ihren Yoga-Weg unbeeinträchtigt von störenden Hindernissen weiterzugehen.

Patanjali nennt neun solche Hindernisse, die – einzeln oder zusammen – Menschen aller Weltgegenden und Epochen vertraut waren und sind: Krankheit, geistige Trägheit, Zweifel, mangelnde Voraussicht, Erschöpfung, Maßlosigkeit, Selbsttäuschung über den eigenen Geisteszustand, mangelnde Ausdauer und Rückentwicklung.

Diese Hindernisse können uns vom eingeschlagenen Weg abbringen. Nach Patanjali merken wir ihr Auftauchen an bestimmten Symptomen, wie innerem Unbehagen, negativen Gedanken, der Unfähigkeit, uns in bestimmten Körperhaltungen wohlzufühlen, oder der Schwierigkeit, den Atem zu regulieren. Patanjali nennt auch eine Reihe von Lösungsmöglichkeiten für unsere Probleme. Dazu gehören:

- Entwicklung einer positiveren Haltung gegenüber anderen;
- korrekt ausgeführte Atemtechniken;

– regelmäßige und tief gehende Beschäftigung mit der Rolle, die unsere Sinne spielen;
– Erforschung der Geheimnisse des Lebens;
– Einholen des Rats einer Person, die ähnliche Probleme gemeistert hat;
– Auseinandersetzung mit unseren Träumen, unserem Schlaf.

Kurzum, Patanjali schlägt vor, dass wir, um unseren Geist zu beruhigen, unser Interesse und unsere Geisteskräfte auf Dinge richten, die uns bereichern. Selbst die einfachsten Erkenntnisobjekte, wie der erste Schrei eines Kindes, können uns dabei weiterbringen. Oder wir können unser Thema in den allerhöchsten Sphären suchen, etwa indem wir uns mit einer mathematischen Hypothese beschäftigen. All diese Bemühungen dienen dennoch lediglich der Beruhigung unseres Geistes und sollten uns nicht unser Hauptziel aus den Augen verlieren lassen: unseren Geist aus einem Zustand der Zerstreuung in einen Zustand der Ausrichtung zu bringen. Dies zu erreichen – das eigentliche Ziel von Yoga – hat unvorstellbare Auswirkungen. Mit Hinweisen auf derart verheißungsvolle Möglichkeiten von Yoga beschließt Patanjali sein erstes Kapitel.

Wer Yoga beherrscht, für den gibt es nichts mehr, was jenseits seines Verständnisvermögens liegt. »Der Geist ist fähig, dem Einfachen und dem Komplexen zu folgen und es zu verstehen, er begreift das unermesslich Große ebenso wie das unendlich Kleine, das Offensichtliche wie das Verborgene.« Dies ist möglich, weil der Geist vollkommen frei ist, um sich vollständig in das Erkenntnisobjekt zu versenken; er ist wie ein »makelloser Diamant, durch den man nur die Eigenschaften des Objekts und nichts anderes sieht.«

Yoga ist ein allmähliches Fortschreiten hin zu einer klaren, unbegrenzten Wahrnehmung. Tatsächlich gibt es nichts, was sich dem Verstehen durch den Geist entzieht, ausgenommen »die Quelle unserer Wahrnehmung selbst, die sich in unserem Innern befindet«. Im Zustand des Yoga »beginnt ein Mensch sich selbst wirklich kennen zu lernen«. Was er erkennt und anderen vermittelt, ist frei von Irrtum. »Seine Erkenntnisse beruhen nicht mehr auf Erinnerung oder Schlussfolgerung. Sie sind spontan und, was Rang und Intensität anbelangt, jenseits des Normalen.« Schließlich und endlich erreicht »der Geist einen Zustand, in dem er keinerlei Eindrücke mehr aufweist. Er ist offen, klar, völlig transparent.«

Dies ist der höchste Zustand des Yoga, der sich nicht mehr beschreiben lässt und nur von jenen verstanden wird, die ihn erreicht haben.

Das zweite Kapitel von Patanjalis *Yoga Sutras* heißt *Sadhana* und handelt von den »Mitteln, durch die wir das zuvor Unerreichbare erreichen«. Nach Krishnamacharya richtete sich dieses Kapitel an Patanjalis Schüler Baddhanjali. Der Weg dieses Schülers wurde durch innere Unreinheiten behindert, und die *sutra* sollten ihm helfen, seine inneren Blockaden zu verstehen und die ersten unmittelbaren Maßnahmen zu ihrer Beseitigung zu ergreifen. Die Yoga-Praxis soll dabei sowohl physische als auch geistige Unreinheiten verringern. Sie sollte unsere Fähigkeit zur Selbstprüfung entwickeln und uns zu der Einsicht bringen, dass bei unserem Tun letzten Endes nicht alles in unserer Hand liegt.

Patanjali vermittelt uns in diesem Kapitel ein tieferes Verständnis dafür, was bei unserer Geistesaktivität des Missverstehens und der damit verbundenen Fehlgeleitetheit unseres Handelns geschieht, die zusammen den Ursprung all unserer Probleme bilden. In einem allumfassenden Sinne wird Missverstehen mit dem Sanskrit-Begriff *avidya* bezeichnet, wörtlich »alles Wissen, das nicht richtiges Wissen ist«.

Avidya ist das fehlerhafte Funktionieren unseres Verständnisvermögens. Wir glauben, etwas richtig verstanden zu haben, und handeln entsprechend, bis wir feststellen, dass wir auf dem Holzweg sind. Oder wir haben tatsächlich etwas richtig erkannt, glauben aber, es sei falsch – und handeln auf die falsche Weise oder zur falschen Zeit.

Avidya kann auf vier verschiedene Arten zum Ausdruck kommen.

Erstens entstehen solche Fehleinschätzungen, weil wir alles auf »ich« und »mich« beziehen, was uns ständig zu der Annahme verleitet: »Ich bin der Größte«, »ich bin die Wichtigste«, »ich weiß, dass ich recht habe«. Diese Art von Missverstehen resultiert in der Hauptsache aus unserer Unfähigkeit zu erkennen, dass sich unsere inneren Einstellungen und geistigen Aktivitäten ändern – je nach Stimmung, Gewohnheit und Umgebung. Wir dagegen halten sie für eine konstante, unveränderliche Quelle der Wahrnehmung.

Zweitens drückt sich *avidya* in einem übertriebenen Verhaftetsein oder Verlangen aus. Wird ein Verlangen durch den Erwerb eines Gegenstands befriedigt, beglückt uns dies einen Augenblick lang. Aufgrund dieser Erfahrung kann das Besitzenwollen von Gegenständen zu einer alles bestimmenden Zwanghaftigkeit in unserem Leben werden, die uns schließlich in schreckliches Unglück stürzt und die wichtigeren Dinge im Leben verpassen lässt.

Der dritte Aspekt von *avidya* zeigt sich in unbegründeten Abneigungen. Diese ergeben sich normalerweise aus früheren schmerzlichen Erfahrungen, die mit bestimmten Dingen oder Situationen im Zusammenhang stehen. Die Abneigung besteht fort, obwohl sich die Umstände, die zu der unangenehmen Erfahrung führten, verändert haben oder sie sogar ganz verschwunden sind.

Der letzte, unvermeidbare Ausdruck von *avidya* ist Furcht vor dem, was kommen wird. Jeder Mensch wird von ihr ergriffen, vom Weisesten bis zum Törichtesten, und sie kann einen Menschen bis zur Schwelle des Todes begleiten. Patanjali hält die Furcht für jenes Hindernis, das am schwierigsten zu überwinden ist.

Nachdem Patanjali die Hindernisse, die einer klarer Wahrnehmung entgegenstehen, beschrieben hat, hält er uns ein weiteres Warnsignal entgegen: *Gerade dann, wenn die Hindernisse nicht gegenwärtig zu sein scheinen, ist es am wichtigsten, auf der Hut zu sein.* Nichts ist gefährlicher, als einen zeitweiligen Zustand der Klarheit irrtümlich für einen permanenten zu halten. Wir müssen uns immer bewusst sein, dass sich in unserem Geist Perioden der Klarheit und der Verwirrung abwechseln. Dabei kann es beunruhigender sein, wenn der Zustand der Klarheit plötzlich weg ist, als wenn wir ihn nie erlebt hätten. Tauchen erneut Hindernisse auf, sollten wir zum Mittel der Reflexion greifen, um ihre Wirkungen zu verringern und zu verhindern, dass sie die Oberhand gewinnen.

Das Problematische an *avidya* ist sein Einfluss auf unser Handeln und seine Folgen. Im Zusammenhang mit solchen, auf Missverstehen beruhenden Handlungen benutzt Patanjali wiederum einen allumfassenden Begriff: *dukha.*

Dukha bezeichnet einen gestörten Zustand unseres Geistes, der aus unangemessenen Handlungen und ihren Folgen resultiert. Ein solcher Zustand wird gemeinhin als Krankheit, Sorge, Leid, Angst definiert. Nach Ansicht meines Vaters lässt sich dieser Zustand am besten als ein Gefühl der Enge beschreiben – ein klaustrophobisches Eingeschlossensein, das uns daran hindert, Glück zu empfinden und in Freiheit zu handeln. Dieses Gefühl kann sich physisch bemerkbar machen als zugeschnürte Kehle, Engegefühl in der Brust, Atembeschwerden oder andere bekannte Symptome. Es kann uns auch seelisch belasten – zum Beispiel als Frustration oder ohnmächtige Wut. So wie wir damit rechnen müssen, dass Perioden der Klarheit durch solche der Verwirrtheit abgelöst werden, so gibt es auch Zeiten, in denen wir dieses Gefühl der Enge erleben. Kein fühlendes Wesen kann sich diesem Gefühl entziehen: *dukha* plagt Götter, Engel und Menschen gleichermaßen. Ein Großteil der Lehren aller großen Religionen ist dazu ersonnen worden, *dukha* zu reduzieren. Und eben weil *dukha* zwischen Göttern und Menschen so demokratisch verteilt ist, brauchen wir uns dieser Erfahrung wegen keine Vorwürfe zu machen. Ja, gerade weil *avidya* und *dukha* einen Teufelskreis bilden, kann uns *dukha* sogar helfen, tiefer liegende Störungen in unserer Wahrnehmung, unserem Verstehen zu beseitigen.

Nehmen wir beispielsweise den leitenden Angestellten, dem es bei einer Geschäftsbesprechung nicht gelingt, sich mit seiner Meinung durchzusetzen, und der sich deshalb als missverstanden und gescheitert betrachtet, so als hätte er etwas verloren. Oder nehmen wir unsere Enttäuschung, wenn wir etwas nicht bekommen, was wir unbedingt haben wollten – ein neues Auto, einen leistungsfähigeren Computer, jemandens Zuneigung. Wir erleben, wie *avidya* in Form von unbegründeter Abneigung zu Befangenheit, unnötigem Konflikt und Spaltung führt, die sich zum Beispiel als Rassismus oder Bigotterie ausdrücken kann. Natürlich steht *avidya* auch hinter dem ständigen Gefühl der Unsicherheit und Angst, das unser modernes Leben mit seinen Sorgen um Geld, Arbeit, Status und Beziehungen kennzeichnet.

Kurioserweise können *avidya* und *dukha* sogar unsere edelsten Absichten durchkreuzen. Wir machen uns auf den Weg der Selbsterforschung durch Yoga, doch weil wir nicht so schnell vorankommen, wie erwartet, werden wir frustriert. Somit schaffen wir uns durch eben jene Bemühungen, durch die wir uns von *dukha* befreien wollten, mehr *dukha.*

Wie nun gehen wir mit diesem Problem um, und wie schaffen wir es, diesen Teufelskreis zu durchbrechen? Patanjalis Antwort besteht aus einer wahrhaft außergewöhnlichen, bahnbrechenden Einsicht: Wir wissen, dass unser Geist aus Aktivitäten besteht, denen die Sinne Material und Erfahrungen liefern. *Avidya* legt sich wie ein trüber Film über unseren Geist, so wie *dukha* unser Handeln in eine Zwangsjacke presst. In unserem Innern aber, so bedeutet uns Patanjali, gibt es etwas Tieferes, Reineres, Ewiges, das er den Wahrnehmenden, den Seher nennt: Der Sanskrit-Begriff hierfür lautet *purusha.*

Purusha ist eine Instanz, die jeder in sich trägt. Er ist völlig verschieden von dem, was wahrgenommen wird, wozu nicht nur äußere, uns durch die Sinne zugängliche Objekte gehören, sondern auch die Sinne selbst. Zu dem von *purusha* Wahrgenommenen gehören auch der Körper und der Geist. Alles Wahrnehmbare unterliegt der Veränderung – nicht so *purusha. Purusha* ist unsere Verbindung zum höchsten, ewigen, alles verstehenden Sein, zu *Ishvara* – zu Gott als dem großen Lehrer.

Befreiung aus dem Teufelskreis von *avidya* und *dukha* erlangen wir also, indem wir zwischen dem ewigen Seher und den sich stets verändernden, häufig missverstandenen Objekten der Wahrnehmung unterscheiden. Wie aber gelingt uns diese Unterscheidung?

Der Geist und alles Wahrnehmbare besitzen nach Patanjali drei gleiche Qualitäten: Schwere, Aktivität und Klarheit. Auch diese Eigenschaften haben Götter und Menschen miteinander gemein, und wir erkennen sie unschwer an uns selbst: Schwere – wir fühlen die Mattigkeit im Geist, die Schwerfälligkeit der Gedanken, die wir in ihrer extremen Ausprägung als Depression bezeichnen. Aktivität – Momente, in denen der Geist einfach keine Ruhe findet, Gedanken wirr durcheinandergehen und wir uns als »hektisch« erleben. Und schließlich Klarheit – Zeiten, in denen Wahrnehmung, Verstand und Handeln offensichtlich äußerst präzise und effizient funktionieren, ohne dass wir Kräfte vergeuden oder die Gefahr unangenehmer Folgen gegeben ist.

Das Sanskrit benutzt für diese drei genannten Qualitäten den Sammelbegriff *guna*, und im Einzelnen spricht man von *tamas:* die Schwere oder Lethargie, die uns hindert, das zu tun, was getan werden muss; *rajas:* die Aktivität, die beispielsweise bewirkt, dass uns der Kopf brummt und wir nicht einschlafen können, obwohl wir müde sind; und *sattva:* die vollkommene geistige Klarheit, in der kein *dukha* entstehen kann. Die jeweiligen Auswirkungen dieser Qualitäten auf uns variieren in Stärke und Ausmaß, und sie beeinflussen sich auch gegenseitig. So wird zum Beispiel der Zustand unseres Geistes davon beeinflusst, was wir essen; unser Geisteszustand wiederum beeinflusst unser Verhalten in Bezug auf unseren Körper und unsere Umgebung.

Der *purusha* dagegen unterliegt keiner dieser Veränderungen. Doch die Wahrnehmung des *purusha* geschieht immer durch den Geist. Daher wird der tief in unserem Innern wohnende Seher auch als »Bewohner der Stadt« bezeichnet. Wie ist nun diese »Stadt« beschaffen? Sie besteht aus dem Körper, dem Geist, den Sinnen, unserer Kultur, unseren Sitten und Gebräuchen, ja selbst aus *avidya* – kurzum, die »Stadt« besteht aus allem, was uns ausmacht, aus dem, wie wir uns selbst deuten. Doch Yoga lehrt uns, dass wir in Wahrheit weit mehr als das sind.

Die Aufgabe heißt: Entwicklung eines zuverlässigen Unterscheidungsvermögens, um zwischen dem Seher und allem Gesehenen zu unterscheiden. Das Versprechen lautet: Dies ist der Weg zu vollkommener Klarheit und Freiheit. Auf welche Weise gelingt uns dies? Durch Praxis und Beherrschung der acht Glieder des Yoga, die Patanjali folgendermaßen beschreibt:

1. *Yama* – unser Verhalten gegenüber unserer Umgebung;
2. *Niyama* – unser Verhalten uns selbst gegenüber;
3. *Asana* – die Praktik der Körperübungen;
4. *Pranayama* – die Praktik der Atemübungen;
5. *Pratyahara* – die Beherrschung unserer Sinne;
6. *Dharana* – die Fähigkeit, unseren Geist auszurichten;
7. *Dhyana* – die Fähigkeit, eine Wechselbeziehung zwischen uns und dem, was wir verstehen wollen, herzustellen;
8. *Samadhi* – völliges Einswerden mit dem Objekt, das wir verstehen wollen.

Erinnern wir uns, dass Patanjali mit diesem Kapitel einen Schüler unterweist, der von bestimmten Hindernissen blockiert ist. Patanjali lehrt ihn, was er tun muss, um diese Unreinheiten in seinem Körper, Geist und Verhalten zu beseitigen. Deshalb beschließt er dieses Kapitel mit einer kurzen Beschreibung der ersten fünf Glieder des Yoga – jene der acht Glieder, die sich am ehesten durchführen lassen, einschließlich deren günstige Auswirkungen.

Der Begriff *yama* umfasst folgende Fähigkeiten:
– Rücksichtsvolles Umgehen mit allen Geschöpfen, besonders jenen, die hilflos, in Not oder in einer schlechteren Situation sind als wir selbst.

Auf diese Weise regen wir zu freundlichem Umgang an und verringern Wut, Angst und sogar Gewalt unter unseren Mitmenschen.
- Richtige Kommunikation in Sprache, Schrift, Gestik und im Handeln. Dies ist die Fähigkeit, anderen mit Einfühlungsvermögen, Aufrichtigkeit und Umsicht zu begegnen. Wer einen solchen verfeinerten Seinszustand erreicht hat, dessen Handeln wird frei von Fehlern sein.
- Freisein von Habgier oder die Fähigkeit, dem Wunsch nach Dingen, die uns nicht gehören, zu widerstehen. Wer nicht begehrt, was anderen gehört, gewinnt ganz automatisch deren Vertrauen und fördert damit auch ihre Bereitschaft, freiwillig zu teilen.
- Mäßigung in all unseren Handlungen. Mäßigung kann uns nicht zuletzt zu höchster Vitalität verhelfen.
- Genügsamkeit oder die Fähigkeit, an Verdienst nur das zu akzeptieren, was einem zusteht. Genügsamkeit bedeutet Sicherheit. Es bleibt Zeit, tief nachzudenken und ein vollständiges Verständnis des eigenen Selbst zu entwickeln.

Patanjali räumt ein, dass wir mit der Entwicklung all dieser Verhaltensweisen nicht auf einmal beginnen können. Innere Blockaden lassen sich nur allmählich abbauen, und zwar in dem Maße, in dem wir die Gründe für unsere behindernden Sichtweisen erkennen. Dem uns fast allen eigene Impuls, gelegentlich mit Barschheit zu reagieren oder eine schroffe Reaktion zu provozieren oder gutzuheißen, können wir beispielsweise dadurch begegnen, dass wir über die schädlichen Folgen solcher Reaktionen nachdenken. Am deutlichsten wird dies in Fällen, in denen wir uns bewusst werden, dass unsere Feindseligkeit gegen andere als Gewalt gegen uns zurückkommen kann.

Niyama umfasst:
- Reinlichkeit im Hinblick auf unseren Körper und unsere Umgebung. Gemeint ist mehr als Hygiene und Ordnung: *Niyama* zeigt uns, was

unserer ständigen Pflege bedarf und was für immer rein ist. Was vergeht, ist das Äußerliche; was bleibt, ist tief in unserem Innern. So werden wir frei, uns über den tieferen Sinn unseres eigenen Selbst klar zu werden, einschließlich des *purusha.*

- Zufriedenheit oder die Fähigkeit, mit dem vorlieb zu nehmen, was wir haben. Das Glück, das uns aus dem Erwerb von Besitztümern erwächst, ist immer vorübergehend. Zufriedenheit ist, einfach ausgedrückt, der Schlüssel zu vollkommenem Glück.
- Beseitigung von Unreinheiten körperlicher und geistiger Art durch richtige Gewohnheiten, in Bezug auf Schlaf, Bewegung, Ernährung, Arbeit und Entspannung. All diese Dinge weisen auf einen sinnvollen und geregelten Tagesablauf hin.
- Selbsterforschung mit dem Ziel, unseren Fortschritt im Yoga zu überprüfen und einzuschätzen. Wenn wir es hierin zur Versiertheit bringen – ein Prozess, der bis zu den letzten Augenblicken unseres Lebens dauert –, bringt uns dies in Kontakt mit höheren Kräften, die uns die komplexesten Dinge begreifen lassen. Für unser Verstehen gibt es keine Grenzen mehr.
- Ehrfurcht vor einer höheren Intelligenz oder die Erkenntnis, dass unser Verstehen in Bezug auf Gott, den Allwissenden, begrenzt ist. Aus dieser Ehrfurcht erwächst das Vertrauen, unseren Geist auf die höchste Intelligenz, auf jedes beliebige Objekt, wie einfach oder komplex auch immer, ausrichten zu können.

Yama und *niyama* verhelfen einem Menschen zu größerer Klarheit in Bezug auf alle äußeren Dinge und lassen ihn immer tiefer zu seinem inneren Selbst vordringen. Bemühungen in diese Richtung sollten auch bei allen anderen Aspekten yogischer Praxis ständig präsent sein. *Yama* und *niyama* entwickeln sich in einem allmählichen Prozess.

Weit einfacher ist es, mit den nächsten beiden Elementen von Patanjalis achtgliedrigem Yoga-Weg zu beginnen: *asana* und *pranayama.* Die *sutra,*

die diesen beiden Elementen gewidmet sind, sind notwendigerweise kurz, weil *asana* und *pranayama* nur direkt von einem kompetenten Lehrer oder einer verantwortungsvollen Lehrerin erlernt werden können.
Es gibt die Vorstellung, dass im vollendet ausgeführten *asana* Patanjali verkörpert ist, und zwar in Form einer Schlange, die das Universum trägt und gleichzeitig ein bequemes Lager für den Gott Vishnu bildet.

Das *sutra* lautet:

> *Ein* asana *muss die beiden Qualitäten*
> *Wachheit und Entspanntheit vereinen.*

Dabei ist es unerheblich, ob es sich um ein einfaches *asana* wie den Schneidersitz handelt oder um eines, das fast unmögliche Verrenkungen erfordert. Auf jeden Fall sollte die Wachheit ohne Anspannung sein und die Entspanntheit nicht mit Mattigkeit oder Trägheit einhergehen. Man erreicht diese Qualitäten, indem man Körper- und Atemreaktionen in den verschiedenen Haltungen kennen lernt und immer im Auge behält. Wissen wir um diese Reaktionen, können wir sie immer besser kontrollieren lernen. Das hilft uns, mit äußeren Einflüssen auf den Körper wie Altersprozess, Klima, Nahrung und Arbeit besser umzugehen, ja sogar deren Auswirkungen zu verringern. Auf diese Weise können wir *avidya* auf der Ebene des Körpers reduzieren, denn der Körper ist ja ein Ausdruck des Geistes mit seiner Tendenz zum Missverstehen.

Durch das Üben von *asana* wird uns auch das Verhalten unseres Atems bewusst. Atemmuster sind etwas sehr Individuelles. Sie können sich aus dem Zustand unseres Geistes ergeben – ein Beispiel hierfür ist ein schneller, flacher Atem, der mit Angst einhergeht. Atemmuster verändern sich als Folge körperlicher Veränderungen, etwa wenn der Atem nach einem ausgiebigen Festessen langsam und schwerfällig wird. Die Kenntnis unserer Atemmuster, die wir in der *asana*-Praxis erlangen, bildet die Grundlage für die *pranayama*-Praxis, die folgendermaßen definiert wird:

> Pranayama *ist die bewusste, willkürliche Regulierung des Atems, die an die Stelle unbewusster Atemmuster tritt … Sie besteht aus der Regulierung der Ausatmung, der Regulierung der Einatmung und der Atemverhaltung. Die Regulierung dieser drei Atemvorgänge wird durch Modulation erreicht, das heißt durch Herstellung bestimmter Längenverhältnisse zwischen den drei Atemkomponenten und durch Beibehaltung dieser Modulation über einen gewissen Zeitraum sowie durch Ausrichtung des Geistes auf die erwähnten Vorgänge. Bei allen Atemkomponenten sollte der Atem lang und fein fließen.*

Es gibt viele Kombinationsmöglichkeiten und viele Techniken von *pranayama.* Auch hierfür bedarf es eines kompetenten Unterrichts. Entscheidend ist, dass im Zustand des Yoga eine völlig andere Atemerfahrung als die normale gemacht wird. »Hierbei«, so Patanjali, »übersteigt der Atem die Ebene des Bewusstseins.« Mehr lässt sich dazu in Worten nicht ausdrücken. Interessant ist vielleicht in diesem Zusammenhang, dass das englische Wort »spirit« (im Deutschen manchmal mit Geist, manchmal mit Seele übersetzt, Anm. d. Übers.) etymologisch mit dem lateinischen *spirare* »atmen« verwandt ist.

Die Wirkungen von *pranayama* sind deutlich. *Pranayama* beseitigt die Hindernisse für eine klare Wahrnehmung. Der Geist wird dabei für den Prozess der Ausrichtung auf ein gewähltes Ziel vorbereitet. An dieser Stelle kommt der fünfte Aspekt von Yoga ins Spiel.

Pratyahara (das fünfte Glied), die Beherrschung der Sinne, ist erreicht, wenn es unserem Geist gelingt, die gewählte Ausrichtung beizubehalten.

Die Sinne nehmen keinerlei Notiz mehr von den Dingen um uns herum und folgen nur noch der Ausrichtung des Geistes. Wir haben nun völlige Kontrolle über die Sinne, und sie können uns nicht mehr ablenken. Diesen Zustand erreichen wir allerdings nicht durch strenge Disziplin: Wenn wir etwas ganz bewusst ignorieren, führt dies lediglich zu inneren Konflikten. Nur durch das Wegräumen der Hindernisse können wir unsere Sinne beherrschen und zu einer richtigen Wahrnehmung gelangen.

Das dritte Kapitel der Yoga Sutras, mit dem Titel *Vibhutipadah,* das Kapitel über »besondere Fähigkeiten«, galt zu allen Zeiten als das herausforderndste und verlockendste. Es richtete sich an Patanjalis Schüler Mastakanjali, der die Techniken des Yoga so weit beherrschte, dass er Objekte und Konzepte in ihrer ganzen Tiefe zu ergründen vermochte. Auf dieser Stufe werden die höheren Fähigkeiten des Geistes erkennbar, und die Schüler können sich jener Kräfte bedienen, die, als *siddhis* bekannt, weit über das Normale hinausgehen.

Bisher hat uns Patanjali mit Praktiken bekannt gemacht, die den Geist von Ablenkungen befreien sollen. Sie sind Vorbereitung und Vorbedingung zugleich – alles Aktivitäten, die Vertrauen und ständiges Bemühen erfordern. Auch wenn uns manches in diesem Kapitel vertraut sein dürfte, bleibt *Vibhutipadah* im wesentlichen deskriptiv. Besondere Fähigkeiten entstehen als Folge unserer Praxis und lassen sich nicht willentlich herbeiführen. Allerdings bedarf es auch hier der nötigen Achtsamkeit, Disziplin und Stetigkeit. Jeder Mensch überschreitet die Schwelle zum Zustand des Yoga auf ganz eigene Weise.

Dabei steht der Schüler wie einst Faust vor der Versuchung, eine Art Pakt mit dem Teufel einzugehen. Wie Goethes legendärer Gelehrter sieht sich auch der Schüler des Yoga auf einmal unvorstellbaren Möglichkeiten gegenüber. Ohne äußerste Selbst-Bewusstheit und ohne Wachsamkeit kann er leicht zwar nicht seine Seele – die ist ewig –, aber seine Chance zur wahren Befreiung, zur transzendenten Freiheit verlieren.

Zunächst ist der von Patanjali beschriebene Prozess ein kontinuierliches, nicht immer reibungsloses Fortschreiten durch die letzten drei Glieder des Yoga, die ich im Folgenden abhandeln werde.

Dharana (das sechste Glied) ist die Fähigkeit, den Geist über einen gewissen Zeitraum auf ein einziges Objekt ausgerichtet zu lassen, obwohl noch andere Objekte verfügbar sind. Bei dem Objekt kann es sich um etwas sinnlich Wahrnehmbares oder um eine Vorstellung handeln, um etwas Einfaches oder Komplexes, etwas Greifbares oder Abstraktes, etwas Angenehmes oder Unangenehmes. Diese Fähigkeit zur Aufrechterhaltung der Ausrichtung ist nicht vorhanden, wenn unser Geist in Ablenkungen verstrickt ist oder er anfällig für Missverständnisse ist – deshalb ist es so wichtig, den Geist erst durch die Praktiken von *asana, pranayama* und *pratyahara* vorzubereiten.

Ist diese Ausrichtung einmal hergestellt, verbindet sich der Geist mit dem Objekt. Diese Verbindung heißt *dhyana* (das siebte Glied), ein Zustand, in dem die Aktivitäten des Geistes einen ununterbrochenen Strom hin zum Meditationsobjekt bilden. Zwar mag unsere Wahrnehmung zunächst noch von Missverstehen, Vorstellungen und Erinnerungen beeinflusst sein, doch irgendwann gelangen wir zu einem neuen, tieferen Verständnis des Objekts.

Dharana und *dhyana* führen die Yoga-Praktizierenden zum Zustand des *samadhi* (das achte Glied). Damit ist ein so vollständiges Sichversenken in das Objekt gemeint, dass es außer dem Verstehen des Objekts nichts mehr gibt. Es ist, als hätte die Person ihre eigene Identität verloren und wäre mit dem Objekt völlig eins geworden.

Die drei Prozesse *dharana, dhyana* und *samadhi* können mit unterschiedlichen Objekten zu verschiedenen Zeiten durchgeführt werden, oder sie können sich über einen unbestimmten Zeitraum alle auf ein und dasselbe Objekt richten. Werden sie in einem fortlaufenden Geschehen ausschließlich auf ein Objekt bezogen, spricht man von *samyama.* Durch *samyama* gelangen wir zu einer umfassenden Kenntnis des Objekts in all seinen Aspekten. Doch auch hier gilt es zu bedenken, dass es sich um einen allmählichen Prozess handelt und dass das Meditationsobjekt unter gebührender Berücksichtigung der besonderen Möglichkeiten der praktizierenden Person ausgewählt werden muss. Denn alles ist relativ. Was für die einen leicht ist, kann für andere unerreichbar sein. Das Genie eines Mozarts und das Genie eines Einsteins sind einzigartig, und sie lassen sich nicht vertauschen.

Durch ständiges diszipliniertes Üben kann jeder Mensch seinen Geist so verfeinern und schulen, dass er ihn ohne Schwierigkeiten über einen längeren Zeitraum ausrichten kann. Auf diese Weise gelangt der Geist in den höchsten Zustand des Yoga – er ist völlig transparent, widersetzt sich nicht mehr unserer Erkenntnissuche, und er ist frei von jeglichen früheren Eindrücken.

Wie aber lässt sich unser Geist – mit all seinen alten Konditionierungen und Funktionsmustern – verändern? Patanjali antwortet mit einer Grundwahrheit, die auf den ersten Blick sehr einfach scheint, deren weiterreichende Implikationen jedoch kaum vorstellbar sind: *Alles Wahrnehmbare unterliegt der Veränderung; mehr noch, alles lässt sich so verändern, wie wir es wollen.*

Als erstes Beispiel für diese Behauptung dient Patanjali der Geist selbst. Dieser hat zwei eindeutige Tendenzen – Konzentriertheit und Zerstreutheit. Zu jedem Zeitpunkt herrscht eine dieser Tendenzen vor und beeinflusst unsere Verhaltensweisen, Anschauungen und Äußerungen. Im Zustand der Konzentriertheit wirkt unsere Körperhaltung ruhig und entspannt, unser Atem fließt gleichmäßig, und wir sind völlig konzentriert auf das gewählte Objekt und vergessen alles andere um uns herum. Sind wir zerstreut, wirken unsere Gebärden fahrig und nervös, unser Atem fließt unruhig und unsere Ausrichtung geht verloren.

Durch beständige Yoga-Praxis, so lehrt uns Patanjali, gelingt es uns nach und nach, unsere Konzentration immer länger aufrechtzuerhalten. Nun erkennen wir einen weiteren Grund, warum wir die Ursachen unserer

Ablenkungen zwar ausfindig machen, sie aber nicht bekämpfen sollten. Denn diese können uns als Wegweiser zum richtigen Verstehen dienen. Die beiden oben erwähnten Qualitäten unserer Geistestätigkeit – Schwere oder Lethargie und Hektik oder Chaos – zeigen uns unsere alten Tendenzen und unseren bisherigen Umgang mit ihnen. Hierauf gründen wir unsere Selbstreflexion, die uns hilft, Hindernisse aus dem Weg zu räumen. In dem Maße, in dem die Diskrepanz zwischen Konzentration und Zerstreutheit geringer wird, verfeinern wir unseren Geist, bis zu einem Punkt, wo es keine Ablenkungen mehr gibt.

Patanjali führt uns nun in das zentrale Geschehen der Beziehung zwischen vollständigem Verstehen, *samyama,* und jener Veränderung, die durch äußere Faktoren wie zum Beispiel Zeit oder durch unseren Verstand beeinflusst werden kann.

Patanjali weist darauf hin, dass die verschiedenen Zustände des Geistes zu den unterschiedlichen Einstellungen, Möglichkeiten und Verhaltensmustern eines Menschen führen. Geist, Sinne und die durch die Sinne wahrnehmbaren Objekte haben drei Grundqualitäten gemein: Schwere (*tamas*), Aktivität (*rajas*) und Klarheit *(sattva).* Die meisten Veränderungen im Geist werden deshalb möglich, weil diese drei Qualitäten immer im Fluss sind und ihre Zusammensetzung ständig variiert. Es sei nochmals betont: Diese drei Qualitäten sind in allen Objekten, die wir verstehen wollen, vorhanden und verändern sie.

Ich will ein paar bekannte Beispiele nennen: Die Zeit und die wechselnde Zusammensetzung der drei *guna* verwandeln eine frische Blume in ein paar trockene Blütenblätter. Durch den Sachverstand eines Mineralogen kann sich Erz in reines Gold verwandeln; der Goldschmied wiederum verwandelt einen Goldklumpen in einen filigranen Schmuckanhänger. Das beweist, dass die zu einem bestimmten Zeitpunkt vorhandenen Qualitäten nicht alles über ein Objekt aussagen. Wenn allerdings die ganze Bandbreite an Möglichkeiten, die etwa im Gold stecken, bekannt ist, lassen sich daraus viele verschiedene Produkte mit völlig unterschiedlichen

Eigenschaften herstellen – wie Schmuckstücke, Komponenten für die Kernspaltung oder den Bau von Satelliten. Und was auf ein solches Objekt zutrifft, trifft auch auf unseren Geist, unseren Körper und unsere Sinne zu.

Zum Kern dieser Lehre gehören zwei Grundaussagen Patanjalis. Erstens: Alles, was wir wahrnehmen, ist Fakt, nicht Fiktion, ist Realität, nicht Illusion. Zweitens: Alles unterliegt der Veränderung. Indem wir auf den Ablauf oder die Schritte einer Veränderung Einfluss nehmen, können wir die Eigenschaften, die ein bestimmtes Muster bilden, so verändern, dass dadurch ein anderes Muster entsteht. *Samyama* befähigt uns, das nötige Verständnis zu entwickeln, um eine solche Veränderung herbeizuführen. Patanjali widmet solchen Veränderungsmöglichkeiten dreißig *sutra* in diesem Kapitel. Ich werde diese kurz umreißen, um den Leserinnen und Lesern hiervon einen groben Eindruck zu vermitteln.

> Samyama, *bezogen auf den Prozess der Veränderung und deren Beeinflussung durch Zeit und andere Faktoren, erweitert unser Wissen über die Vergangenheit und Zukunft.*

Für ein derart weit gehendes Verstehen eines Veränderungsprozesses gibt es Parallelen in der modernen Astronomie. Wenn das genaue Datum bekannt wäre, an dem Patanjali obiges *sutra* schrieb, könnten Astronomen in einem modernen Planetarium mittels Computer ein exaktes Bild des damaligen Nachthimmels erstellen. Auf ähnliche Weise wären sie in der Lage, Sterne und Konstellationen am Himmel über einem Leser zu simulieren, der dieses Buch in tausend Jahren lesen wird. Wenn es uns gelingt, uns in die stattfindenden Veränderungen in unserem Geist, unseren Sinnen und den Erkenntnisobjekten total zu versenken, so können wir, nach Patanjali, sehen, was in einer bestimmten Situation in der Zukunft passieren wird bzw. zu einer bestimmten Zeit in der Vergangenheit geschah.

Samyama auf die Wechselwirkungen zwischen Sprache, Gedanken und Objekten erschließt uns das präziseste und effektivste Kommunikationsmittel – ungeachtet sprachlicher, kultureller oder anderer Barrieren. Alle großen sprirituellen Lehrer der Geschichte haben das gewusst.

Samyama auf die eigenen Neigungen und Gewohnheiten kann uns zu deren Ursprung und damit zu einem tiefen Wissen über die eigene Geschichte führen. Wenden wir diese Praktik auf die Veränderungen und die Konsequenzen dieser Veränderungen im Geist anderer Personen an, entwickeln wir den nötigen Scharfblick, den geistigen Zustand dieser Menschen zu erkennen – wenn auch nur dessen Symptome, nicht dessen innere Ursachen. Verstehen wir die Beziehung zwischen Körpermerkmalen und dem, was sie beeinflusst, verleiht uns das eine Art Unsichtbarkeit. Darunter ist die Fähigkeit zu verstehen, sich in einer bestimmten Umgebung ähnlich wie ein durch seine Flecken getarnter Leopard im Dschungel zu bewegen. *Samyama*, angewandt auf die Tatsache, dass sich die Ergebnisse von Handlungen entweder sofort oder später zeigen, verleiht uns die Gabe der Vorausschau, die so weit gehen kann, dass ein Mensch seinen eigenen Tod voraussieht.

Bestimmte Charaktereigenschaften wie Freundlichkeit, Mitgefühl oder Zufriedenheit lassen sich durch *samyama* stärken. Auch außergewöhnliche physische Kräfte können wir auf diese Weise erwerben. Richten wir unseren Geist auf die Lebenskraft selbst aus, entwickeln wir ein Gespür für subtilste Feinheiten und Unterschiede, die für eine unbegrenzte Wahrnehmung unerlässlich sind. Wer darüber verfügt, sagt Patanjali, kann seinen Geist auf die Sonne, den Mond und den Polarstern ausrichten und so Kenntnisse über das Universum erlangen. Auf diese Weise finden wir unseren Platz in der unermesslichen Weite des Universums mit seinen unendlich vielen Wechselbeziehungen.

Als nächstes beschreibt Patanjali die Wirkungen von *samyama* auf bestimmte Bereiche des Körpers, wo lebenswichtige Kräfte lokalisiert sind. *Samyama* auf den Nabel verhilft uns zu Kenntnissen über die verschiedenen Körperorgane und ihr Zusammenspiel … *samyama* auf die Kehle lässt uns Durst und Hunger begreifen – und mit deren extremen Erscheinungsformen fertig werden … *samyama* auf den Brustraum hilft uns ruhig und besonnen zu bleiben, auch unter größtem Stress.

Patanjali begibt sich sodann in die höheren Sphären geistiger Aktivität. *Samyama* auf den Ursprung der höheren Intelligenz im Menschen führt zur Entwicklung außergewöhnlicher Fähigkeiten. Durch diese wiederum können wir die Unterstützung göttlicher Kräfte und deren größere Einsicht erlangen. Als Konsequenz sind wir nun in der Lage, *alles* zu verstehen. Mit jedem Versuch erwächst uns neues, spontanes Verstehen. Wenden wir *samyama* auf das Herz an – das als Sitz des Geistes im menschlichen System gilt – lässt uns das die veränderlichen Qualitäten des Geistes verstehen, die nichts mit *purusha*, dem Seher, zu tun haben. Diese Erkenntnis wiederum versetzt uns in die Lage, den Geist von den äußeren Objekten abzukoppeln und den Seher selbst zu begreifen. An diesem Punkt beginnen wir ein unvorstellbares Wahrnehmungsvermögen zu entwickeln.

Doch genau hier lässt Patanjali wieder eine eindringliche Warnung vernehmen. Denn es könnte ja sein, dass die außergewöhnlichen Fähigkeiten, die wir durch *samyama* erworben haben, in uns eine Illusion von Freiheit hervorrufen, die dem höchsten Zustand des Yoga, in dem es keinerlei Täuschung gibt, entgegensteht. Dies würde bedeuten, dass die großartigen Errungenschaften von *samyama* selbst zu Hindernissen werden.

Nach dieser Warnung fährt Patanjali fort, weitere Möglichkeiten aufzuzählen. Hierzu gehören die Fähigkeiten, Menschen zu beeinflussen, Schmerzempfindungen zu überwinden, eine heilende innere Hitze zu erzeugen, ein außergewöhnliches Hörvermögen auszubilden, ein tiefes Verständnis für den Charakter der Schwerkraft und der Schwerelosigkeit zu entwickeln, ja sogar den Geist eines anderen zu ergründen. Verstehen wir den Ursprung der Materie in all ihren Erscheinungsformen, führt uns dies zur Beherrschung der Elemente und damit zur Vervollkommnung von Körper und Geist. Unsere Sinne reagieren nunmehr genauso unmittelbar wie der Geist, der seinerseits zu einem unfehlbaren Instrument der Wahrnehmung geworden ist.

Doch es sind nicht diese Kräfte, die uns zu unserem Endziel, der völligen Freiheit führen – besonders dann nicht, wenn wir der Versuchung erliegen, sie zu benutzen, um die Bewunderung anderer zu erlangen. Dann kann es leicht zu denselben unangenehmen – wenn nicht sogar schmerzlicheren – Folgen kommen, die alle Hindernisse auf dem Yoga-Weg verursachen. Schüler des Yoga sollten stets auf unbedingte, uneingeschränkte Klarheit ausgerichtet sein, weil nur diese zur Freiheit führt. Und Freiheit, sagt Patanjali, bedeutet, der Geist ist absolut identisch mit dem Seher.

In der Einleitung zu seiner hervorragenden Übersetzung der *Bhagavad Gita* bezeichnet der mallorquinische Gelehrte Juan Mascaró dieses Epos als eine gewaltige Symphonie, in der alle Themen menschlicher und göttlicher Erfahrung enthalten sind. Sie steigert sich zu einem Finale » ...bestehend aus Melodien von Licht und Feuer und Dunkelheit, den drei Gunas, den drei Kräften des Universums ... Neue Harmonien lassen sich nun vernehmen...und die Musik trägt uns fort von der Erde zum Himmel und vom Himmel zur Erde ... [zum] Unendlichen, jenseits von Anfang, Mitte und Ende all unserer Werke.«

Mascarós wunderbare Beschreibung lässt sich auch auf die Themen beziehen, die im letzten Kapitel der *Yoga Sutras* mit der Überschrift *Kaivalya-padah* oder »Freiheit« zusammenfließen. Es ist für einen Schüler geschrieben, der seinen Geist bereits so geschult hat, dass dieser nicht mehr sein Herr, sondern sein Diener ist.

Die Unterweisungen dieses Kapitels werden häufig falsch verstanden, nicht zuletzt deshalb, weil *kaivalya* wörtlich übersetzt »Abgesondertheit« bedeutet. Dies hat zu der Annahme geführt, dass sich der Mensch in einem fortgeschrittenen Stadium des Yoga von der Welt und den Mitmenschen zurückzieht. Nach dem Verständnis meines Vaters – und auch nach Patanjalis – könnte nichts falscher sein. Genau genommen ist jemand, der sich im Zustand des Yoga befindet, mehr in und von dieser Welt als die meisten anderen. Er oder sie wird lediglich nicht mehr durch sie beeinflusst, stattdessen gehen von ihm oder ihr uneigennützige Einflüsse auf andere aus.

Der Dialog zwischen Patanjali und seinem Schüler (nach Krishnamacharya handelte es sich um den Schüler Purnanjali) ist in diesem letzten Kapitel von einer derartigen Tiefgründigkeit, dass er, damals wie heute, nur für ähnlich Fortgeschrittene im Yoga verständlich ist. Nicht, dass es sich dabei um Geheimwissen handelte. Der Text ist seit über zweitausend Jahren allgemein zugänglich. Doch sein Sinngehalt ist nur jenen verständlich, die ihn in seinem ganzen Bedeutungsumfang selbst erfahren haben. Aber der Text enthält einige Einsichten, die unsere Neugier wecken können, besonders, wo es um das Wesen von Zeit und Veränderung geht.

Veränderung, stellt Patanjali fest, ist in erster Linie ein Regulationsvorgang bezogen auf die Grundqualitäten jedweder Materie. Gemeint sind hier die *guna*, die mein Vater als Klarheit, Aktivität und Schwere definierte und die von Mascaró – völlig folgerichtig – als »Licht und Feuer und Dunkelheit … die drei Kräfte des Universums« gesehen werden.

Veränderungen in uns selbst und in den von uns beeinflussten Personen hängen ab von unserem eigenen Entwicklungsstand und dem der jeweils beeinflussten Person. Dabei kann es immer wieder zu *avidya*, zu falschem Verstehen, kommen, auch sind wir alle durch Erinnerungen und latente frühere Eindrücke geprägt. Die vielleicht gravierendste Auswirkung auf unser Handeln hat *avidya* in Form des unwiderstehlichen, ewigen Wunsches nach Unsterblichkeit. Vieles, wenn nicht alles, was wir in unserer bisherigen Yoga-Praxis getan haben, diente dem Zweck, uns von diesem Wunsch zu befreien; das heißt im Grunde nichts anderes als Befreiung von dem Instinkt der Selbsterhaltung.

In diesem Zusammenhang weist Patanjali auf die Tatsache hin, dass nichts wirklich vernichtet werden kann:

> *Die Substanz von etwas, das verschwunden*
> *ist oder das noch entstehen wird,*

ist immer vorhanden. Ob etwas in
Erscheinung tritt oder nicht, hängt von der
Richtung der Veränderung ab.

Veränderung ist ein andauernder Prozess, eine Abfolge von Momenten, in deren Verlauf die charakteristischen Merkmale eines Objekts oder einer Substanz als eine bestimmte Kombination der drei *guna* in Erscheinung treten.

An diesem Punkt ergründet Patanjali das Wesen des Geistes, des Wahrgenommenen und des *purusha* auf noch tiefer gehende Weise. Hierbei handelt es sich um eine erstaunlich ausgefeilte Wirklichkeitserforschung und Erkenntnislehre. Diese führt zu einem Zustand der Klarheit, in dem nicht einmal mehr der Wunsch existiert, das Wesen des Sehers zu kennen. Dieser Zustand vollkommener Klarheit bezieht sich auf alle Dinge zu allen Zeiten:

... alles ist gewusst, es gibt nichts mehr zu wissen.

Dies bedeutet Gleichmut im Handeln wie im Nicht-Handeln. Yoga hat zu einem Zustand reiner Klarheit geführt, der ein ganzes Leben lang auf höchstem Niveau erhalten bleibt: Der Geist ist nun ein treuer Diener des Herrn, des Sehers.

Dieser äußerst knappe Überblick über Patanjalis Meisterwerk kann nur einen schwachen Abglanz seines reichen Sinngehalts vermitteln. Jedes *sutra* gleicht dem sprichwörtlichen Stein, der, in den Teich geworfen, unendlich viele Kräuselungen auf der Wasseroberfläche und in der Tiefe verursacht. Oder einem Euklidischen Lehrsatz, der, trotz seiner schlichten, eleganten Sprache, Myriaden von Implikationen, praktischer wie abstrakter Art, enthält. Kein Wunder, dass sich einige der größten indischen Denker mit der Frage nach der engeren und weiteren Bedeutung der *sutra* und ihrer praktischen Umsetzung beschäftigt haben. Es gibt buchstäblich Tausende von Kommentaren und Ergänzungen zu den *Yoga Sutras*, darunter mehr als zwanzig bedeutende Schlüsselwerke, die von so großen religiösen Genies wie dem bereits erwähnten Shankaracharya stammen.

In einigen Kommentaren finden sich überschwängliche Beschreibungen der *siddhis*, jener außergewöhnlichen Fähigkeiten, die durch Yoga erworben werden können. Dazu gehören Telepathie, Levitation und die Entwicklung elefantenartiger Körperkräfte ebenso wie die Fähigkeit, zur gleichen Zeit an zwei verschiedenen Orten zu sein oder ein Lebensalter von mehreren hundert Jahren zu erreichen und vieles mehr. Ich wurde, wie viele andere, Zeuge der unleugbaren Fähigkeit meines Vaters, lebenswichtige Funktionen wie Herzschlag und Atem zum Stillstand zu bringen. Weil derartige Kräfte bereits seit langem den Yogins, den Meistern des Yoga, zugeschrieben werden, verbinden sie sich mit Legenden und ziehen verständlicherweise das Interesse der Neugierigen auf sich.

Meine äußerst kurze Darstellung von Patanjalis Werk basiert auf Krishnamacharyas Verständnis dieser Lehre. Dieses Verständnis ist das Ergebnis seines lebenslangen Bemühens, Schülern den wesentlichen Sinngehalt der *Yoga Sutras*, den unverfälschten yogischen Weg, nahe zu bringen und diesen Weg von den verlockenden Abweichungen, zu denen er verleiten mag, zu reinigen. Trotz seiner Hochachtung vor den alten Lehrern verstand sich Krishnamacharya nicht nur als Bewahrer der Tradition. Er forschte, experimentierte, reflektierte, und er veränderte ganz bewusst alles, was er für entstellend, irreführend, schädlich oder schlicht falsch hielt. Dies tat er besonders bei Texten, die Patanjalis Werk durch Hinzufügung praktischer Anleitungen zu ergänzen suchten.

Bei seinen Bemühungen kam ihm zugute, dass er als Jugendlicher zufällig einen der wichtigsten Texte der Yoga-Literatur wieder entdeckt hatte. Es handelt sich dabei um die Schrift *Yoga Rahasya* oder »Die Essenz des Yoga«. Diese war tausend Jahre lang verschollen, obwohl sie – welch quälende Verlockung – seit Jahrhunderten immer wieder in der Literatur erwähnt worden war. Wie sie schließlich in den Besitz meines Vaters kam, gehört zu den mysteriösesten – für manche umstrittensten – Erfahrungen seines Lebens.

Wie bereits erwähnt, fühlte sich mein Vater von frühester Kindheit an zum Yoga und dessen großen Gelehrten hingezogen. Nach der Familiengeschichte war Krishnamacharya ein direkter Nachkomme eines jener Gelehrten. Er hieß Nathamuni und lebte vor mehr als tausend Jahren. Dieser Vorfahre verdankte sein Wissen wiederum einem göttlich inspirierten Heiligen, der noch einige Generationen früher lebte und bei dem es sich um eine berühmte göttliche Inkarnation mit Namen Nammazvar handelte. Die Legenden dieser beiden Vorfahren sind wie folgt tradiert:

Nach alter Überlieferung ist ein Baby im Mutterleib göttlich und allwissend – es besitzt alles Wissen über seine vorangegangenen Leben. Erst bei der Geburt und der ersten Berührung mit der Erde vergisst es seine göttliche Natur und gerät in den Bann von Unwissenheit und menschlichem Leid. Doch nicht so im Falle von Nammazvar. Er gab bei seiner Geburt einen Laut von sich, der seine Göttlichkeit und Weisheit bewahrte. Nammazvar war ein ungewöhnlich ruhiges Baby, das nie schrie und auch nie an der Brust seiner Mutter trank, aber es gedieh wohl und entwickelte sich zu einem normalen Kind. Da seine Eltern es aber für ein übernatürliches Wesen hielten, legten sie das Kind unter einen Tamarindenbaum, wo es ganz allein sechzehn Jahre verblieb, ohne je Augen und Mund zu öffnen.

Nammazvar wurde während der fünfunddreißig Jahre seines Lebens zum einflussreichsten Exponenten des Vishnuismus. Er schuf vier große Werke, darunter eines, das seine innere Wahrheitssuche und die verschiedenen Stufen seiner Vereinigung mit Gott schildert. Auch soll er ewige Wonnen und Seligkeit erlangt haben, die er in tausendversigen Hymnen von göttlicher Schönheit und Kraft besang. Allerdings gingen diese im Laufe der Zeit verloren.

Es waren diese Hymnen, die Nathamuni viele Jahre später zu einer Pilgerreise zum heiligen Tamarindenbaum des Nammazvar anregten. Nathamuni war nicht nur gut bewandert in den Veden, er galt auch als bekannter Musiker und Sänger. Diese Künste hatte er von seiner Mutter gelernt. Nathamuni wurde Priester, heiratete und als sein Sohn bereits erwachsen war, hörte er einmal eine Gruppe Pilger wunderschöne Andachtslieder singen, wozu auch an die zehn damals noch bekannte Verse von Nammazvars Hymnen gehörten. Beim Tamarindenbaum angekommen, nahm Nathamuni den Meditationssitz ein und rezitierte die Andachts-Gesänge zwölftausendmal. Als Belohnung für seine Frömmigkeit erschien ihm Nammazvar und enthüllte ihm nicht nur die tausend verschollenen Verse seiner eigenen Hymnen, sondern auch noch die insgesamt viertausend Verse, die von allen zwölf großen Heiligen des Gottes Vishnu komponiert worden waren. Von diesem Zeitpunkt an erlebte die Verehrung Vishnus eine Renaissance, die noch bis heute viele Anhänger dieser Glaubensrichtung beflügelt.

Nach der Legende sind Nathamunis Errungenschaften äußerst mannigfaltig. Einem seiner Jünger hinterließ er die Philosophie des Vedanta. Am Beispiel eines anderen Jüngers führte er die Praxis ein, nach der auch ein Familienvater *guru* oder spiritueller Lehrer werden konnte; zuvor war diese Position nur Asketen vorbehalten. Einem weiteren Jünger wollte Nathamuni sein enormes Wissen über Yoga weitergeben. Doch dieser war nicht imstande, ein verabredetes Treffen einzuhalten, und so kommt es, dass die Lehre der *Yoga Rahasya* der Menschheit verloren gegangen war.

Der heilige Tamarindenbaum des Nammazvar und des Nathamuni befindet sich im Tempel von Alvar Tirunagari, am Ufer des Flusses Tamramparni, im tiefen Süden Indiens. Wer mit unseren berühmten Tempeln etwas vertraut ist, sei es durch eigene Anschauung oder Abbildungen, wird über diesen Tempel nicht wenig überrascht sein. Alvar Tirunagari besitzt weder eine hoch ragende Architektur noch einen Reichtum an kunstvollen steinernen Götterskulpturen. Der ziemlich bescheidene, fast schmucklose Tempel besteht aus einem weitläufigen, verschachtelten Bauwerk mit weißem Anstrich und ein paar vergleichsweise einfachen, in hellen Pastellfarben gestrichenen Reliefs mit Darstellungen von Göttern und Göttinnen. Es ist ein offenes Gebäude, das einerseits sonnendurchflutet ist und andererseits kühlenden Schatten spendet. Und der Tamarindenbaum ist immer noch da.

Die heilige Tamarinde wird heilig genannt unter anderem, weil sich die Blätter nachts nicht schließen wie bei anderen Bäumen ihrer Spezies. Es heißt deshalb von ihr, dass sie nie schlafe, sondern stets zu Gott bete. Die Basis des mächtigen Baumes ruht auf dem Erdreich eines kleinen Hofs, der seinerseits in das Tempeldach eingelassen ist. Direkt darunter befindet sich ein Schrein zu Ehren Nammazvars. Das bedeutet, der Baum hat eigentlich keinen Platz für seine Wurzeln! Er lehnt in dem Hof, scheinbar leblos, gegen eine niedrige Umfassungsmauer, treibt aber grünes Astwerk, das über und über mit gelben Blüten beladen ist und sich über das Dach ausbreitet. Der Baum soll über zweitausend Jahre alt sein, und er dient seit Jahrhunderten als Ort täglicher Andacht. Die heilige Tamarinde ist eines jener indischen Phänomene, das ich Skeptikern gegenüber gerne erwähne: Sollten sie an meinen Worten zweifeln, brauchen sie nur hinzufahren und selbst zu sehen!

Was meinem Vater bei seinem Besuch in Alvar Tirunagari widerfuhr, lässt sich am besten in seinen eigenen Worten beschreiben, die er mir vor vielen Jahren diktierte.

> Im Alter von fünf Jahren führte mich mein Vater in die Praktik des Yoga ein. Als er mir eröffnete, dass unsere Familie von Nathamuni abstammte, jenem Yogi, der die Lehre von Nammazvar erhalten hatte, beschloss ich, dessen Geburtsort zu besuchen. Doch mein Vater war dagegen, weil wir sehr weit von Alvar Tirunagari entfernt wohnten.
>
> Als ich zehn war, starb mein Vater. Ich war nun auf mich selbst gestellt. Jahre später konnte ich dann die paar Rupien erübrigen, um die Reise nach Tirunelveli [eine Eisenbahnstation

im gleichnamigen Distrikt, in dem sich neun bedeutende Tempel befinden] anzutreten. Von dort ging ich zu Fuß [über dreißig Kilometer] nach Alvar Tirunagari. Erschöpft kam ich am Tor des Tempels Sathakopa [bzw. Nammazvar] an. Nahe dem Eingang saß ein alter Mann. Ich fragte ihn, wo ich Nathamuni finden würde. Lächelnd wies er mir mit der Hand die Richtung und sagte: »Geh zum Mangobaumhain; dort sitzt er mit seinen Jüngern.« Ganz aufgeregt überquerte ich den Fluss Tamramparni, was mich sehr ermüdete, und ich sank zu Boden. Plötzlich befand ich mich in einem Mangobaumhain in Gegenwart von drei weisen Männern. Ich warf mich vor ihnen nieder und bat sie, mich die *Yoga Rahasya* zu lehren. Sie nickten mit dem Kopf. Der Weise in der Mitte begann, die Verse zu rezitieren. Er hatte eine schöne melodische Stimme.

Nach ein paar Stunden erwachte ich und schaute um mich. Es gab weder einen Mangobaumhain noch weise Männer. Ich saß vor dem Eingang des Tempels. Der alte Mann war noch da. Er fragte mich: »Hat man dich die *Yoga Rahasya* gelehrt? Geh in den Tempel und bringe Nammazvar deine Gebete dar!«

Ich betrat den Tempel, ging um den Tamarindenbaum herum, warf mich hundertachtmal nieder, empfing das *prasadam*, ein Ritual, bei dem die silberne Altarbedeckung auf dem Kopf eines Andächtigen platziert wird, und begab mich wieder nach draußen, um mich bei dem alten Brahmanen zu bedanken. Er war nicht mehr da. Ich versuchte, mich an seine Gesichtszüge zu erinnern. Was für ein Zufall – er sah genauso aus wie der Weise, der in der Mitte des Hains gesessen hatte.

Nun wusste ich, dass der alte Brahmane niemand anderes war als Nathamuni selbst.

Alles in allem besteht die *Yoga Rahasya* aus zwölf Kapiteln. Doch anders als Patanjalis *Yoga Sutras* besitzt dieser Text keine leicht verständliche Systematik. Er existiert als Niederschrift meines Vaters – der ihn natürlich im Gedächtnis behalten hatte – in Sanskrit unter Benutzung der Schreibweise des Telugu, wie es seine Gewohnheit war. Dieser außergewöhnliche Text hat die Lehre des Yoga im zwanzigsten Jahrhundert stark beeinflusst, obwohl sich viele Yoga-Lehrer, sowohl in Indien als auch im Ausland, dessen nicht bewusst sind.

Nathamunis Text enthält detaillierte Beschreibungen über das Wesen, die Diagnose und die Behandlung von Krankheiten, denn, wie der Text sagt: »Ein Mensch kann wohlhabend, kann ein Monarch oder mit einem scharfen Verstand ausgestattet sein, dennoch wird er keinen Frieden im Geiste finden, wenn ihn eine Krankheit plagt.« Auch betont kein anderer Yoga-Text so sehr, wie wichtig es ist, dass beim Entwerfen einer Yoga-Praxis die besonderen Eigenheiten eines Menschen berücksichtigt werden müssen – einschließlich solcher Merkmale wie Alter, Geschlecht, Konstitutionstyp, gesellschaftliche Stellung. Nathamuni unterstreicht auch immer wieder die Notwendigkeit und den speziellen Charakter einer Yoga-Praxis für schwangere Frauen.

Was an der *Yoga Rahasya* vielleicht am allermeisten auffällt, ist ihre Innovationsfreudigkeit. Traditionell wurde gelehrt, dass auf *asana* (Körperübungen) *pranayama* (Atemübungen) folgen. Nathamuni bringt beides zusammen und integriert zudem den Gebrauch von Tönen und Mantras. Er führt auch zuvor unbekannte Techniken von *pranayama* ein. Für mich am überraschendsten ist, dass in Nathamunis Text zum ersten Mal zwei der bekanntesten, auf jeden Fall der am häufigsten fotografierten Yoga-Haltungen auftauchen: *sirsasana* (Kopfstand) und *sarvangasana* (Schulterstand). Ich bin nicht der Einzige, der zahllose Texte nach diesen wichtigen Haltungen durchforstet hat, um dann festzustellen, dass sie vor der *Yoga Rahasya* einfach nirgendwo auftauchen.

Neben diesen und anderen Neuerungen enthält die *Yoga Rahasya* auch

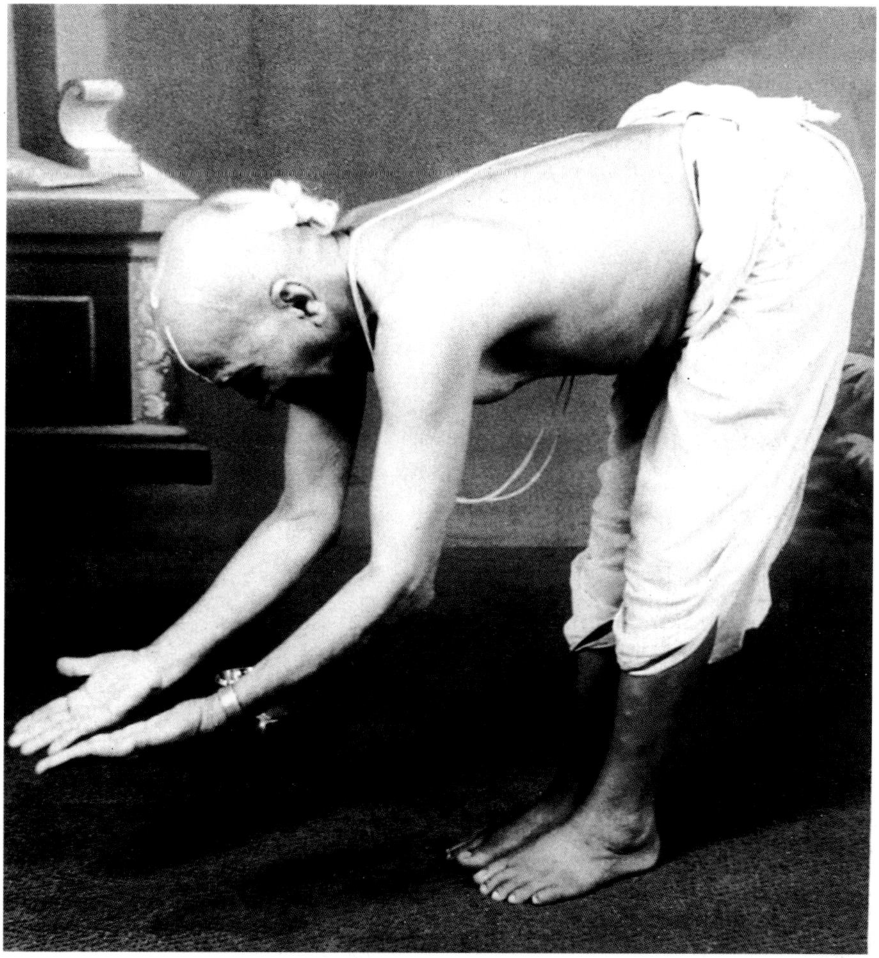

Krishnamacharya sich vor der Sonne verbeugend,
Chennai (Foto-Studio), 1966

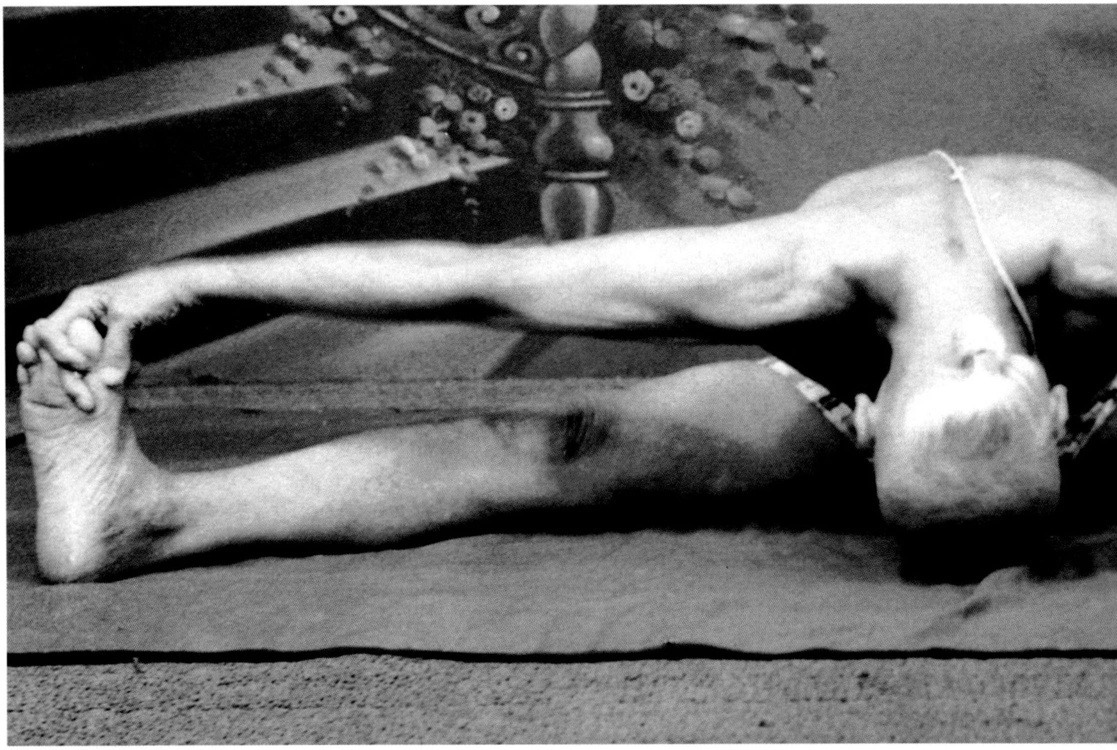

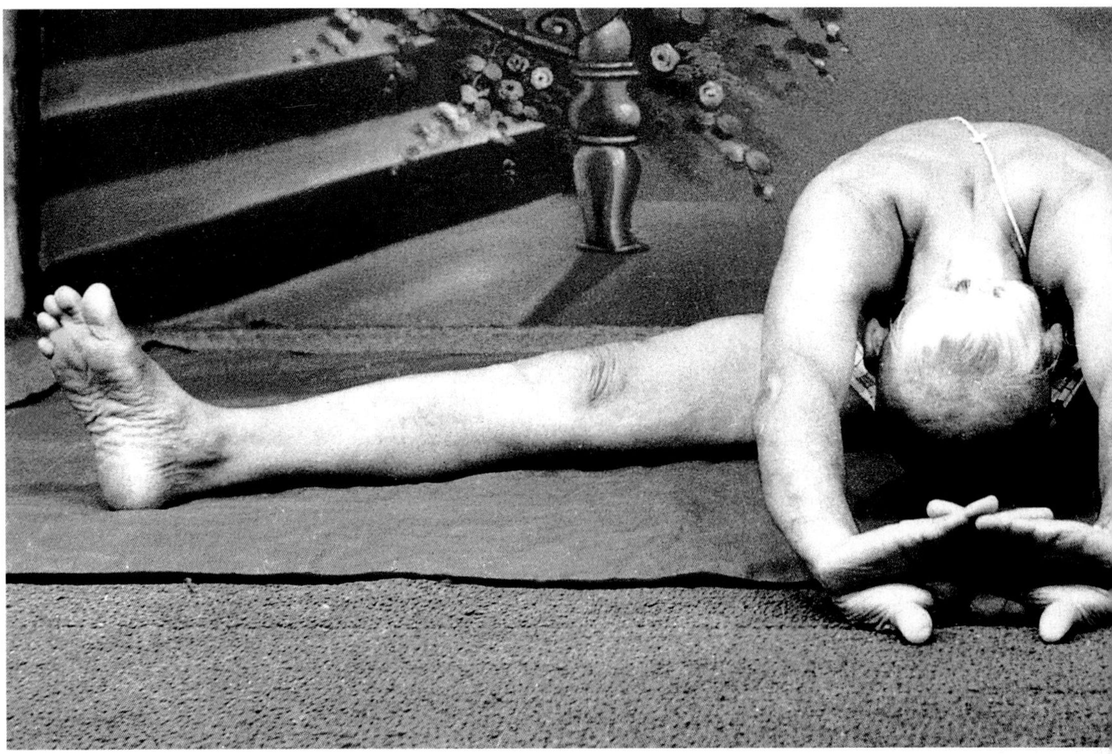

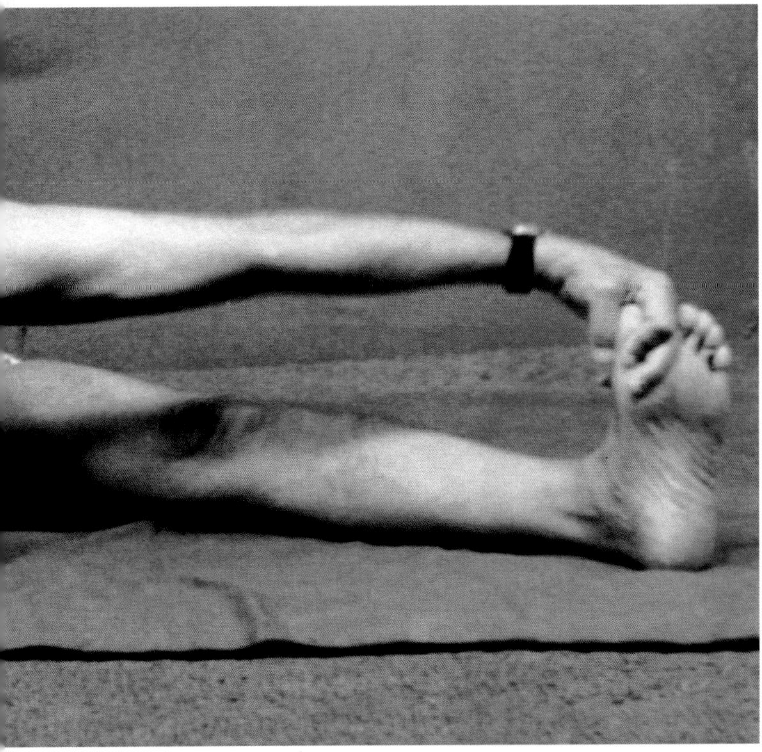

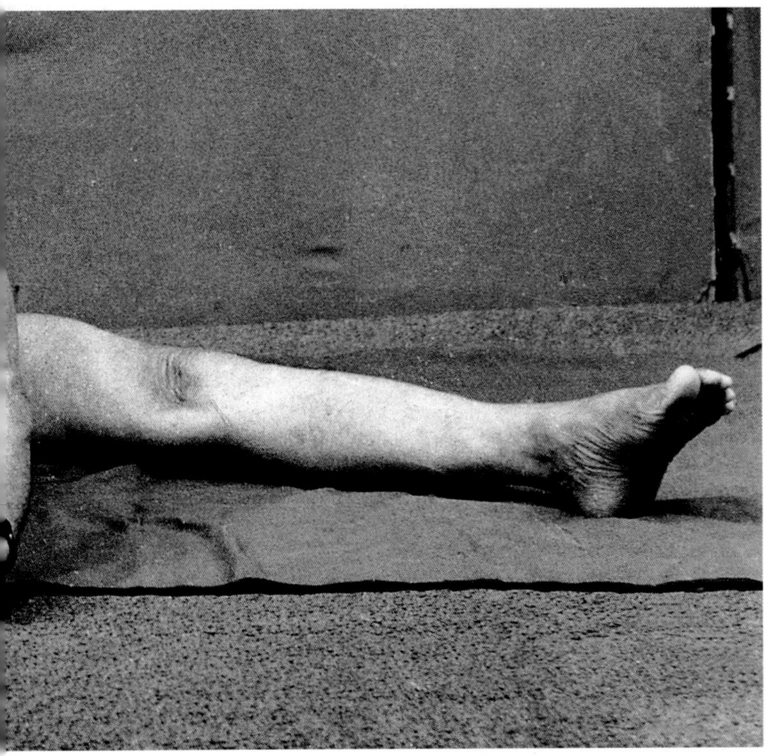

Krishnamacharya bei der Ausführung zweier Varianten von upavishta konasana, *Chennai (Foto-Studio), 1966*

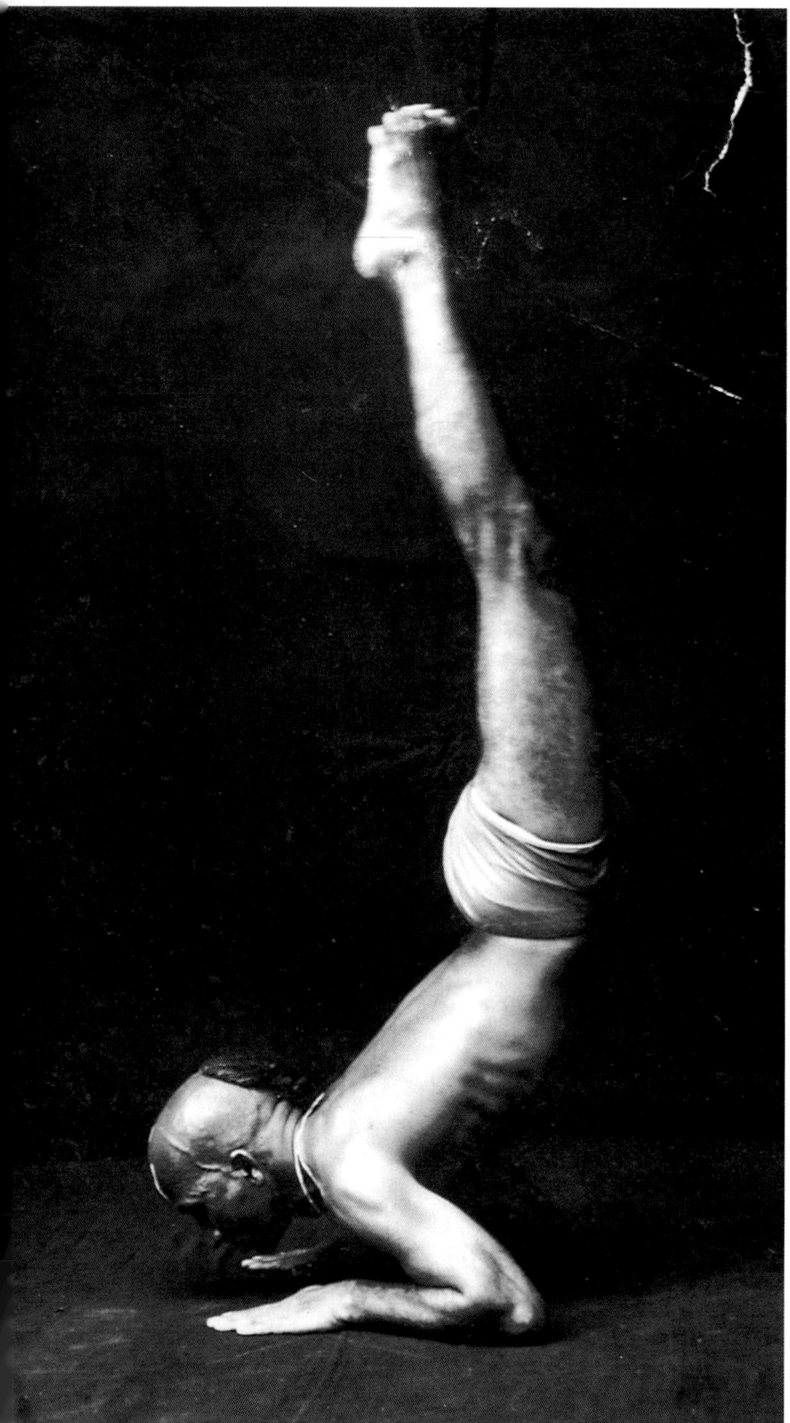

LINKS:
Krishnamacharya in der Haltung pinchamayurasana, *Mysore, 1933*

RECHTS OBEN:
Krishnamacharya in der Haltung setubandhasana, *Mysore, 1933*

RECHTS UNTEN:
Krishnamacharya in der Haltung uttita parshva konasana, *Chennai (Foto-Studio), 1966*

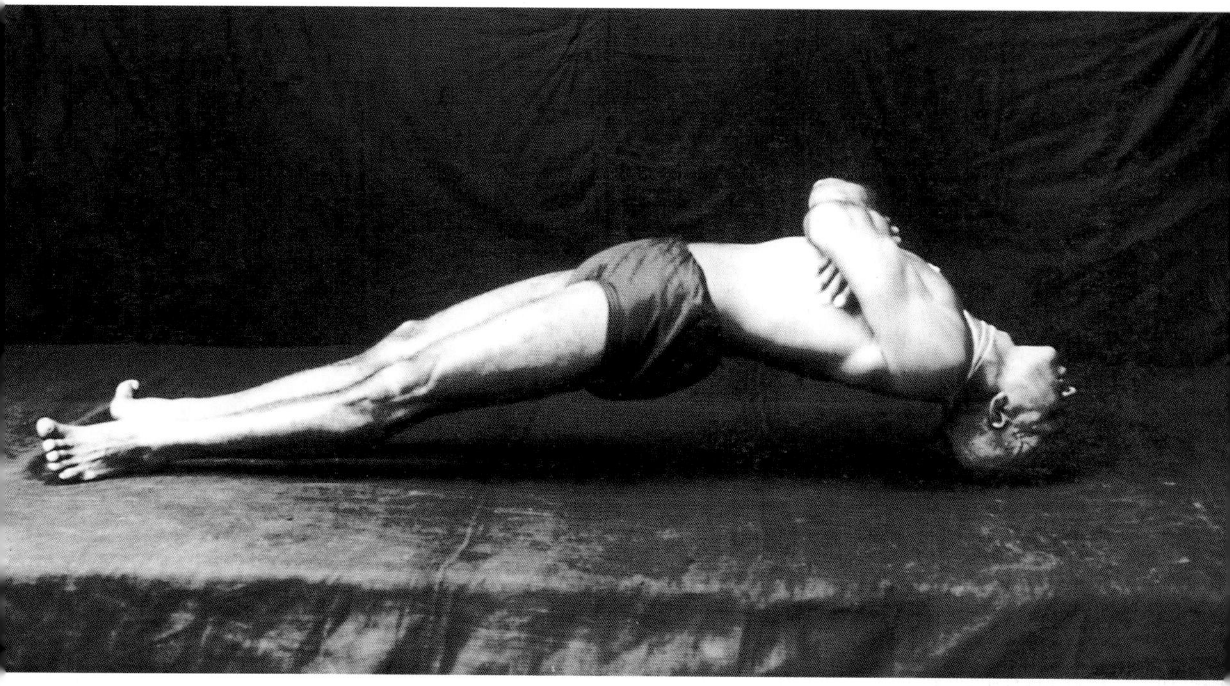

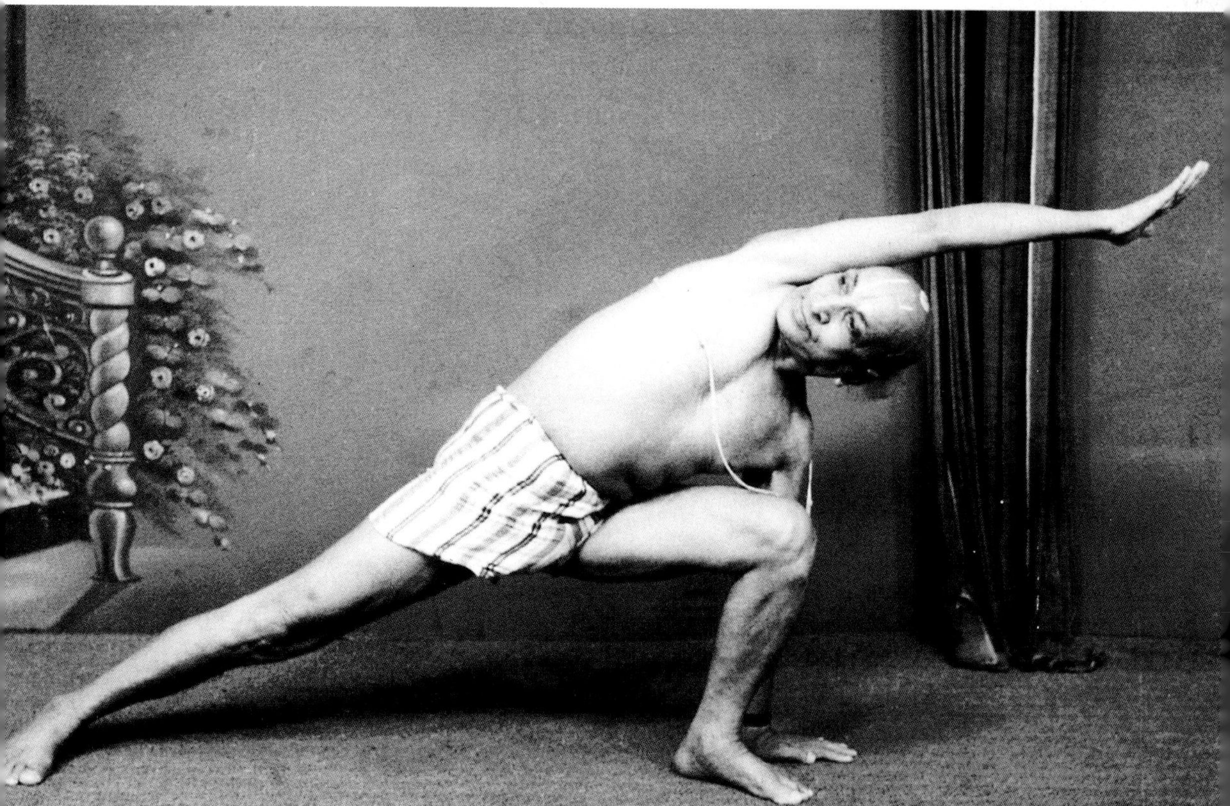

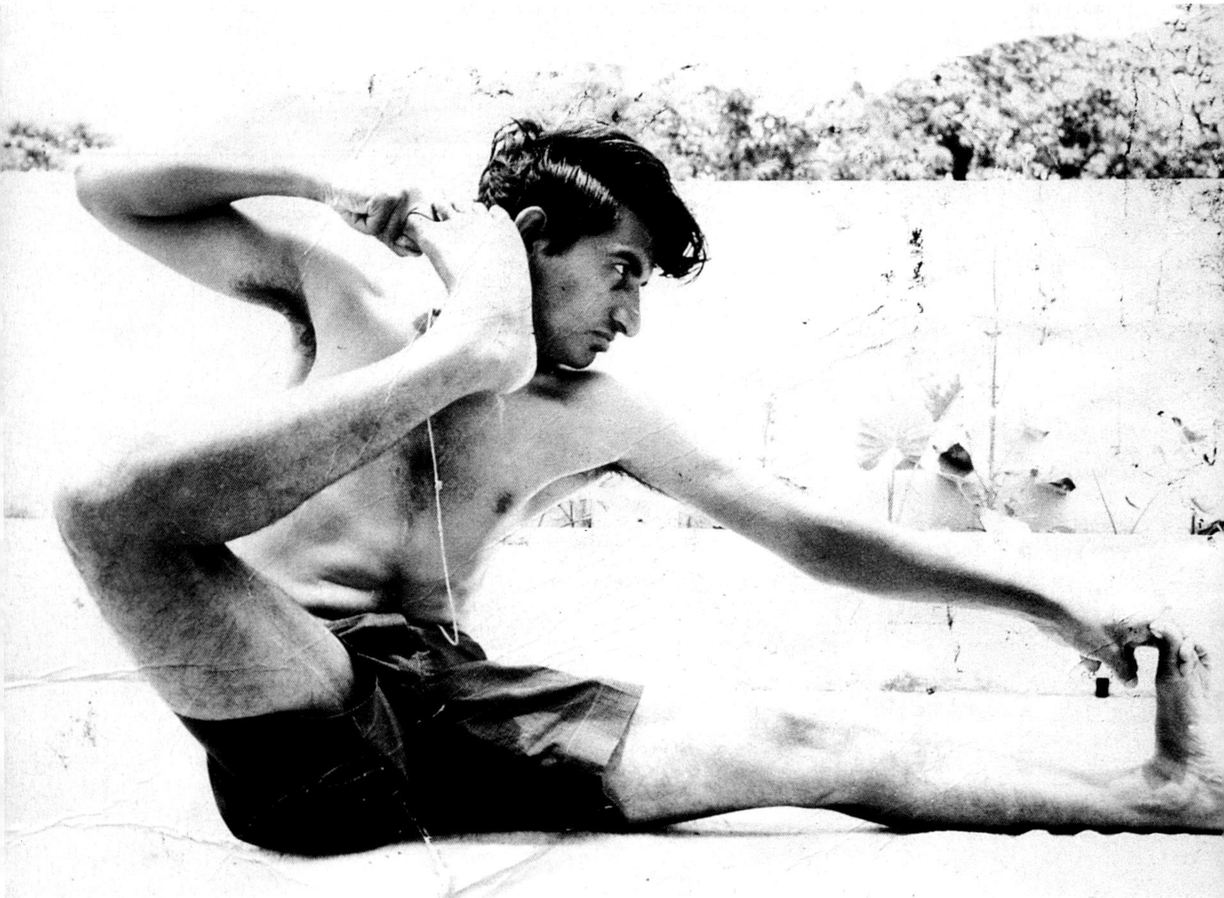

OBEN:

Sribhashyam, Krishnamacharyas jüngster Sohn, in der Haltung akarana dhanurasana

RECHTS:

Krishnamacharya in der Haltung padma pinchamayurasana, *1934*

FOLGENDE SEITE:

Krishnamacharya mit 73 Jahren, 1961

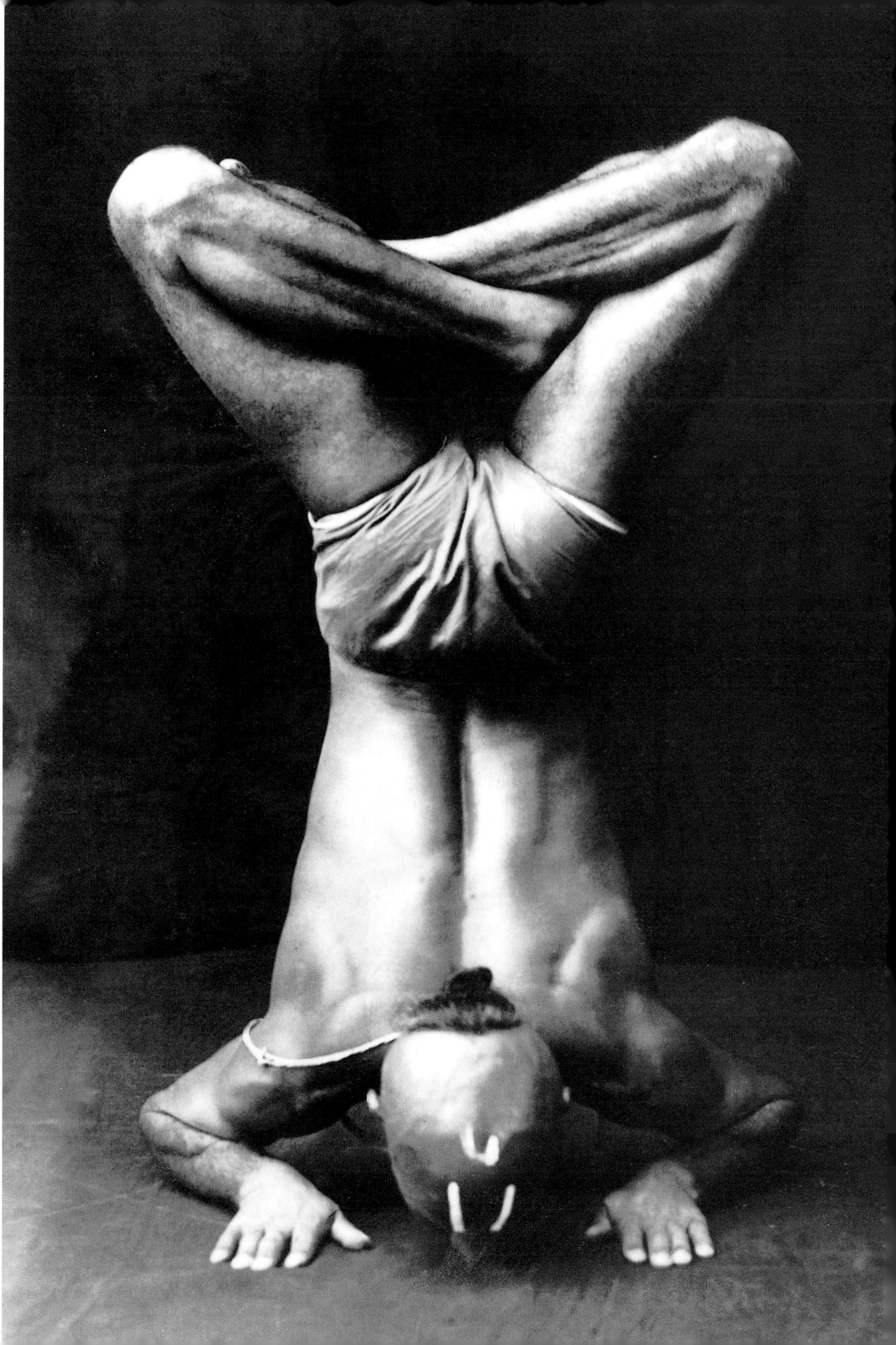

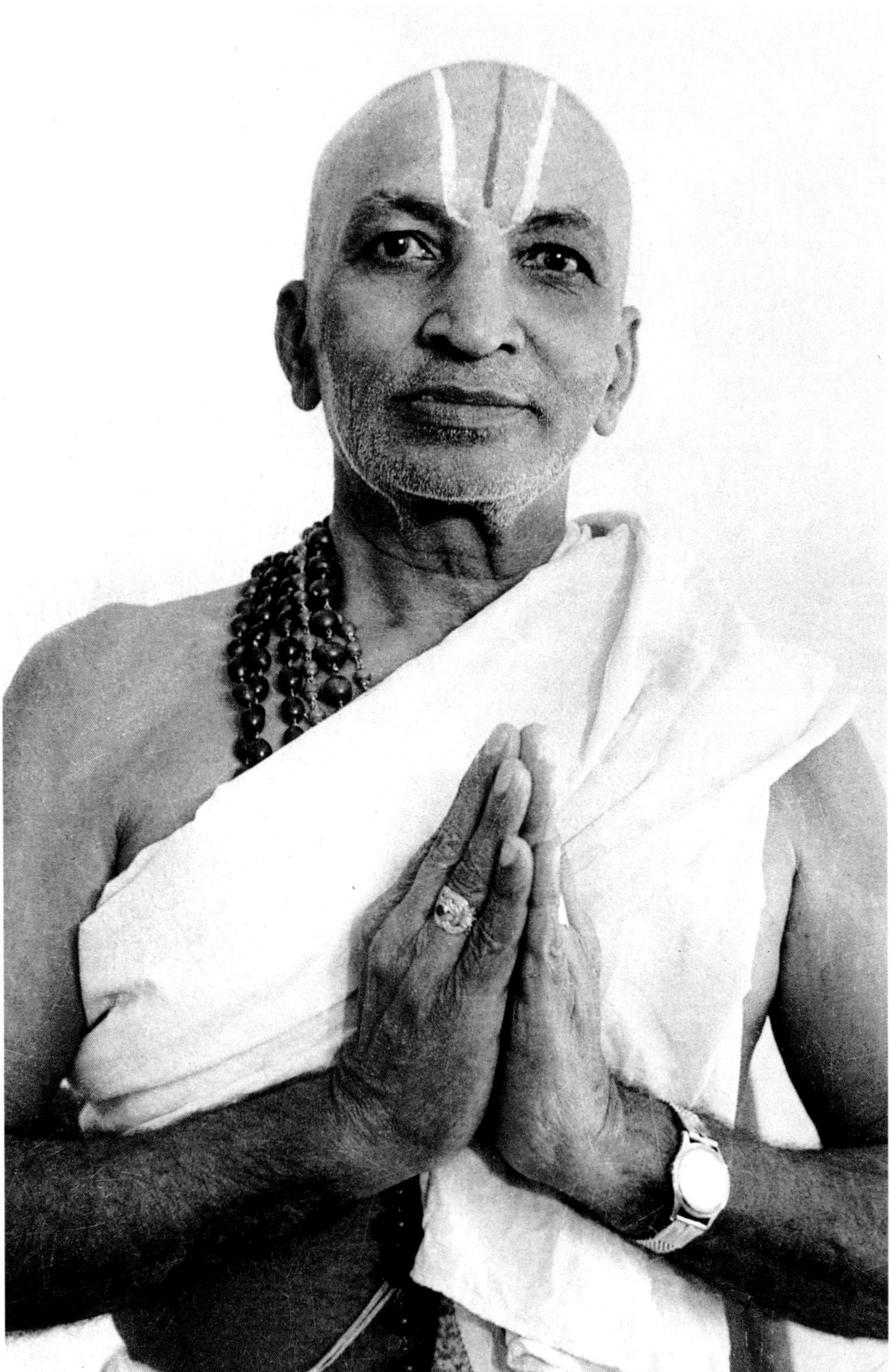

eine Botschaft an die Menschheit von einzigartiger Bedeutung. Bezugnehmend auf die heiligen Schriften *Vishnu Purana* führt sie uns zum Wesenskern menschlicher Knechtschaft und Befreiung.

Häufig habe ich im Laufe dieser Darstellung bereits auf das Versprechen des Yoga hingewiesen, den Menschen zu Freiheit und Klarheit zu führen. Doch Freiheit wovon? Ist ein gutsituierter, gesunder und kräftiger Mensch mit einer wohlgeratenen Familie nicht frei von jenen Sorgen, die den größten Teil der Menschheit bedrücken? Haben nicht Menschen mit einem überragenden Verstand eine klare Vorstellung von der Welt, in der wir leben? Zunächst mag das so sein, doch im Laufe der Zeit wird sich zeigen, wie oberflächlich diese Vorstellung ist. Das Problem der menschlichen Freiheit geht viel tiefer, und die *Yoga Rahasya* beschreibt dies in drastischen Worten.

Der Kreislauf der Wiedergeburten, sagt uns der alte Text, ist endlos und beginnt immer wieder von neuem:

> *Das Gesicht eines Kindes wird bei der Geburt von Kot, Urin und Mark beschmiert, und das Kind leidet schreckliche Qualen … unter großen Mühen kommt es aus dem Schoß der Mutter. Stark benommen erfährt es die Berührung mit der Außenluft … die Glieder wie von Dornen durchbohrt und von Sägen zerteilt, fällt es gleich einem Wurm aus dem stinkenden Geschwür … ein Bad, ein Trunk oder Nahrung erhält es nur durch die Gunst anderer … es lebt in einem unreinen Bett oder wird von Würmern oder Mosquitos heimgesucht … so macht es Bekanntschaft mit den mannigfachen Leiden des Geborenwerdens.*

Inmitten eines Daseins voller Lernen und Mühsal, Liebe und Leid, kleiner Siege und schwerer Verluste, momentaner Freuden und unabwendbarem Schmerz erschallen die Geburtsschreie des menschlichen Bewusstseins: »Wer bin ich? Woher komme ich, wohin gehe ich? Warum dieses Leiden, diese Dunkelheit, diese Wirrnis? Was soll ich tun, was soll ich lassen; worüber muss geredet, worüber geschwiegen werden? Welches ist die Fessel, die mich gefangen hält? Hat das alles eine Ursache … oder ist es ohne Grund?«

Ob mit Glauben oder Zweifel, Hoffnung oder Schrecken, der Kreislauf des Lebens zieht jeden Menschen hin zur Gewissheit des Todes, des wartenden Mysteriums.

Die Suche nach Glück und Frieden führt über diesen Weg fundamentaler Bedingtheiten und Fragen. Alle großen Weltreligionen und Philosophien halten für den Reisenden Trost bereit. Es ist das Geschenk des Yoga, dass er die Einheit von Körper, Geist und Seele herstellt, eine Einheit, die wahres Verstehen ermöglicht und aus der uns der Gleichmut erwächst, den uns die ewige Wahrheit zuteil werden lässt. Ob uns dies die Befreiung aus dem karmischen Kreislauf von Geburt und Tod bringt, mag eine Frage des Glaubens sein. Doch es steht außer Frage, dass Yoga die Möglichkeit eröffnet, uns von den Sorgen und Wirrnissen *dieses* Lebens zu befreien, das uns auf alle Fälle gewiss ist.

योगश्चित्तवृत्तिनिरोधः ।

yogashchittavrttinirodhah

Yoga ist die Fähigkeit,
den Geist ausschließlich
auf ein Objekt auszurichten
und diese Ausrichtung
ohne jede Ablenkung
aufrechtzuerhalten.

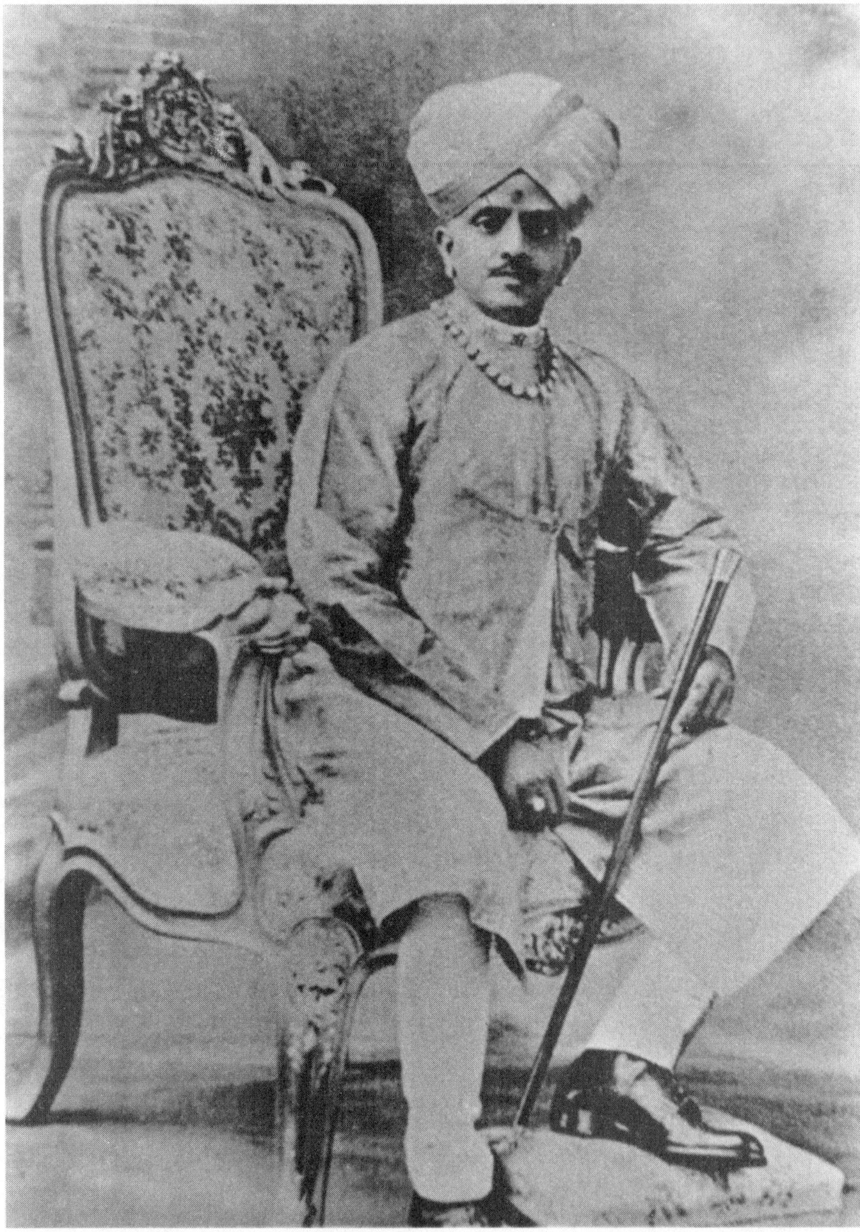

Der Maharadscha von Mysore, Mysore 1933

VIERTES KAPITEL

DER YOGI UND DER MAHARADSCHA

Ich will meinem Guru dienen.
Ich will in dieser Welt niemandes Sklave sein,
unter niemandem arbeiten.
Geld und Status bedeuten mir nichts.

Mysore ist von den kleineren Städten Indiens eine der schönsten. Sie liegt auf einem fruchtbaren Hochplateau, das sowohl vom Südwest- als auch vom Nordostmonsun profitiert. In dieser Stadt entwickelten die englischen Kolonialherren ihre Vorstellung einer idealen indischen Fürstenherrschaft (mit einem der britischen Krone unterstellten, nominellen indischen Herrscher). Wenn Indien, wie man damals sagte, das Juwel in der britischen Königskrone war, dann war Mysore das Glitzern.

Es war eine Stadt der Prachtstraßen, der ausladenden, Schatten spendenden Bäume und der vielen Paläste – allen voran der große Palast des Maharadschas. Zu Ehren geladener Würdenträger formierten sich auf seinem riesigen Paradeplatz Elefanten und herausgeputzte Kavalleristen zu Prozessionen. Die goldenen Kuppeln des Palastes hoben sich glänzend vom Himmel ab, und die riesigen, säulengestützten Empfangssäle bildeten die Kulisse für märchenhaften Pomp. Alles entsprach genau dem Bild, das ein Ausländer von einem Maharadscha-Palast hatte. Es schien niemanden zu stören, dass er von einem englischen Architekten entworfen und an der

Stelle eines wesentlich bescheideneren, durch einen Brand völlig zerstörten Vorläuferbaus errichtet worden war. In den Zwanzigerjahren war der königliche Palast noch recht neu, genau wie die Dynastie, die damals die Regierung innehatte.

Die Präsenz der Briten in Mysore unterschied sich von der in anderen Teilen Indiens, unter anderem war sie direkter und deutlicher spürbar.

Der britische Kontakt mit Indien begann im frühen siebzehnten Jahrhundert mit Ankunft der ersten Expeditionen der Ostindischen Handelsgesellschaft. In den folgenden huntertfünfzig Jahren diente die Ausweitung britischer Macht vor allem dem Zweck, die Wirtschaftsinteressen dieser Gesellschaft zu schützen sowie den Einfluss der Franzosen zurückzudrängen und schließlich ganz auszuschalten. In der zweiten Hälfte des achtzehnten Jahrhunderts trafen die Briten dann auf ihren gefährlichsten Gegner – Hyder Ali, den Sultan von Mysore.

Hyder war ein glänzender Militärstratege, der den Thron gewaltsam an sich riss, sich europäisches Kriegsgerät samt einer ausgebildeten Truppe zulegte und einen Feldzug zur Befreiung Südindiens initiierte. Seine Truppen trieben die Briten und ihre einheimischen Alliierten zurück bis vor die Tore Chennais und beinahe bis in den Golf von Bengalen hinein. Hyder Ali starb im Jahre 1782. Obwohl sich die Machtbalance während der folgenden kriegerischen Auseinandersetzungen immer wieder verschob, gewannen die britischen Truppen erst 1799 endgültig die Oberhand, als Hyders Sohn und Nachfolger, Tipoo Ali, im Kampf fiel.

In dieser Schlacht und deren Folgen sollten zwei bekannte Gestalten der angelsächsischen Geschichte eine entscheidende Rolle spielen. Tipoo Ali wurde nämlich von Lord Cornwallis besiegt, der direkt nach seiner Niederlage in Yorktown, Virginia, die die Unabhängigkeit der amerikanischen Kolonien besiegelte, nach Indien gekommen war. Hier war ihm dann mehr Erfolg beschieden. Und es war der junge Arthur Wellesley, der spätere Herzog von Wellington und Held von Waterloo, der nun bestimmte, wer Maharadscha von Mysore werden sollte.

Wellesley, dessen Bruder damals Generalgouverneur war, wies die Ansprüche der Thronerben von Hyder und Tipoo zurück. Stattdessen setzte er einen Nachkommen der vormaligen Hindu-Herrscher ein. Doch Wellesleys Maharadscha, 1811 volljährig geworden, stürzte die reiche Provinz in große Schulden, so dass es unter seinen Untertanen fast zu einem Aufstand kam. Die Briten unterstellten daraufhin den Staat Mysore ihrer direkten Oberhoheit. Dies stand ganz im Gegensatz zur sonst in Indien üblichen »indirekten Herrschaft« durch einheimische Fürsten. Erst sechzig Jahre später wurde wieder ein Mitglied des Herrscherhauses als Maharadscha eingesetzt: ein von den Briten sorgfältig erzogener junger Mann, der unter sehr eingeschränkten Bedingungen regierte. Dessen Sohn, Krishnaraja Wodejar, hatte den Thron inne, als mein Vater 1924 nach Mysore zurückkehrte.

Selbst indische Historiker bescheinigen dieser Regierung von Mysore eine gute Verwaltung. Alte Bewässerungssysteme wurden erweitert, und es gab prosperierende Farmen und Kaffee- und Teeplantagen. Man baute einen riesigen Staudamm und legte ein ausgezeichnetes Eisenbahnnetz an. Die ergiebigen Goldfelder von Kolar wurden ausgebaut, und Seide, Sandelholz und Elfenbein aus Mysore wurde in aller Welt geschätzt. Von all diesem Wohlstand aber merkte mein Vater zunächst nichts. Um seine Familie zu ernähren, nahm er sogar einmal auf einer Kaffeeplantage die Stelle eines Aufsehers an. Ich kann ihn mir immer noch kaum vorstellen, wie er in Khaki-Shorts die Arbeiter abzählte und beaufsichtigte. Nur ganz allmählich gelang es ihm, ein paar Yoga-Schüler zu gewinnen.

Eines Tages aber änderte sich seine Lage zum Besseren. Denn trotz des Reichtums und Glanzes von Mysore standen die Dinge im Palast selbst ziemlich schlecht. Der Maharadscha war ein sehr kranker Mann. Er litt an einer ganzen Reihe von Beschwerden, darunter Diabetes und Zeugungsunfähigkeit, doch weder die besten europäischen Ärzte noch berühmte einheimische Heiler konnten ihm helfen. Anlässlich der Feier zum sechzigsten Geburtstag seiner Mutter in Kasi erfuhr der Maharadscha von Krishnamacharyas Kenntnissen und Fähigkeiten als Yoga-Therapeut. Daraufhin lud er meinen Vater zu einer Audienz in den Palast von Mysore.

Krishnaraja Wodejar war ein äußerst kultivierter Mann, und er und mein Vater verstanden sich auf Anhieb. Mein Vater sprach mit ihm über Yoga, führte ihm Yoga-Übungen vor und verfasste aus dem Stegreif sogar ein wunderschönes Gedicht auf Sanskrit. Der Maharadscha war so beeindruckt, dass er ihn als Lehrer für sich und seine Familie engagierte. Ja, mehr noch, er überließ meinem Vater einen Flügel des nahen Jaganmohan-Palastes, damit dieser dort eine *Yogashala*, eine Yoga-Schule, einrichten konnte, und stattete ihn mit einem ordentlichen Einkommen aus. Allerdings war man von Anfang an übereingekommen, dass Krishnamacharya kein normaler Höfling sein würde. Dafür war er zu unabhängig.

Sein Unabhängigkeitsbedürfnis drückte sich schon bald darin aus, dass er sich ein eigenes Haus suchte. Es war recht komfortabel, etwas kleiner als die umliegenden Häuser der Regierungsbeamten und lag ungefähr fünf Kilometer vom Palast entfernt. Allerdings hing unserem Haus ein schlechter Ruf an. Ein Mann hatte sich dort erhängt, und alle erzählten meinem Vater, dass es darin spuke. »Was habe ich mit Geistern zu tun?«, entgegnete Krishnamacharya. Er vollzog das vorgeschriebene Ritual, und dann zogen meine Eltern ein. Die Nachbarn waren schockiert und prophezeiten Schlimmes, doch es sollte für unsere Familie ein glückliches Zuhause voller Leben und Treiben werden.

Dank der Behandlung mit Yoga, Diät und Kräutermedizin durch meinen Vater verbesserte sich die Gesundheit des Maharadschas schnell. Krishnamacharya sollte bald nicht mehr nur sein Yoga-Lehrer, sondern auch sein Freund und Berater sein sowohl in spirituellen als auch in politischen Dingen. Anfangs war es Krishnamacharyas enge Beziehung zum Maharadscha, die viele Schüler anlockte. Meist waren dies Kinder von Palastbeamten, Ministern und Angehörigen höherer Berufsstände. Doch schon bald strömten Hunderte zu den Abendkursen und Yoga-Vorführungen im Jaganmohan-Palast. Die Fähigkeit, seinen Atem und Herzschlag zum Stillstand zu bringen – immer von einem Arzt verifiziert –, löste wohl eine Sensation aus. Der Ruf meines Vaters als Heiler verbreitete sich immer mehr; bald behandelte er auch hochrangige Regierungsbeamte, aber auch jede andere Person, die seine Hilfe suchte.

Krishnamacharya stand jeden Morgen lange vor Tagesanbruch auf, praktizierte Yoga, hielt seine private Andacht ab und bereitete danach sein Frühstück. Sehr förmlich gekleidet ging er dann durch die noch dunklen Straßen zum Palast, um Punkt halb fünf mit dem Unterricht zu beginnen. Zuerst unterrichtete er den Maharadscha und danach jedes seiner Kinder. Anschließend begab er sich zur *Yogashala* und unterrichtete dort während des ganzen Tages bis in die Nacht hinein, hielt Vorträge und erledigte Verwaltungsarbeiten. Einige fortgeschrittene Schüler kamen auch zu Krishnamacharya, um Unterweisungen in den heiligen Texten wie der *Bhagavad Gita* zu erhalten, und natürlich unterhielt er auch enge, wenn auch nur informelle Kontakte, mit dem *Parakala Math.*

Rückblickend scheint es mir, waren die Dreißigerjahre für meinen Vater eine großartige Zeit. Gleichzeitig war sie entscheidend für den Fortbestand, wenn nicht das Überleben der großen Yoga-Tradition, die er vertrat.

Inspiriert von Mohandas K. Gandhi, von uns respektvoll »Gandhiji« genannt, und angeführt vom Präsidenten der Kongress-Partei, Jawaharlal Nehru, bewegte sich Indien unaufhaltsam, zuweilen stürmisch, in Richtung Unabhängigkeit. Nicht weniger mächtig waren die Einflüsse des westlichen Modernismus. Für die in den Dreißigerjahren heranwachsende Generation war das Ringen um Unabhängigkeit nicht nur ein Kampf gegen die Fremdherrschaft, sondern auch ein Krieg des »Neuen« gegen das »Alte«.

Krishnamacharya war kein Befürworter der Unabhängigkeit. Er stimmte nicht mit Gandhi überein, noch behagte ihm das Tempo der Veränderung, obwohl einige führende Mitglieder der Kongress-Partei zu seinen Schülern und Freunden zählten. Nach Ansicht meines Vaters war Indien zu lange von außen regiert worden und hatte nicht genug Erfahrung, um sich selbst zu regieren. Er befürchtete, wie sich herausstellen sollte, mit Recht, dass vieles von dem großen kulturellen Erbe Indiens durch modernistische Kräfte hinweggefegt werden und es zu religiösen Zwistigkeiten unter Politikern kommen würde. Bei aller Kritik hatten sich die Briten selten eingemischt, wenn es um die heiligen indischen Traditionen ging. Aus diesen Gründen gehörte mein Vater der vergangenen, man könnte fast sagen altindischen Lebensordnung an.

Wenn ich mit Menschen rede, die meinen Vater in der Dreißigerjahren gekannt haben, und die Berichte der *Yogashala* lese, bin ich immer wieder erstaunt über seine großartige Arbeit. Binnen weniger Jahre bildete er eine Reihe sorgsam ausgewählter Schüler zu Assistenten aus und zog zunehmend mehr Schüler an. Er unternahm Vortrags- und Demonstationsreisen in entlegene Distrikte und weit entfernte Städte. Auch andere Maharadschas suchten seinen Beistand als Lehrer und spiritueller Berater. Sein Yoga-Unterricht stand Menschen aller Altersstufen und Berufsstände offen, wobei er den Ärmsten finanziell entgegenkam und sie besonders ermutigte.

Aus den Briefen, die mein Vater erhielt, wird ersichtlich, dass er versuchte, die Menschen auf vielen Ebenen anzusprechen, auch auf der patriotischen. Ein Lehrer an einer natur- und geisteswissenschaftlichen Einrichtung erinnerte sich, dass mein Vater einmal sagte: »... Yoga gibt nicht nur dem Körper Kraft, sondern festigt auch den Geist der Menschen, was für die allseitige Entwicklung eines jeden Landes notwendig ist«, und »der gegenwärtige miserable Zustand unserer Nation liegt an der Vernachlässigung und Geringschätzung dieses uralten Systems.« Ein Richter meinte, dass Krishnamacharyas Yoga-Übungen für die verarmte indische Bevölkerungsmehrheit von unschätzbarem Wert und für die Entwicklung auf dem Lande unerlässlich seien.

Krishnamacharyas Yoga-Demonstrationen fanden in Schulen, Krankenhäusern, sogar in Militäreinrichtungen statt, in denen britische Offiziere stationiert waren. Bei all seinen Unternehmungen hatte er die uneingeschränkte Unterstützung des Maharadschas. Dieser finanzierte die *Yoga-shala* und die Vortragsreisen meines Vaters. Er verfügte sogar, dass Yoga in allen Schulen im Staate Mysore gelehrt werden solle. Auch beauftragte er meinen Vater, eine ganze Buchreihe über Yoga zu verfassen.

Nach Auskunft meiner Mutter schrieb er das erste Buch, die *Yoga Makaranda*, in sieben Tagen, wobei er Tag und Nacht arbeitete. Der Maharadscha sorgte für die Fotografien, und das Buch wurde 1934 vom Palast gedruckt und umsonst verteilt. Anschließend wurde es in mehrere indische Sprachen übersetzt. Die in unserem Besitz befindliche Ausgabe der *Yoga Makaranda* ist unvollständig, da sie nur den ersten Band der Buchreihe umfasst. Es ist ein faszinierendes Werk, weil selbst die komplexesten Gedankengänge mit solcher Klarheit ausgedrückt werden, dass sie auch für einen normalen Leser verständlich werden.

Während dieser Jahre war Krishnamacharya ein eiserner Traditionalist. Beispielsweise hielt er es für überflüssig, einem Mädchen ein Horoskop zu stellen, sofern es zu Beginn der Pubertät noch unverheiratet war. Auch war er jemand, der sich seiner Arbeit voll und ganz verschrieben hatte. Perfektionist, der er war, ließ er sich von niemandem in seinen Unterricht hineinreden. Meine Mutter berichtete, dass manche Leute ihm schleunigst aus dem Weg gingen, wenn er entschlossenen Schrittes die Straße entlangkam. Sie fürchteten sein heftiges Temperament, ja selbst seinen Blick. Wenn er und meine Mutter eine Bahnreise unternahmen – immer erster Klasse –, blieben die ihn begleitenden Lehrerstudenten während der ganzen Fahrt stehen. Sie wagten es nicht, sich in seiner Gegenwart zu setzen. Andererseits hatte er eine wundervolle Art, mit Kindern umzugehen. Er benutzte eine, besonders für Kinder und Jugendliche geeignete, spezielle Yoga-Praktik, *vinyasa krama* genannt. Hierbei handelt es sich um eine Abfolge kontinuierlich fließender, kraftvoller Bewegungen, denn meinem Vater war bewusst, dass Kinder sehr lebhafte Übungen brauchten. Selbst wenn er ungeduldig wurde, fand er für sie stets freundliche, liebevolle Worte. Kinder hatten nie Angst vor ihm.

Zwei seiner damaligen Schüler sollten später für die Zukunft des Yoga enorme Bedeutung erlangen – die eine akzeptierte er allerdings nur mit größter Zurückhaltung.

Der andere war sein Schwager, mein Onkel, B. K. S. Iyengar. Er kam als Jugendlicher zu uns, um von meinem Vater Yoga zu lernen, was er mit großer Ernsthaftigkeit und Begeisterung tat. Nach wenigen Jahren machte sich Iyengar selbstständig, was für ihn zunächst mit großen Entbehrungen verbunden war. Ende der Dreißigerjahre lernte er jedoch den berühmten Geiger Yehudi Menuhin kennen, als dieser Indien besuchte. Der Musiker hatte immer wieder gesundheitliche Probleme, wovon eine Sehnenscheidenentzündung an einer Hand ihm die meisten Sorgen bereitete. Unter Iyengars Anleitung verschwand das Problem, und Yehudi Menuhin wurde ein ernsthafter, engagierter Praktizierender und Befürworter des Yoga.

Menuhin lud Iyengar nach Europa ein, wo er ihn mit Leuten bekannt machte, die ebenfalls von ihm im Yoga unterrichtet werden wollten; einige von ihnen wurden später selber Lehrer. Mein Onkel verbreitete die Botschaft des Yoga mit größtem Erfolg. Seine Beherrschung der schwierigsten Yoga-Haltungen beeindruckte sein westliches Publikum, und man sah ihn häufig in Filmaufnahmen und auf Fotos. Es gelang ihm auch ausgezeichnet, Sinn und Bedeutung des Yoga in seinen Büchern darzustellen, ganz besonders in dem Buch *Licht auf Yoga*, das weltweit ein Bestseller wurde. Darüberhinaus gründete Iyengar mehr als zweihundert Yoga-Schulen in aller Welt.

Die Person, die mein Vater zunächst nicht unterrichten wollte, war eine mit einem ausländischen Diplomaten verheiratete Amerikanerin. Wir kennen sie heute als Indra Devi. Sie war und ist immer noch eine äußerst einfallsreiche, vitale und zielstrebige Person. Indra Devi war ursprünglich Tänzerin gewesen und ihre Lehrerin war Isadora Duncan. Durch die Schriften von Madame Blavatsky und anderen Begründern der Theosopie entwickelte Indra Devi ein starkes Interesse an indischer Philosophie. Sie war fest entschlossen, bei Krishnamacharya zu studieren, und er war ebenso entschlossen, sie nicht zu unterrichten. Doch sie war mit dem Maharadscha befreundet und dieser drängte meinen Vater, sie als Schülerin zu akzeptieren. Auch die Unabhängigkeit meines Vaters hatte ihre Grenzen; wenn der Maharadscha auf etwas bestand, musste man gehorchen.

Krishnamacharya legte bei Indra rigorose Maßstäbe an, was Ernährung, Verhalten und Studium betraf. Doch mit der Zeit schätzte er sie als eine seiner fähigsten Schülerinnen und engsten Freundinnen. Auch sie wurde eine der größten Yoga-Lehrenden dieses Jahrhunderts. Man kann sicher sagen, dass die meisten heutigen Yoga-Schülerinnen und -Schüler im Westen von Lehrenden beeinflusst sind – nun schon in der zweiten oder dritten Generation –, die von Iyengar und Devi ausgebildet wurden.

Der Maharadscha fragte meinen Vater auch in Dingen um Rat, die nichts mit Yoga zu hatten. Gelegentlich fuhren vor unserem Haus große europäische oder amerikanische Limousinen vor, denen entweder hohe Amtsträger entstiegen, die Krishnamacharyas Rat suchten, oder die meinen Vater zum Palast bringen sollten. In jenen Tagen, gab es in Mysore nur wenige Automobile, weshalb die Nachbarn von unserem Haus als dem »Haus der Limousinen« sprachen. Eine der schwierigsten Aufgaben, die mein Vater für den Maharadscha übernommen hatte, schilderte er viele Jahre später einem französischen Interviewpartner folgendermaßen:

> Ich habe viele philosophische Debatten und Diskussionen mit allen möglichen Experten geführt; doch die Auseinandersetzung mit den Jainas (Anhängern einer religiösen, nicht-hinduistischen Tradition Indiens) bleibt mir unvergesslich.
>
> Es war in Mysore im Jahr 1930: Virupaksha Shastri vom *College of Sanskrit*, einer meiner Kollegen und Mitglied einer shivaistischen Sekte, erwarb vor langem die Befähigung *vajapeya yajna* durchzuführen, ein mit einem Opfer verbundenes Fruchtbarkeitsritual zur Verehrung der Sonne, das ein langes Leben und Wohlstand garantieren soll.

Der Maharadscha hatte eine große Summe Geld zur Verfügung gestellt, um dieses Ritual am Ufer des reißenden Flusses Tungabhadra abhalten zu lassen. Nun war aber vor kurzem eine Gruppe von Jainas in dieser Region eingetroffen. Nachdem die Jainas von dem bevorstehenden Opferritual erfahren hatten, mischten sie sich unter die Menschenmenge, die sich am Fluss versammelte. Dort sollte das Opfertier, eine Kuh, mit viel Gepränge für das Ritual vorbereitet werden. Die Jainas aber fingen an, die Menge mit religiösen Einwänden gegen das Opferritual aufzuwiegeln.

Gewalt gilt im Allgemeinen allen Brahmanen als etwas Verbotenes, doch nicht im Falle dieses speziellen Rituals, das in den heiligen Schriften besondere Erwähnung findet. Fanatisch ihrer Doktrin folgend, die jegliche Gewalt gegen Lebewesen untersagt (Gewaltverzichtsgebot *ahimsa*), wollten die Jainas das Opfer verhindern. Als offenkundig wurde, dass sich die Situation am Fluss zuspitzen könnte, wurde ich von einem Beamten des Maharadscha dort hingeschickt, um zu vermitteln.

Eingedenk der Ermahnung meiner Frau, dass die *Bhagavad Gita* lehre, seine Pflichten nie abzulehnen oder zu umgehen, ging ich zum Fluss, um die Jainas zum Gehen zu bewegen.

Da ich um den Ruf der Jainas wusste, hatte ich um Polizeischutz gebeten. Ich wusste, wozu religiöser Fanatismus führen kann. Als Vorsichtsmaßnahme »verkleideten« wir die Polizisten mit der Heiligen Schnur und der Gesichtsbemalung der Shivaiten, so dass sie wie deren Anhänger aussahen. So gingen wir zusammen zum Fluss.

Die Situation war bereits gefährlich aufgeheizt, dennoch kam es zu einer Dikussion. Da ich wusste, dass ihr Glaubenseifer sie blind machte, sagte ich den Jainas, dass wir alle eine heilige Achtung vor dem Gebot des Gewaltverzichts hätten. Doch sie sollten bedenken, dass auch sie zuweilen Insekten, Skorpione und Schlangen töteten. Ich nannte ihnen auch Beispiele, bei welchen Gelegenheiten Gewalt als Teil einer Maßnahme zum größeren Wohle unverzichtbar war; etwa bei der Geburt eines Kindes, in der Chirurgie, als gesetzliche Strafmaßnahme und so fort. Ich erinnerte sie daran, dass die Auswirkungen solcher Maßnahmen zum größeren Wohle nicht nur physisch, sondern auch psychologisch und spirituell von Bedeutung waren.

All diese Argumente erwogen sie sorgfältig und waren schließlich, trotz ihres legendären Pazifismus, bereit, die Rechte jener zu achten, deren Anschauungen von den ihren abwichen. Als die Ruhe wiederhergestellt war, willigten sie in eine Diskussion ein, in der jede Gruppe ihre Ansichten ohne Behinderungen durch die andern vortragen konnte.

Abgesehen von der Unterstützung, die der Maharadscha seinem Unterricht angedeihen ließ, versuchte mein Vater nie Vorteile aus seiner engen Beziehung zu ihm zu ziehen. Einmal wollte der Maharadscha ihm ein ansehnliches Stück Land schenken, doch mein Vater wies es zurück. Auch ein prächtiges Pferd traf eines Tages als Geschenk ein – und wurde zurückgeschickt. Bei einer anderen Gelegenheit überreichte die Maharani, die Königin, meinem Vater ein paar herrliche Juwelen, und auch diese gab er zurück. Als einzige Gunstbeweise akzeptierte er Geschenke in Form von Früchten, Gemüse und Blumen. Alle Dinge von größerem Wert hätten Abhängigkeit und Verlust seiner Autonomie bedeutet.

Doch seine wenig opportunistische Haltung verschonte Krishnamacharya keineswegs vor Palastintrigen. Es gab Angestellte bei Hof, die üble Gerüchte über ihn verbreiteten und versuchten, Leute davon abzuhalten, uns zu besuchen. Meinen Vater ließ das unberührt. Er sagte oft: »Ich kann nicht scheitern!« Damit meinte er, dass er immer für sich sorgen können würde, sei es mit oder ohne die Unterstützung der Mächtigen.

Die Entschiedenheit und Unabhängigkeit meines Vaters erwiesen sich Ende der Dreißigerjahre als unschätzbare Eigenschaften. Sein Freund Krishnaraja Wodejar starb 1940, und dessen Thronerbe zeigte weit weniger Interesse an Yoga. Zwar nahm er selbst Unterricht bei meinem Vater und die Yoga-Schule im Jaganmohan-Palast existierte weiter, doch mein Vater erhielt keine finanzielle Unterstützung mehr für die Veröffentlichung von Texten und das Aussenden von Lehrer-Teams in entlegene Städte und Dörfer.

Inzwischen hatte unsere Familie Zuwachs erhalten. Das erste Kind, mein älterer Bruder, wurde 1931 geboren. Kurz bevor meine Mutter niederkam, machte mein Vater eine Pilgerreise nach Tirupathi, um zu dem Gott Srinivasan zu beten. Unmittelbar nach der Geburt meines Bruders kehrte er zurück und, noch bevor man ihm davon berichten konnte, verkündete er, dass sein Sohn nach dem Gott Srinivasan benannt werden sollte. Sowohl die Geburt eines Sohnes als auch dessen Name waren ihm im Traum offenbart worden. Zwischen 1931 und 1952 gebar meine Mutter noch drei Jungen und drei Mädchen, und jedes Mal wurden meinem Vater die Namen im Traum geoffenbart.

Auf diese Weise kam mein Vater der Verpflichtung gegenüber seinem Guru – zu heiraten, Kinder großzuziehen und ein Lehrer des Yoga zu werden – getreulich nach. Dreimal hatte man ihm die Stelle des Swami des *Parakala Math* angeboten, jene hohe Position, die auch sein Großvater einst innehatte. Doch aufgrund des Versprechens, das er Jahre zuvor in Tibet gegeben hatte, lehnte er jedes Mal ab.

Ich wurde 1938 als zweiter Sohn geboren. Meine frühesten Erinnerungen an meinen Vater sind anders als die der meisten Kinder an ihren Vater, denn er war damals schon Anfang fünfzig. Er erschien mir eher wie ein Großvater. Auch arbeitete er sehr viel und war normalerweise nicht zu Hause; die Kindererziehung war weitgehend meiner Mutter überlassen. Ich habe Krishnamacharya als strengen Vater in Erinnerung. Doch wie ich von anderen gehört habe, die uns damals kannten, waren wir Kinder auch recht ungezogen.

Wenn jemand einen professionellen Sportler zum Vater hat, wird von ihm natürlicherweise erwartet, dass er Sport treibt, so wie das Kind eines Musikers kaum dem Musikunterricht entgehen wird. In ähnlicher Weise wird vom Sohn eines Yoga-Lehrers erwartet, dass er seine ihm aufgegebenen Übungen macht. In einer meiner ersten Kindheitserinnerungen sehe ich mich, wie ich das Üben meiner *asana*-Praxis verweigerte und wegrannte. Ich war ein sehr schneller Läufer. Als mein Vater mich schließlich eingefangen hatte, nahm er einen Strick und band mich damit im Lotossitz (*padmasana*) fest, eine der wichtigsten yogischen Sitzpositionen. So ließ er mich eine Weile sitzen, damit ich über mein Verhalten nachdenken sollte.

Es gibt noch andere frühe Erinnerungen. Selbst nach indischen Maßstäben war mein Vater von ziemlich kleiner Statur, dennoch erschien er mir stets als der größte Mann in einem Raum. Auch war er ungewöhnlich stark. Als wir einmal zu einem drei Kilometer entfernten kleinen Bauerngehöft gingen, trug er auf jeder Schulter einen schweren Wasserkrug, als wäre dies ein Leichtes. Verwandte und Nachbarn waren oft pikiert darüber, dass er die niedersten Arbeiten verrichtete wie Holzhacken oder seine Kleider waschen; für einen Brahmanen – einen Angehörigen der obersten Kaste – war das eigentlich undenkbar. Aber Krishnamacharya hatte, wie bereits erwähnt, selbst in seinen konservativsten Jahren, keinerlei Verständnis für das Kastenwesen.

Seine große Liebe galt dem Gärtnern. Er pflanzte auf unserem Grundstück vor dem Haus Gemüse und Blumen an, die er Verwandten und Freunden schenkte, die zu Besuch kamen. Während der Gartenarbeit brachte er uns Kindern Sanskrit bei. Unsere Bildung lag ihm sehr am Herzen, und er wollte auch, dass wir uns mit modernen Ideen und westlichen Wissenschaften beschäftigten. Ich hatte von Anfang an Probleme mit der englischen Sprache. Obwohl sich mein Vater für diese Sprache nicht interessierte, setzte er sich mit mir stundenlang hin und brachte mir das englische Alphabet bei.

Der geregelte Gang seines Lebens in Mysore als Lehrer, Heiler und spiritueller Berater kam für meinen Vater 1947 zu einem abrupten Ende. Denn als Indien schließlich unabhängig wurde, war eine der ersten Amtshandlungen der neuen lokalen Regierung die Entmachtung des Maharadschas. Nicht lange danach schlossen sie auch die *Yogashala.* Dieser Akt richtete sich nicht gegen meinen Vater persönlich; der Ministerpräsident des Bundesstaates, der die Finanzmittel für die Schule gestrichen hatte, kam sogar zu meinem Vater, um sich von ihm wegen einer Verletzung behandeln zu lassen. Die Behandlung war so erfolgreich, dass er ihm fünftausend Rupien geben wollte, was für die damalige Zeit sehr viel Geld war. Doch Krishnamacharya lehnte mit der Bemerkung ab: »Ich arbeite nicht für Geld. Ich brauche kein Geld. Geben Sie es den armen Schülern der Yoga-Schule!« Doch die Schule wurde zu sehr mit der alten Ordnung identifiziert, und diese sollte ja beseitigt werden. Selbst die Staatsgrenzen wurden neu gezogen, und Mysore umfasste danach ein Gebiet, das dem heutigen Staat Karnataka entspricht.

Mein Vater akzeptierte die Veränderungen mit Gefasstheit, einschließlich seines Verlustes von Stellung und Einkommen. Wieder einmal stand er vor schwierigen Herausforderungen. Gerade sechzig geworden, sah er sich gezwungen, viel herumzureisen, um Schüler zu finden und für seine Familie und die Ausbildung seiner Kinder Geld zu verdienen. Ich erinnere mich, wie er von diesen Reisen oft fahl vor Müdigkeit zurückkam; es war die einzige Zeit – abgesehen vom hohen Alter –, in der er mir nicht kerngesund erschien. Dennoch klagte er nie.

Ich war bei seiner letzten Vorlesung und Demonstration, die er im Jaganmohan-Palast abhielt, anwesend. Hunderte von Menschen füllten die riesige Halle, und seine Worte im reinsten klassischen Sanskrit durchströmten den Raum wie ein majestätischer Fluss. Die Menschen hörten gebannt zu, obwohl kaum einer von ihnen ein Wort verstand, denn Sanskrit wurde nur noch von wenigen beherrscht. Am Schluss richtete Krishnamacharya, wie es seine Art war, Fragen in Bezug auf seine Rede an einzelne Personen, die er sich herauspickte. Ein besonders kluger Bursche fand damals meine Bewunderung; verlegen schüttelte er den Kopf und sagte: »Was Sie gesagt haben, Professor, ist so tiefsinnig, dass ich erst gründlich darüber nachdenken muss.«

Die Unabhängigkeit Indiens beendete eine großartige Zeit im Leben meines Vaters. Sie brachte jedoch auch einen Neubeginn, eine Zeit großer Veränderungen für ihn und alle, die zu ihm in den Unterricht kamen. Fest gegründet in seinem Glauben an Gott und seinem Engagement für den Yoga, konnte Krishnamacharya immer und überall verkünden: »Ich kann nicht scheitern!«

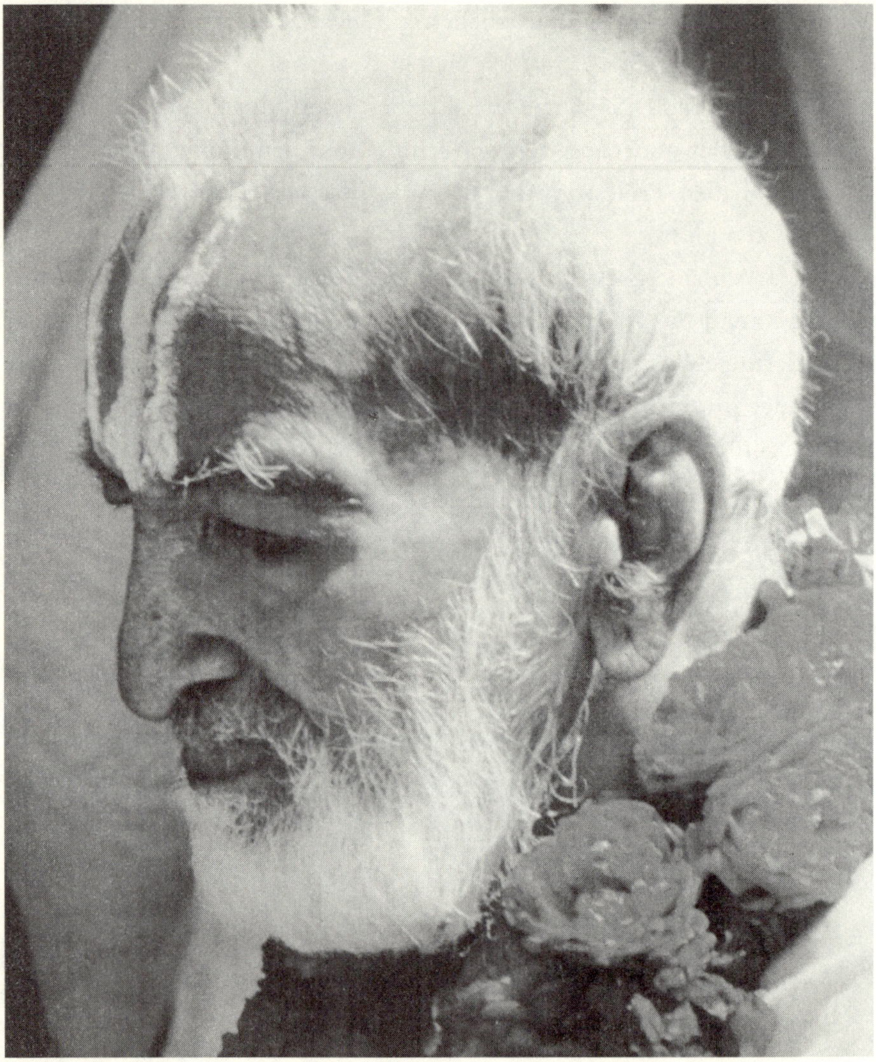

Krishnamacharya, Chennai, 1988

FÜNFTES KAPITEL

EINE YOGISCHE SICHT VON GESUNDHEIT

Ich halte es für das Wichtigste,
dass wir dafür sorgen, gesund zu bleiben,
damit wir die Nahrung, die wir essen,
verdauen können, damit wir gut schlafen und
uns an das erinnern, was man uns gelehrt hat
und was wir gelernt haben.

Wenn wir zum klaren Nachthimmel hinaufschauen, liegt das Universum vor unseren Augen ausgebreitet. Wir erkennen die helleren Planeten, den Polarstern und die vertrauten Sternbilder. Unser Sehfeld wird heute noch durch Teleskope vergrößert, die sowohl auf der Erde wie im Weltraum stationiert sind, wodurch wir uns ein erstaunlich gutes Bild von den Ereignissen und Objekten in den entferntesten Regionen des Kosmos machen können.

Dank der im zwanzigsten Jahrhundert entwickelten Radioteleskope, können wir das uns umgebende Universum sogar »hören«. Durch das Wahrnehmen von Radiowellen hat sich uns eine völlig neue und andersartige Erkenntnismethode eröffnet. Wenn man die Klänge des Universums per Computer in visuelle Bilder übersetzt, erhält man eine erstaunlich andersartige Konfiguration seiner Ordnung. Vertraute Sternbilder und Galaxien verschwinden, und neue faszinierende Muster entstehen, die einen Kosmos des Klangs bilden.

Doch die Art, wie wir das Universum »sehen«, und die Art, wie wir es »hören«, widersprechen sich keinesfalls. So wie die beiden Sinne, das Sehen und das Hören, unser Verständnis von der uns umgebenden Welt vertiefen und erweitern, so bereichern auch die beiden Formen astronomischer Beobachtung unsere Kenntnisse des Universums, das die Menschen schon immer mit Staunen und Ehrfurcht erfüllt hat.

Diese zweifache Fähigkeit zur Erkundung der unendlichen Geheimnisse des Universums hat – zumindest metaphorisch gesehen – ihre Parallele in der Ergründung unseres intimsten Geheimnisses: des menschlichen Wesens. Wie sind wir strukturiert, wie funktionieren wir? Wo liegt die Ursache für unser physisches und psychisches Leid, und wie können wir unser Wohlbefinden zurückgewinnen? Wo sind die Grenzen unserer Fähigkeiten, wenn es denn welche gibt? Wo ist unser Platz in diesem gewaltigen Universum, Gottes unermesslicher Schöpfung – und wie finden wir ihn?

Natürlich kann uns diese Fragen niemand mit Gewissheit beantworten. Doch unser Jahrhundert bietet allen, die ernsthaft nach Antworten suchen, die besten Voraussetzungen. Wir verfügen heute über zwei unterschiedliche Herangehensweisen an diese Fragen: Zum einen sind dies die geistigen Errungenschaften und ausgezeichneten Instrumente der modernen Wissenschaft; zum anderen ein mehrtausendjähriges Erbe menschlicher Erfahrung und Weisheit, die von Gott inspiriert und unter Mühen erworben wurden. Kurz gesagt, wir besitzen zwei umfassende Systeme zur Ergründung des Menschen.

Ist unser Untersuchungsgegenstand die menschliche Gesundheit, bezeichnen wir den »modernen«, »wissenschaftlichen« Ansatz üblicherweise als allopathisch, während wir die alten, doch keineswegs veralteten Methoden traditionell nennen. Sie schließen sich nicht gegenseitig aus, wie immer mehr aufgeschlossene Therapeuten beider Herangehensweisen erkennen. Genau wie sich die Fähigkeiten des Sehens und Hörens ergänzen, können sich die allopathischen und traditionellen Systeme wechselseitig unterstützen und befruchten.

Andererseits muss man zugeben, dass es für jemanden, der jahrelang in einem bestimmten System ausgebildet wurde, nicht leicht ist, sich ein anderes anzueignen und es in das seinige zu integrieren. Das ist, wie wenn jemand, der sein Leben lang in Englisch gedacht, gesprochen und geschrieben hat, versucht, sich Sanskrit anzueigenen oder umgekehrt. Ich spreche aus eigener Erfahrung. Als ich meinen Vater zum ersten Mal bat, mich in Yoga zu unterrichten, waren meine ganze Bildung und mein frühes geistiges Rüstzeug vollkommen von westlicher Wissenschaft und Technologie geprägt. Und Krichnamacharya hatte große Zweifel, ob er mich als Schüler haben wollte.

Doch um zu erklären, wie es schließlich doch zu meinem Studium bei ihm kam, möchte ich den Faden von Krishnamacharyas Lebensgeschichte dort wieder aufgreifen, wo er Mysore verlassen hatte.

Für ein paar Jahre ließ er sich in Bangalore nieder. In dieser herrlichen Stadt, einige hundert Kilometer östlich von Mysore entfernt, ging er weiter seinem Beruf als Yoga-Lehrer und Heiler nach. Aber es war keine leichte Zeit für ihn. Bangalore ist eine der zukunftsorientiertesten Städte Indiens und heute Zentrum für hoch entwickelte Computer-Software, eine der weltweit wichtigsten Industriezweige. Während der ersten Jahre der Unabhängigkeit, in denen es Indien mit der Entwicklung zu einer modernen Industrie-Nation sehr eilig hatte, fanden sich nur wenige Schüler, die Interesse hatten, die alten Traditionen mit einem alternden Yogi zu studieren. Doch 1952 lud Indiens bekanntester Rechtsgelehrter, der auch an der Ausarbeitung der indischen Verfassung beteiligt war, Krishnamacharya ein, nach Chennai überzusiedeln. Dieser angesehene Anwalt suchte die Hilfe meines Vaters, um von einem Schlaganfall zu genesen. Andere führende Persönlichkeiten taten es ihm gleich und wollten sich ebenfalls Krishnamacharyas anerkannte Fähigkeiten als Heiler zunutze machen.

Mein Vater nahm die Einladung an und war den Menschen von Chennai dafür sein Leben lang dankbar. Er wurde von nun an hauptsächlich als Heiler konsultiert, traf sich aber auch weiterhin mit anderen Gelehrten und wenigen Schülerinnen und Schülern, die an einem ernsthaften Studium des Yoga interessiert waren.

Chennai war für Krishnamacharya die ideale Umgebung. Es ist die viertgrößte Stadt Indiens, eine geschäftige Hafenstadt am Golf von Bengalen, Ausgangspunkt eines regen Handels mit allen Teilen der Welt. Gleichzeitig ist Chennai, Hauptstadt des Staates Tamil Nadu, ein äußerst lebendiges Zentrum spiritueller, künstlerischer und intellektueller Aktivitäten – und dies bereits seit Jahrhunderten. Überall trifft man auf Toleranz und echten Forschergeist. Hier soll Jesus' skeptischer Jünger, bekannt als »ungläubiger Thomas«, seine Mission gegründet haben; eine wundervolle christliche Kirche steht heute an der Stelle, wo er gestorben sein soll. Hindus, Moslems, Buddhisten, Jainas und Anhänger jedweder anderen Religion haben hier, bis auf ganz wenige Ausnahmen, friedlich und in gegenseitiger Achtung zusammengelebt. In Chennai gründete Annie Besant den Hauptsitz der Theosophischen Gesellschaft; weiterhin beherbergt die Stadt unzählige Lehreinrichtungen – von der großen Universität von Madras über technische und berufsbildende Schulen bis zu Colleges für alte Sprachen. Es gibt Schulen, die sich der Pflege und Förderung von Kunst, Tanz und Theater widmen, und Zentren, die den Lehren so großer Gelehrter wie Ramakrishna und Vivekananda verpflichtet sind.

Krishnamacharya, nun in seinen Sechzigern, lebte in Chennai in recht einfachen Verhältnissen und fuhr fort zu lehren, zu heilen, zu studieren und seine Andachten zu verrichten. Er machte auch, zumindest in den Augen derer, die ihn aus Mysore kannten, eine erstaunliche Wandlung durch. Zuvor stand er allgemein in dem Ruf, auf andere einschüchternd zu wirken – Menschen fürchteten seine Strenge und aufbrausende Art. Die Strenge behielt er bei, zumindest was die rigorosen Maßstäbe betraf, die er im Allgemeinen an sich und an die Praxis seiner Schülerinnen und Schüler anlegte. Doch seine Strenge wurde nun durch eine Güte und eine Sanftmut gemildert, die alte Freunde und Familienangehörige in Erstaunen versetzten. Kurzum, Krishnamacharya wurde altersmild. Menschen, die nur die gütige und sanfte, beinahe lockere Art seiner späteren Jahre erlebten, konnten kaum glauben, dass er einmal recht Furcht einflößend gewirkt hatte.

Was mich betrifft, ich war in Mysore geblieben, um an der dortigen Universität zu studieren und einen Abschluss in Ingenieurwissenschaften zu machen. Meine Familie war mit dieser Studienrichtung voll und ganz einverstanden. Die meisten meiner Freunde studierten dasselbe Fach, so dass ich mich auf keinen Fall einsam fühlen würde. Nach Abschluss des Studiums fand ich auch sofort eine gute Stelle und war drauf und dran deshalb nach Nordindien umzuziehen. Doch anlässlich eines Besuchs bei meinen Eltern fragte mich mein Vater, warum ich nicht in Chennai bleiben und mir dort Arbeit suchen wolle. Ich fand diese Idee nicht übel. Genau wie mein Vater, mochte ich die Stadt und ihre Menschen, und ich wollte auch gerne in der Nähe meiner Familie sein. Mit Hilfe der Beziehungen meines Vaters fand ich bald bei einer dänischen Firma eine Stelle, und so ließ ich mich in Chennai nieder.

Mein Leben verlief sehr angenehm. Ich hatte eine gute Arbeit, einen gewissen Status und führte ein äußerst geselliges Leben – meine Mutter fand immer, ich hätte zu viele Freunde. Mein Vater freute sich für mich. Doch eines Tages, geschah etwas höchst Bemerkenswertes.

Ich war zu Besuch bei meinen Eltern und saß mit meinem Vater vor ihrem Haus. Da fuhr ein riesiger amerikanischer Wagen vor, der kaum durch die schmale Straße passte. Heraus sprang eine große Frau mittleren Alters, in einem bunten Kleid. Sie stürmte auf meinen Vater zu, umarmte ihn aufs Herzlichste und rief aus: »Danke, Professor! Ich bin Ihnen ja so dankbar!«

Der Anblick einer großen weißen Frau – sie stammte, wie sich herausstellte aus Neuseeland –, die einen kleinen, älteren, halbnackten Brahmanen umarmte, war an sich schon Aufsehen erregend. Doch für jeden, der meinen Vater persönlich kannte, war ein solches Verhalten unvorstellbar. Aber er lächelte nur und behandelte die Frau sehr zuvorkommend. Nachdem sie gegangen war, bat ich meinen Vater, mir das Vorgefallene zu erklären.

»Sie litt an Schlaflosigkeit«, sagte er. »Sie konnte kaum noch schlafen, nicht einmal mit starken Tabletten. »Sie kommt zu mir zum Yoga-Unterricht und wollte mir nun mitteilen, dass sie seit einigen Nächten wieder gut geschlafen hat, so gut wie seit zwanzig Jahren nicht.«

Ich war fasziniert. Ich wusste natürlich um den Ruf meines Vaters als Heiler, hatte jedoch selten miterlebt, wie jemand seine Dankbarkeit auf so ergreifende Weise ausdrückte.

»Vater«, sagte ich, »ich will darüber mehr wissen. Du musst mich unterrichten.«

Er war sehr zögerlich. Er wusste, dass ich beruflich sehr eingespannt war und zudem ein geselliges Leben führte. Ich nehme an, dass er hinter meinem Wunsch nur Neugier, kein ernsthaftes Interesse vermutete. Doch ich blieb hartnäckig. Es gehörte immer zu Krishnamacharyas ehernen ethischen Grundsätzen, keinen Schüler und keine Schülerin abzuweisen, sofern er oder sie ernsthaft interessiert war. Um mich zu prüfen, stellte er mir schwierige Bedingungen. So sollte ich jeden Morgen um Punkt drei Uhr zum Unterricht erscheinen. Er war schon immer pedantisch auf die Pünktlichkeit seiner Schüler bedacht. Wenn ich auch nur ein, zwei Minuten zu spät gekommen wäre, hätte er den Unterricht für beendet erklärt. Auch verlangte er von mir, dass ich mich meinen Studien mit voller Aufmerksamkeit und Hingabe widmete.

Doch auch ich stellte eine Bedingung. Ich sagte Krishnamacharya, dass ich Patanjalis *Yoga Sutras* studieren wolle, allerdings ganz ohne religiöses Beiwerk – keine Gebete, keine Mantras, keine Erwähnung Gottes. Er stimmte bereitwillig zu. Wie bereits angedeutet, konnte Krishnamacharya problemlos gleichzeitig der frömmste und der toleranteste Mensch sein.

Und so begann im September 1961 der Unterricht bei meinem Vater, der fast bis zu den letzten Stunden seines Lebens andauern sollte, als er, achtundzwanzig Jahre später, in ein Koma fiel und bald danach starb.

Da ich die wichtigsten Konzepte und Praktiken des Yoga hier nur grob umreißen kann, lässt sich der Umfang unserer gemeinsamen Studien nur andeuten. Im Großen und Ganzen umfassten sie drei Bereiche. An erster Stelle standen *asana, pranayama* und verwandte Körperpraktiken, was täglich drei oder mehr Stunden beanspruchte. Als Zweites kam das Studium der wichtigsten historischen Texte und Kommentare zum Yoga. Später kamen dann noch Texte aus den Veden, Upanischaden und anderen spirituellen, philosophischen und literarischen Werken hinzu. Alle Texte musste ich zuerst vollständig auswendig lernen, bevor mein Vater sie mir erklärte. Schließlich trug mir mein Vater auf, bestimmte Texte zu lesen und mir dazu Notizen zu machen. Dabei erfuhr ich viel über Diagnose, Ernährung und ayurvedische Heilpraktiken, einschließlich der Anwendung von Kräutermedizin und Heilbehandlungen mit Ölen.

Im Verlauf dieser Studien wurde mir klar, was mein Vater meinte, wenn er sich lediglich als Schüler des Yoga bezeichnete und niemals als *Yogin* oder Meister. Denn auch er hörte niemals auf zu studieren, zu forschen und zu experimentieren. Dies traf besonders auf das letzte Drittel seines Lebens zu. In Mysore hatte er mit der Schule und seinen Verpflichtungen gegenüber dem Maharadscha enorm viel zu tun gehabt. In Chennai fand er mehr Zeit, um sich seinen Studien zu widmen. Äußerlich war er zwar milder geworden; innerlich aber schienen ihn seine Neugierde und sein Schaffensdrang mit zunehmendem Alter mit immer größerer Rastlosigkeit zu erfüllen.

Rückblickend bin ich mir nicht sicher, ob ich mich auf dieses Studium je eingelassen hätte, wenn ich eine Vorstellung davon gehabt hätte, welchen Umfang an Wissen es einschloss. Das war sicher auch einer der Gründe, warum mein Vater in seinem Leben so wenige langjährige Schülerinnen und Schüler hatte. Das umfangreiche Wissen schreckte viele ab. Allerdings hatte mein Vater die Gabe, genau abschätzen zu können, was und wie viel ein Schüler in einem bestimmten Stadium aufnehmen konnte. Als ich mit ihm zum ersten Mal die *Yoga Sutras* las, was vier Jahre dauerte, erwähnte er kein einziges Mal Gott oder andere religiöse Bezüge. Dies sollte sich jedoch ändern, als wir Patanjalis großes Werk in den folgenden Jahrzehnten noch sechs weitere Male durcharbeiteten.

Anfangs bestand mein Problem einfach darin, den enormen intellektuellen Sprung hinein in Krishnamacharyas Tradition zu schaffen – in Konzepte und Vorstellungen, die mir völlig fremd waren. Ich will ein Beispiel nennen: In der westlichen Physiologie ist es ein anerkannter Grundsatz, dass das Herz die Pumpe für die Blutversorgung ist und die anderen Organe dadurch erst funktionieren können, und zwar einschließlich der Lunge – anders ausgedrückt, das Herz pumpt das Blut in die Lunge. In Krishnamacharyas System ist die Lunge die Pumpe, die das Herz antreibt. Dies steht allem, was wir wissen, entgegen, und doch ist es ein Grundkonzept, das Teil eines in sich stimmigen Gesamtsystems ist, welches auf der bewussten Einbeziehung von Atem, Körper und Geist beruht. Wir alle wissen aus eigener Erfahrung, dass wir durch Regulierung der Atmung das Tempo des Herzschlags verlangsamen können. Lässt das etwa die moderne, wissenschaftliche Sichtweise von der Funktion des Herzens unrichig werden? Keineswegs. Ähnlich hat auch Krishnamacharyas Vorstellung von der Lunge als Hauptpumpe praktische und weit reichende Implikationen innerhalb seines Yoga-Systems. Wie bereits angedeutet, handelt es sich bei beiden Sichtweisen, ähnlich wie beim »Sehen« und »Hören« des Universums, um zwei völlig verschiedene Beobachtungs- und Interpretationssysteme, von denen jedes im entsprechenden Kontext seine Gültigkeit hat.

Die größte Hilfe bei diesem Perspektivenwechsel in die Tradition meines Vaters leistete mir ganz unbeabsichtigt mein jüngerer Bruder. Sribhasyam, der ebenfalls eine westliche Bildung genossen hatte, begann vor mir bei meinem Vater zu studieren. Damals konnte ich zuweilen durch die Tür hindurch hören, wie es zwischen den beiden zu lauten Wortwechseln kam. So benutzte beispielsweise mein Bruder einmal eine Äußerung Freuds als Argument gegen eine Aussage meines Vaters über den Geist. Darauf hörte ich, wie mein Vater etwas mit laut erhobener Stimme erwiderte. Damals fasste ich den Entschluss, dass ich, sollte ich je bei meinem Vater studieren, meinen Geist ganz öffnen, all meine Zweifel und Verwirrungen abwehren und seine Lehren so akzeptieren würde, wie sie waren. Es hatte keinen Sinn, Freud gegen Patanjali auszuspielen. Indem ich dazu bereit war, mich anzupassen, lernte ich gleichzeitig eine der wichtigsten Lektionen des Yoga – im Yoga geht es um Offenheit.

Vor diesem Hintergrund möchte ich nun in den allergröbsten Zügen eine yogische Sichtweise des menschlichen Systems und seiner Funktionsweise skizzieren. Allerdings bitte ich zu bedenken, dass es sich hierbei um eine sehr vereinfachte Darstellung eines äußerst komplexen Themas handelt. Sie lässt sich eher mit dem Identifizieren von Skelett und den wichtigsten Organen des Körpers anhand eines anatomischen Schaubilds vergleichen als mit einer wissenschaftlichen Erörterung der Funktionsweise des menschlichen Organismus – eine Studie, für die ein medizinisches Vokabular von mehr als einer Viertel Million Wörtern nötig wäre. Was ich im Folgenden versuchen will, ist, die Zusammenhänge zwischen den verschiedenen Konzepten des Yoga aufzuzeigen, besonders in Bezug auf die Grundelemente des Yoga: *asana* und *pranayama*.

Nach Patanjali wohnt Gott als Ishvara in jedem von uns, und unsere persönliche Verbindung zu ihm ist *purusha*, der uns ebenfalls innewohnende ewige Seher. Der *purusha* kann allerdings nur kraft des Geistes sehen. »Geist« ist ein schwer fassbarer Begriff. In Sanskrit wird er *chitta* genannt, womit – wie ich im dritten Kapitel näher ausgeführt habe – jene Aktivitäten gemeint sind, die ihn ausmachen. Diese sind Verstehen, Missverstehen, Vorstellung, Tiefschlaf und Erinnerung.

Nach yogischer Sicht ist der Geist in der Herzregion angesiedelt. Dies könnte mit der alten Tradition des Lernens mittels Klang zu tun haben – der rezitierenden Stimme des Lehrers. Interessanterweise findet sich in einigen westlichen Sprachen für das Auswendiglernen der Ausdruck »mit dem Herzen lernen«.

Es gehört zu den Grundannahmen unseres yogischen Systems, dass

Geist und Körper untrennbar miteinander verbunden sind. Der Geist nimmt durch die Sinne wahr, und diese sind gleichbedeutend sowohl mit unserem Wahrnehmungs- als auch unserem Handlungsvermögen. Die uns wohlvertrauten Sinneswahrnehmungen sind Hören, Fühlen, Sehen, Tasten, Riechen. Mit den Sinnen des Handelns sind das Sprechen und Greifen, die Fortbewegung, Ausscheidung und Fortpflanzung gemeint.

Das yogische System kennt auch eine Dualität, wenn auch nicht die von Körper und Geist. Sie besteht in der Unterscheidung zwischen dem *purusha*, der ewig und unveränderlich ist, und allen anderen Dingen, aus denen die natürliche Welt beschaffen ist und die ständigem Wandel unterliegen. Alles Veränderliche wird mit dem Begriff *prakriti* bezeichnet und umfasst Geist, Körper, Sinne, alle Lebewesen und alles andere, was in der äußeren Welt noch existiert. Die *prakriti* unterliegt nach der Lehre der *Yoga Sutras* dem ständigen Wechselspiel der drei *guna* – *tamas* (Schwere), *rajas* (Aktivität) und *sattva* (Klarheit).

Haben wir verstanden, dass alles Erfahrbare dem Wandel unterliegt, lernen wir auch die großen Möglichkeiten schätzen, die uns die *Yoga Sutras* aufzeigen: Alles lässt sich auf bestimmbare Weise verändern.

Solch zielgerichteter Wandel ist möglich, weil uns unbegrenzt Energie in Form von *prana* zur Verfügung steht. *Prana* ist »das, was ständig überall zugegen ist«. Anderen Definitionen zufolge bedeutet *prana* »Lebenskraft«, »göttlicher Atem« oder das kosmische »Leben der Welt«.

Eine recht anschauliche Beschreibung von *prana* stammt von Swami Vivekananda, einem Weltlehrer, dessen Auftritt beim Weltparlament der Religionen 1893 in Chicago entscheidend dazu beigetragen hat, dass im Westen das Interesse an den alten indischen Weisheitslehren erwacht ist.

»*Prana*«, schrieb er, »ist die unendliche, allgegenwärtig sich manifestierende Energie dieses Universums … aus diesem *prana* entwickelt sich alles, was wir Kraft nennen. Es ist der *prana*, der sich als Schwerkraft, als Magnetismus kundtut. Es ist der *prana*, der sich in den Verrichtungen des Körpers, den Nervenbahnen und als Denkkraft offenbart … Die Gesamtheit aller Kräfte im Weltall, geistiger wie körperlicher, wird, wenn sie sich in ihren ursprünglichen Zustand aufgelöst hat, *prana* genannt.«*

Nach der Lehre meines Vaters strahlt *prana* als Ausdruck des *purusha* vom Körper aus und über diesen hinaus. Da der *purusha* nur vermittels des Geistes wahrnimmt, gibt es eine enge Beziehung zwischen *prana*, Geist und Atem – die Mittel, durch die wir bewusst den Fluss dieser Energie regulieren können. Hiernach betrachten wir einen aufgewühlten Geist, der zu Krankheit führen kann, als einen, der *prana* über den Körper hinaus verströmt. Wahre Gesundheit dagegen drückt sich in dem ungehinderten Fluss von *prana* im Körper und dem Nichtverströmen von *prana* über den Körper hinaus aus.

Prana gelangt über Energiebahnen, die *nadi* genannt werden, in den Körper und verteilt sich in ihm. Es gibt 72 000 solcher *nadi*, die zwei wichtigsten verlaufen im Rumpf in Windungen um die Wirbelsäule herum nach oben: Die eine, *ida* genannt, beginnt linksseitig und endet rechtsseitig; die andere, *pingala*, beginnt rechts und endet links. Diese beiden Energiebahnen kreuzen sich an sechs Stellen im Körper, und zwar zwischen den Augenbrauen, am Hals, in der Herzgegend, am Nabel, knapp oberhalb der Basis des Rumpfes und am unteren Ende der Wirbelsäule. Diese Kreuzungspunkte entsprechen den *chakra*, jenen Orten im Körper, die in vielen religiösen und philosophischen Systemen des Ostens eine Rolle spielen. Mit Hilfe der *chakra* kann der Charakter einer Yoga-Praxis bestimmt werden, indem die Konzentration und Bewegung auf bestimmte Weise gelenkt wird – zum Beispiel hin zum Herzbereich, wo das uns innewohnende *prana* zentriert ist, oder zur Nabelgegend, wo das *agni* seinen Sitz hat, das für das Verdauungsfeuer steht.

Eine weitere wichtige Energiebahn ist die *shushumna,* die entlang der Mittelachse des Körpers verläuft. Normalerweise kann *prana* nur durch *ida* oder *pingala* in den Körper gelangen, doch gilt es als Idealzustand, wenn es

* aus Vivekananda: *Raja-Yoga*, Freiburg, 1981, Hermann Bauer Verlag.

gelingt, *prana* in die *shushumna* zu lenken. Wenn *prana* in der *shushumna* verbleibt, kann es nicht über den Körper hinaus gelangen, und eine Person gilt dann als gesund – als im Zustand des Yoga. Ist jedoch kein *prana* in der *shushumna* vorhanden, so deshalb, weil ein Hindernis den Zufluss blockiert. Als hauptsächliche Hindernisse gelten jene Unreinheiten, die wir dem Körper selbst zuführen. Sie konzentrieren sich tendenziell im Unterleib und werden kurz und knapp *apana*, »Schmutz« genannt.

Das größte Hindernis, das den Zugang von *prana* zur *shushumna* behindert, ist die *kundalini*. Sie befindet sich an der Basis der Wirbelsäule zwischen den beiden untersten *chakra*. Im so genannten *Kundalini-Yoga* wird dafür das Bild einer zusammengerollten Schlange benutzt. Durch Meditation und zuweilen recht heftige Atemübungen soll die Schlange durch die Wirbelsäule aufsteigen und dadurch explosive Energie freisetzen. Die Sichtweise meines Vaters war eine gänzlich andere. Für ihn war die *kundalini* eine Blockade und damit Hauptursache jeden Ungleichgewichts im Körper. Durch richtige Praxis lässt sich seiner Meinung nach die Blockade beseitigen, so dass *prana* wieder frei fließen kann.

Vereinfacht gesagt dienen *asana* oder Yoga-Haltungen dazu, die *nadi* zu öffnen. *Pranayama* hilft uns, *prana* im Körper zu intensivieren und als reinigende Kraft dorthin zu lenken, wo Unreinheiten beseitigt werden sollen. *Asana* und *pranayama* sind die Hauptmethoden, die alle anderen Elemente des Yoga verstärken und mit ihnen zusammenwirken: unsere Beziehungen zu anderen Menschen; unsere persönliche Disziplin; und die Fähigkeit, unseren Geist schließlich so auszurichten, dass neue Kräfte freigesetzt und unser Erkenntnisvermögen und unsere Möglichkeiten zur Veränderung gesteigert werden.

Es heißt, dass es zu der Zeit, als der Gott Shiva den Yoga schuf, vierundachtzig Millionen *asana* gab, eines für jeden Mann und jede Frau, also so viel, wie damals Menschen auf Erden lebten. Heute sind uns allenfalls ein paar Hundert Yoga-Haltungen bekannt. Eine der Definitionen von *asana* lautet, »die verschiedenen Körperteile in ungewöhnliche Positionen brin-

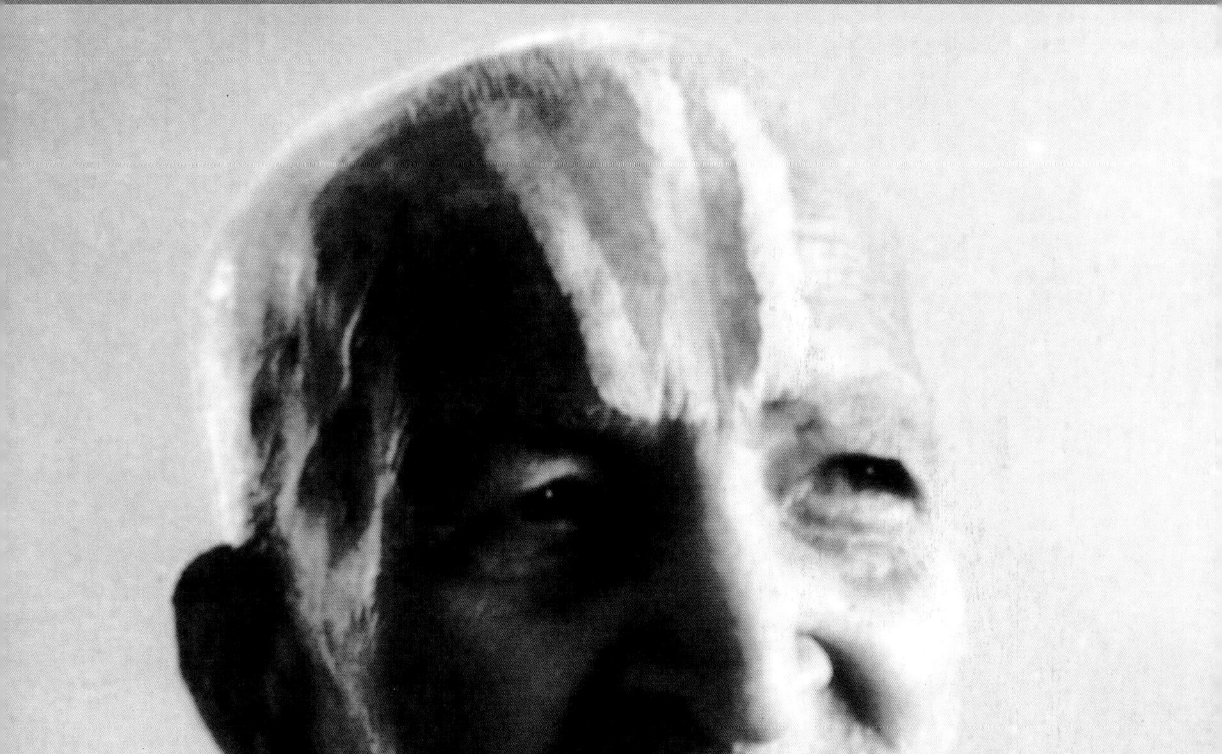

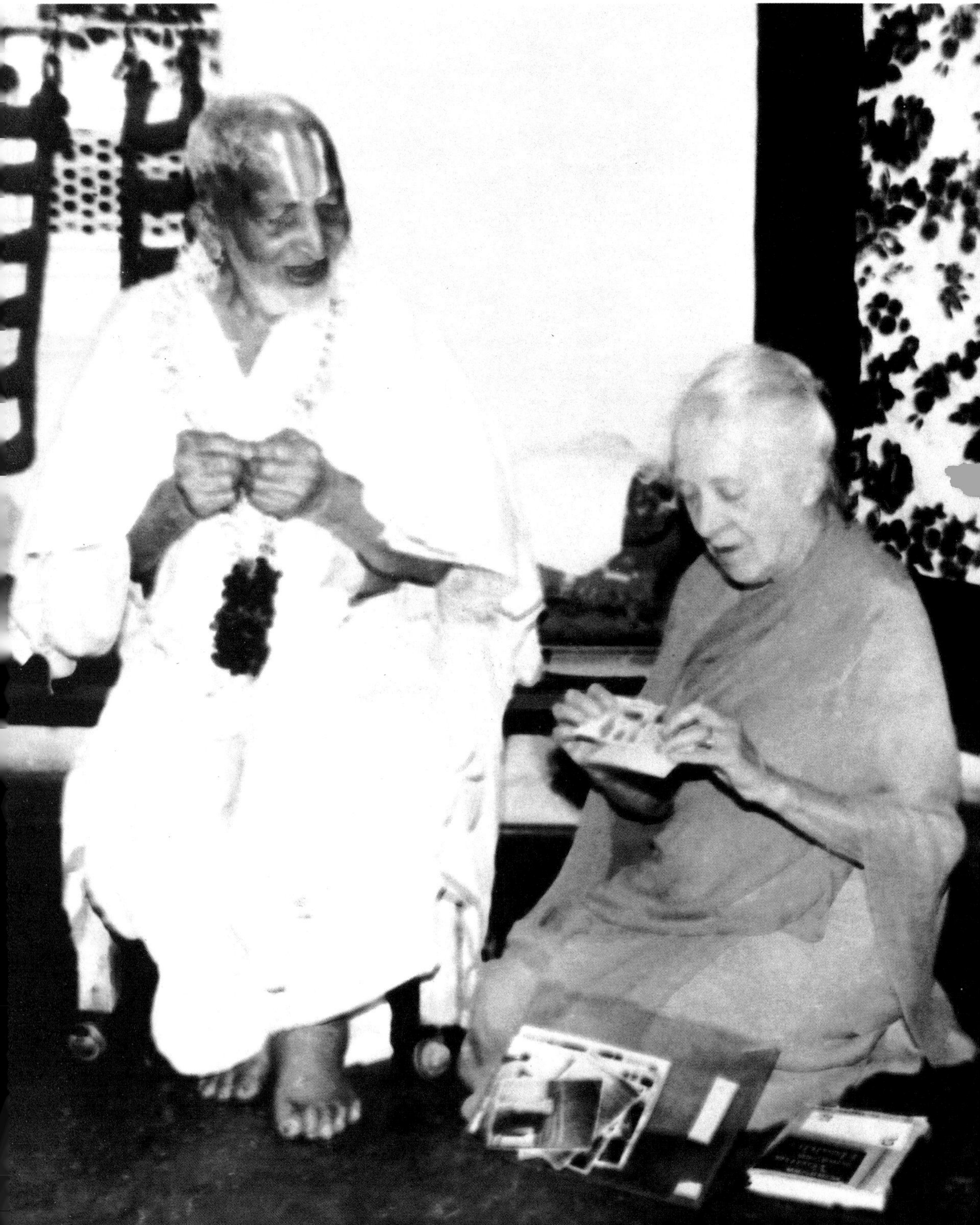

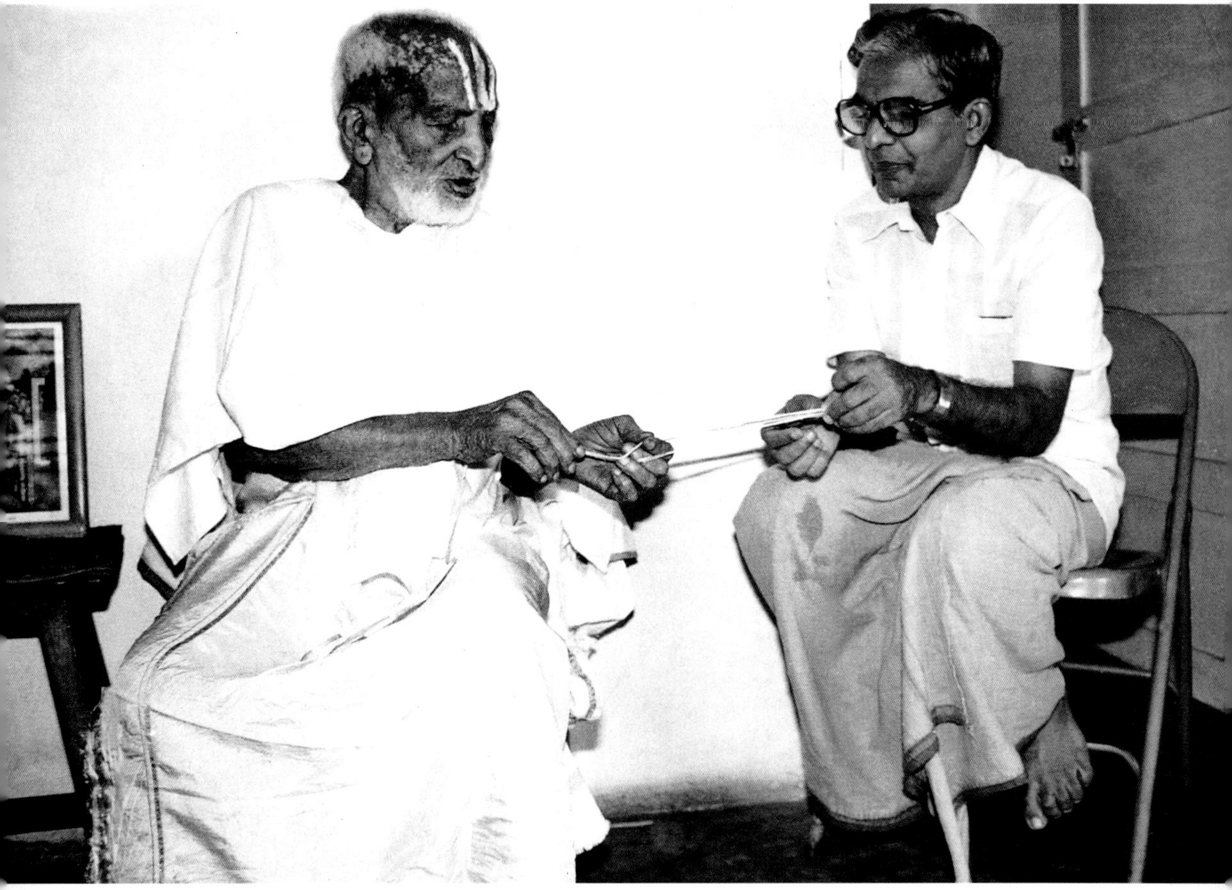

VORANGEHENDE SEITE:

Krishnamacharya im Alter von 99 Jahren, Chennai, April 1987

LINKS:

Krishnamacharya bei der Feier seines hundertsten Geburtstags mit Indra Devi in seinem Haus in Chennai, 1988

OBEN:

Krishnamacharya und Desikachar, Chennai, 1988

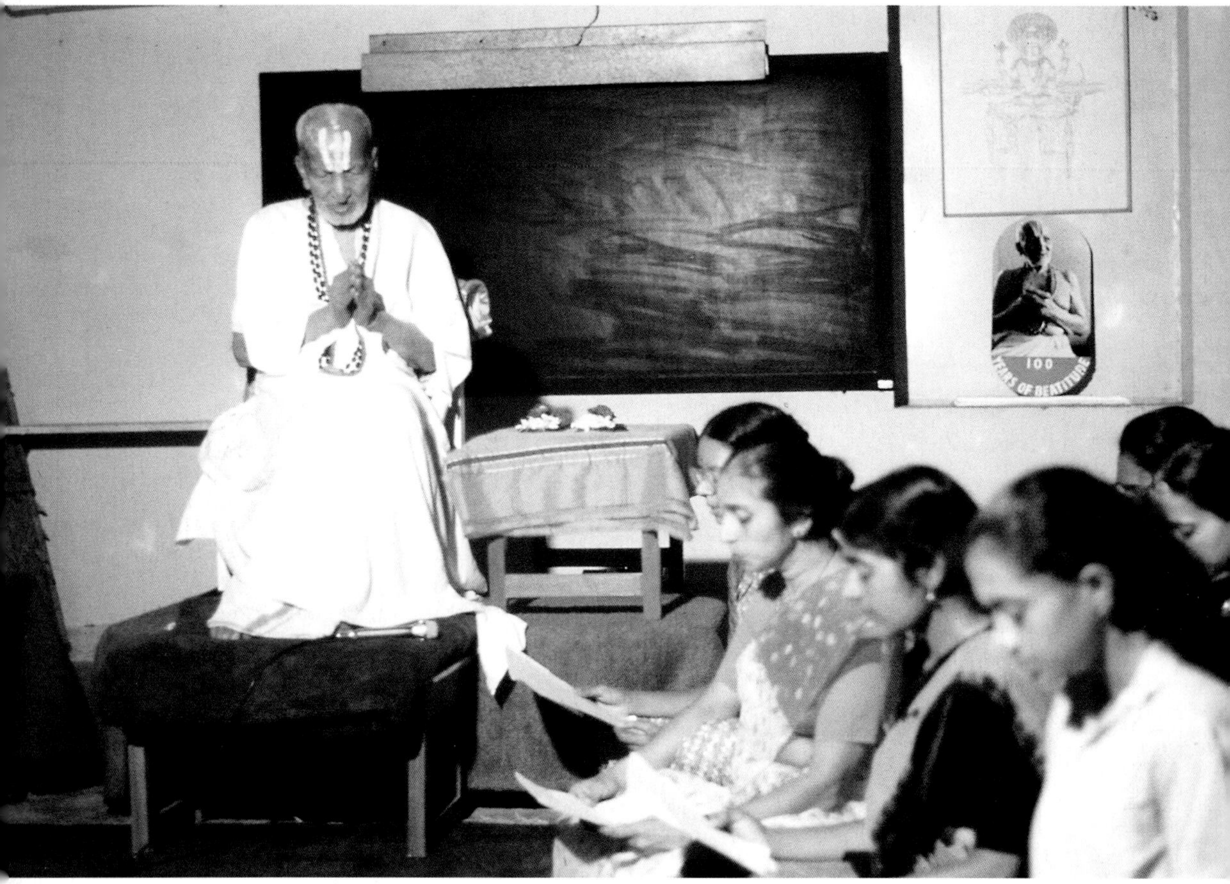

OBEN:

Krishnamacharya mit seinen Schülerinnen beim Rezitations-Unterricht im Krishnamacharya Yoga Mandiram, Chennai, 1988

LINKS:

Krishnamacharya spricht zu Versammelten, 1988

Fotos von Pierre Courtejoie

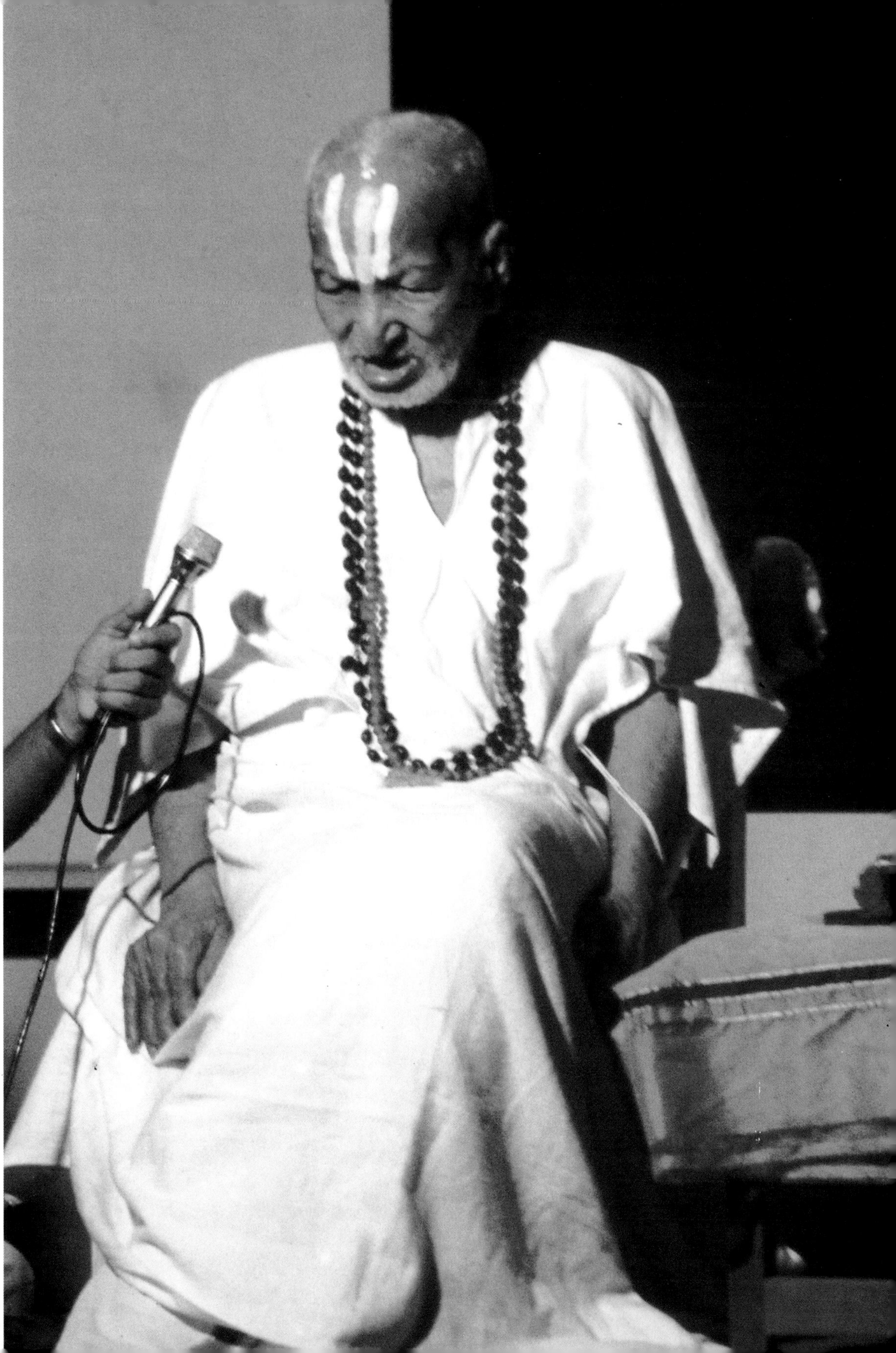

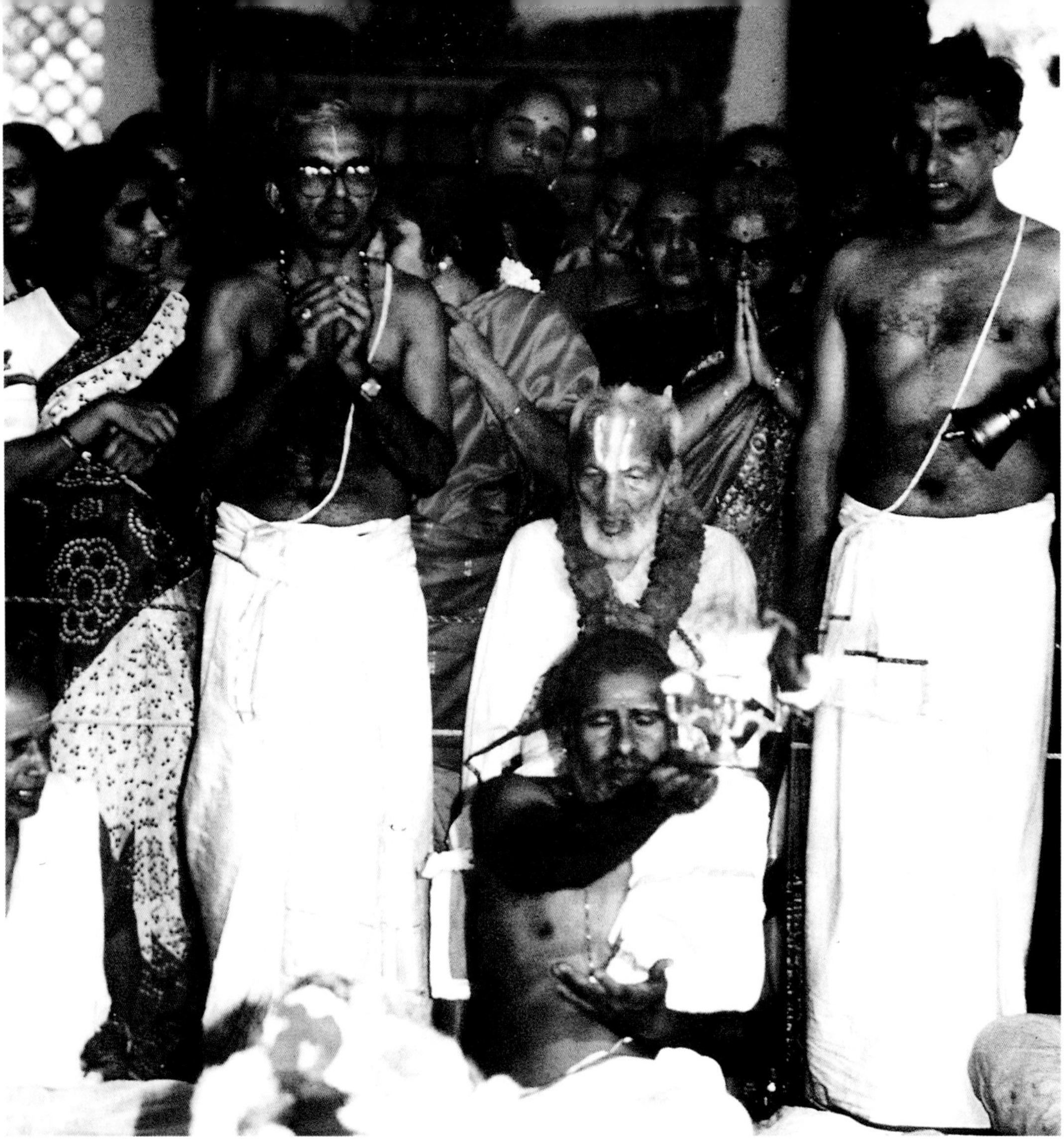

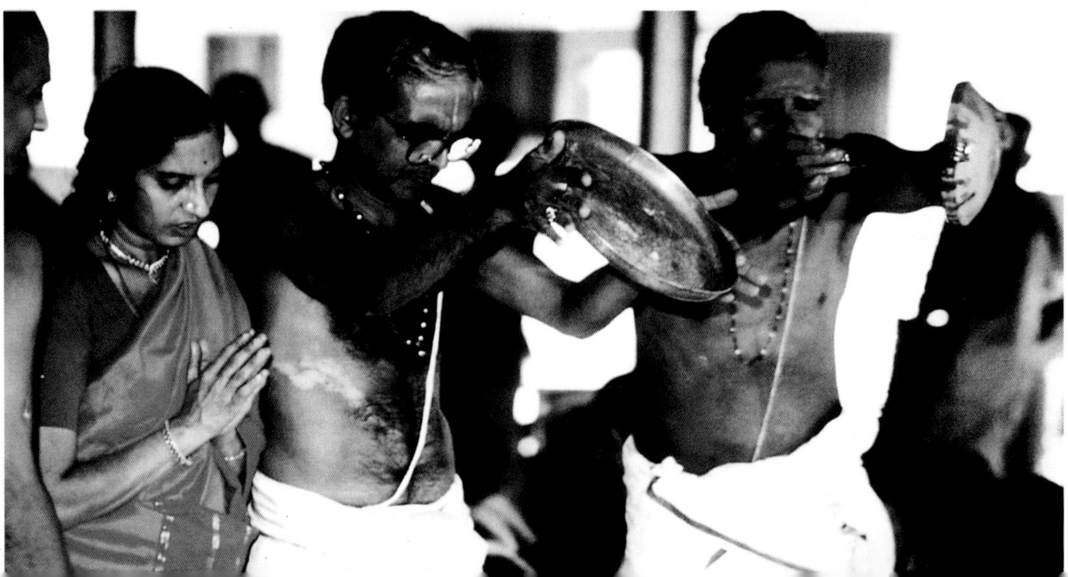

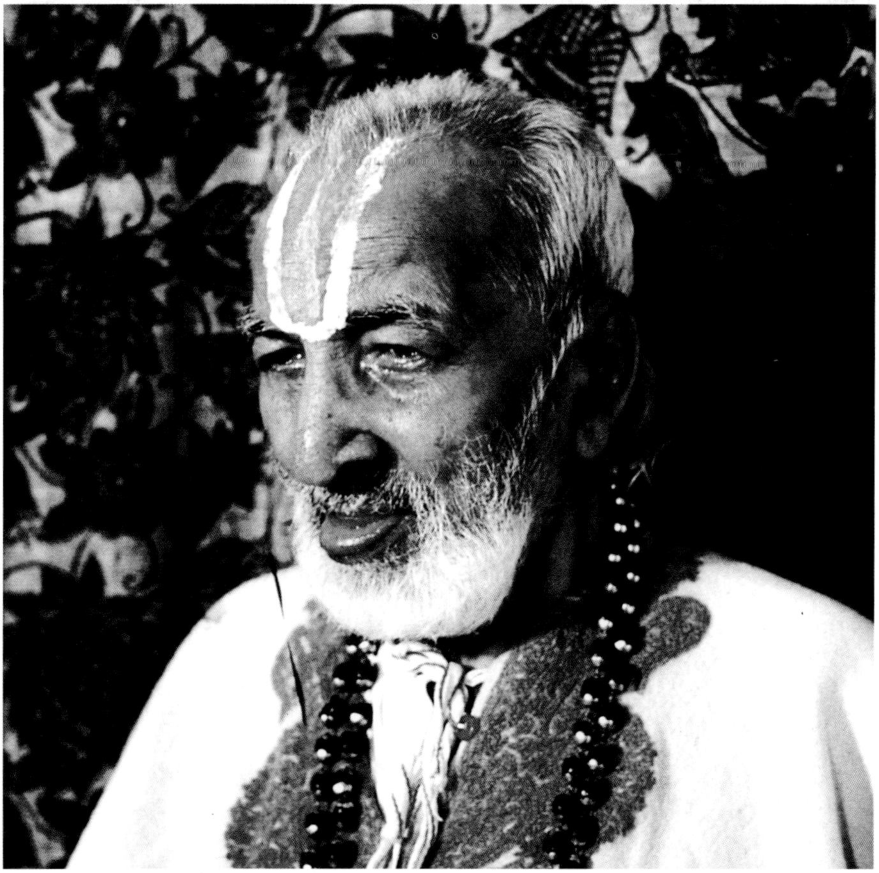

LINKS OBEN:

Bei Krishnamacharyas Feier zum hundertsten Geburtstag im Sringeri Math, Chennai, 1988

LINKS UNTEN:

Schlussakt der Feier zum hundertsten Geburtstag im Sringeri Math, Chennai, 1988

OBEN:

Krishnamacharya bei der Feier seines hundertsten Geburtstags im Sringeri Math, Chennai, 1988

FOLGENDE SEITE:

Krishnamacharya, Chennai 1984

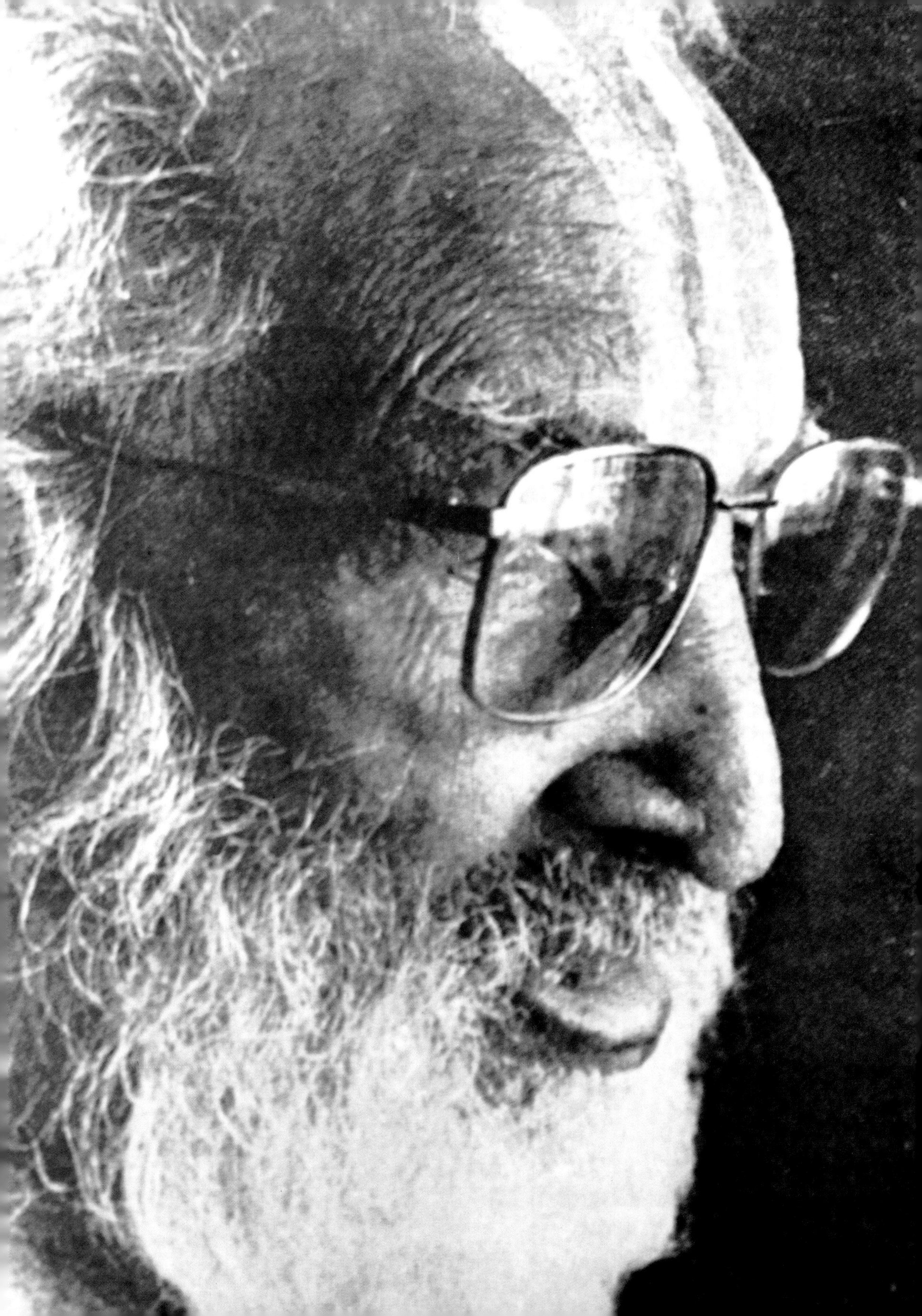

gen.« Einige Positionen erscheinen recht einfach, wie der Schneidersitz oder der aufrechte Stand, bei dem die Arme über den Kopf gehoben werden und anschließend der Oberkörper langsam nach vorne gebeugt wird. Andere sind schwieriger, wie etwa der Kopf- oder Schulterstand. Weiterhin gibt es *asana*, die so komplex sind, dass sie die Grenzen unserer physischen Möglichkeiten zu überschreiten scheinen.

Richtig ausgeführt wird jede *asana*-Praxis die Muskelkraft und den Muskeltonus erhöhen, die Beweglichkeit verbessern, Unreinheiten beseitigen und viele andere segensreiche Auswirkungen zeitigen. Es kann jedoch nicht genug betont werden, dass *asana* unter kompetenter Anleitung einer Lehrerin oder eines Lehrers gelernt werden müssen, und zwar konstant über einen längeren Zeitraum. Ungenau ausgeführte Yoga-Übungen können eine Person schwächen, ja ihr sogar schaden.

Wodurch aber unterscheiden sich *asana* von anderen Körperübungen? Der vielleicht wichtigste Unterschied ist die bewusste Einbeziehung des Geistes bei den Körperbewegungen und -haltungen. Für jeden begeisterten Sportler kann Yoga eine enorme Hilfe sein, dennoch sollte auch er immer bedenken, dass es sich um eine eigenständige Disziplin handelt. Es geht beim Yoga nicht um Wettstreit mit anderen, sondern um die einzigartige Entwicklung jedes einzelnen Menschen, die sich allein an dessen Bedürfnissen und Fähigkeiten orientiert.

Man unterscheidet viele verschiedene Kategorien von *asana,* wie stehende, sitzende oder liegende Positionen, es gibt Umkehrhaltungen, Vorwärts- und Rückwärtsbeugen oder auch Drehungen. Bei der richtigen Auswahl und Zusammenstellung von Übungen zu einer Sequenz wird jeder Körperteil in jede Richtung bewegt. Mehr noch, ein ideales Übungsprogramm gewährleistet, dass alle Gelenke, von den Zehen bis zu den Fingerspitzen, und alle Bereiche des Körpers sowie der Atemapparat und das Kreislaufsystem auf adäquate Weise »gespürt« und trainiert werden.

Mein Vater hat vielleicht wie kein anderer Yoga-Lehrer betont, wie wichtig es ist, den Aspekt der Atemregulierung in die *asana*-Praxis zu integrieren. Zuvor war es üblich, sich nach dem Üben einer Sequenz von *asana* in eine bequeme Sitzhaltung zu begeben und für einige Zeit Atemübungen zu machen. Krishnamacharya war der Meinung, dass mit den Körperübungen koordiniertes, langes, gleichmäßiges Ein- und Ausatmen sowie Momente der Atemverhaltung für das Verbinden von Körper, Geist und Atem unerlässlich seien. Dabei werden Streckungen und Rückwärtsbeugen normalerweise mit dem Einatmen koordiniert, kontrahierende Bewegungen in Vorwärtsbeugen mit dem Ausatmen. Der Atem gilt sogar als Indikator für das Übungsergebnis. Hat ein Schüler am Schluss eines Übungsprogramms einen schweren Atem oder einen beschleunigten Puls, waren das Tempo und die Abfolge der Bewegungen zu fordernd.

Das Üben von *asana* bereitet den Körper und den Geist ganz natürlich auf *pranayama* vor. Hierzu nimmt der Schüler nach den Körperübungen eine Sitzposition ein, entweder auf einem Stuhl oder im Schneidersitz auf dem Boden, in der sich Rücken und Wirbelsäule bequem aufrichten lassen. Diese Haltung sollte, wie jedes gut ausgeführte *asana*, die in den *Yoga Sutras* beschriebene doppelte Eigenschaft von Stabilität und wacher Entspanntheit haben.

Wie die Einatmung, die Ausatmung und die Atemverhaltung entsprechen auch die *pranayama*-Techniken ganz bestimmten Bereichen im Körper, die vom Atem erreicht werden sollen – etwa wenn der Atem den oberen Brustraum füllen oder tief in die Zwerchfellregion gelangen soll. Die Anzahl der Atemzüge und das Längenverhältnis von Aus- und Einatmung sind gleichermaßen wichtig. Besondere Aufmerksamkeit wird auf die Ausatmung gelegt, weil sie zur Beruhigung des Geistes beitragen kann.

Wie bereits gesagt, benutzen wir die *asana*, um die *nadi* zu öffnen; durch *pranayama* bringen wir *prana* in Kontakt mit *apana*, dem Schmutz, wodurch Unreinheiten beseitigt werden. Dies führt zu einer doppelten Wirkung: einer schrittweisen Zunahme des *prana* in uns und der Entwicklung geistiger Ruhe und Klarheit und damit einer engeren Verbindung von Geist und *purusha*.

Es gibt eine Vielzahl von Techniken des *pranayama*, und auch auf ihre Unterweisung muss ein Lehrer große Sorgfalt verwenden. Ihre positiven Wirkungen machen sich sofort bemerkbar, und ihr langfristiger Nutzen ist immens. Interessant ist in diesem Zusammenhang, dass die alten Weisen der Meinung waren, jeder Mensch habe die Zahl von 21 600 Atemzügen pro Tag zur Verfügung, und zwar während einer Lebensspanne, die nach ihrer Meinung hundert Jahre beträgt. Dieser Vorstellung gemäß können wir von den uns zustehenden Atemzügen Gebrauch machen wie von einem Bankkonto. Durch Angst, kurzen Atem und unnötige Überanstrengung können wir unser Konto gewissermaßen überziehen – und so unser Leben verkürzen. Oder wir können unseren Atem klug einsetzen, indem wir ihn gleichmäßig und leicht fließen lassen und so Atemzüge sparen – was so viel heißt, wie unser Leben verlängern. Interessanterweise werden nach hinduistischem Brauch die ersten paar hundert Atemzüge täglich nach dem Aufwachen dem allseits beliebten, elephantenköpfigen Gott Ganesha gewidmet, der für einen guten Neubeginn sorgt, Hindernisse beseitigt und allerlei Fähigkeiten verleiht. Nach dieser Sicht verbinden wir den Atem ganz bewusst mit einem täglichen Akt der Erneuerung.

Eine Yoga-Praxis, die unsere Gesundheit fördern soll, muss noch ein drittes Element enthalten. Gemeint ist die Praktik der Selbsterforschung, die mit allen *asana* und *pranayama* einhergehen muss und unter dem allgemeinen Begriff *dhyana* bekannt ist.

Unser Leben wird fast vollständig von unseren Handlungen und ihren Folgen bestimmt. Die Ergebnisse einer Handlung können sich nach den *Yoga Sutras* entweder sofort oder erst später zeigen; sie können gut oder schlecht sein, auf jeden Fall sind sie Teil eines kontinuierlichen Prozesses, in dem eine Handlung jeweils immer eine andere beeinflusst, etwas, das sich *ad infinitum* fortsetzt. *Dhyana* bezeichnet die Meditation in der Stille, die Reflexion, die uns die Gelegenheit gibt zu überlegen, bevor wir handeln. Ein Beispiel hierfür ist ein so genanntes *worst case scenario*, das heißt, in einer prekären Situation rechnen wir erst einmal mit dem Schlimmsten.

Hierbei treffen wir zunächst eine bestimmte Entscheidung; doch bevor wir tatsächlich handeln, reflektieren wir über die möglichen negativen Folgen. Ob wir nun bei unserer Entscheidung bleiben oder sie revidieren, auf jeden Fall verhilft uns die Reflexion zu Klarheit im Geist und Eindeutigkeit im Handeln.

Wie wir gesehen haben, zielt jede Yoga-Praxis darauf ab, *avidya* zu verringern, jenes Missverstehen, das sich wie ein trüber Film über unseren Geist legt und *dukha*, ein Gefühl der Enge erzeugt, das unser Handeln beeinträchtigt. Indem wir in unsere Praxis das Element der ständigen Selbstbeobachtung und Selbsterforschung integrieren, verringern wir *avidya* ganz von allein.

Eines der bleibenden Verdienste meines Vaters besteht darin, dass es ihm gelang, Theorie und Praxis des Yoga in anschauliche und verständliche Begriffe zu fassen. Er verwarf selbst die alterwürdigsten Lehren, wenn er sie unklar oder unnütz fand, und konzentrierte sich auf jene Aspekte des Yoga, über die er durch Versuche und Ausprobieren herausgefunden hatte, dass sie der modernen Welt am angemessensten waren. Krishnamacharya machte es sich zur Aufgabe, sein gesamtes Wissen in ein verständliches, zusammenhängendes System zu bringen.

Beim Ausarbeiten einer Yoga-Praxis galt seine erste Überlegung dem Alter der Person. Sofern keine körperlichen Probleme vorlagen, sollten sich beispielsweise Kinder ganz auf das Üben schneller, kraftvoller Sequenzen von *asana* konzentrieren, da sie sich andernfalls langweilten. Bei Menschen im reiferen Alter sollte sich der Schwerpunkt mehr auf *pranayama* und *dhyana* verlagern, wohingegen Ältere den größten Teil ihrer Praxis *dhyana* widmen sollten.

Weiterhin muss eine Yoga-Praxis die Bedürfnisse und Wünsche eines Schülers oder einer Schülerin berücksichtigen. Es gibt drei allgemeine Strategien, die dem Üben Stetigkeit und eine eindeutige Ausrichtung geben können:

– Stärkung von Körper und Geist;

- Heilung von Krankheit durch Beseitigung von Hindernissen;
- Verstehen der höheren Kraft, zunächst durch Konzentration auf das Kontemplationsobjekt, später durch Verschmelzung des Geistes mit diesem Objekt.

Für eine gelungene Yoga-Praxis haben auch die Gegebenheiten von Ort und Umgebung große Bedeutung. In seinen Schriften aus den Dreißigerjahren riet Krishnamacharya seinen Schülern für ihre Yoga-Übungen nicht in den Dschungel zu gehen, da es dort allerlei Insekten, Schlangen und andere gefährliche Tiere gab. In späteren Jahren stellte sich dieses Problem für seine Schüler nicht mehr, also passte er seine diesbezüglichen Ratschläge den nun eher städtischen Bedingungen an. Seltsamerweise gibt es noch immer Lehrer, denen es schwerfällt, sich von angeblich unumstößlichen Regeln zu trennen. Als ich einmal in der Schweiz war, erlebte ich einen Yoga-Lehrer, der seinen Unterricht sehr früh am Morgen abhielt. Wir befanden uns in einer Höhe von tausendfünfhundert Metern, an einem Ort mit niedrigen Temperaturen. In Chennai mit seinem tropisch-heißen Klima ist der frühe Morgen eine ideale Unterrichtszeit. Fatalerweise hatte der schweizerische Lehrer diese Gepflogenheit auf sein Land übertragen, mit dem Ergebnis, dass viele seiner Schüler krank wurden. Eine Yoga-Praxis sollte immer an einem Ort stattfinden, an dem die Gegebenheiten ein angenehmes Üben garantieren: Es sollte stets eine saubere, ruhige und der Konzentration förderliche Umgebung sein.

Das Konzept, von dem wir uns in unserer Tradition sowohl bei der Ausführung eines einzelnen *asana* als auch beim Aufbau einer gesamten Yoga-Praxis leiten lassen, heißt *vinyasa.* Das bedeutet so viel wie Schritt-für-Schritt und bezeichnet ein fortschreitendes Geschehen mit einem Anfang, einer Mitte und einem Ende. Auf eine einzelne Yoga-Haltung angewandt, beginnt *vinyasa* mit der Visualisierung der Haltung, danach folgt die Einnahme der Ausgangsposition und die Koordination des Atems mit der Bewegung. Während der Ausführung des *asana* richtet sich die Konzentration auf den Bewegungsfluss, die Gleichmäßigkeit der Ein- und Ausatmung, gegebenenfalls auf die Atemverhaltung und schließlich auf das vorgesehene Ende. Jeder Schritt ist die Vorbereitung für den nächsten. Dies trifft ebenfalls auf eine ganze Sequenz von *asana* zu. Jede Haltung ist immer Teil eines ganzen Übungsablaufs mit einem Anfang, einer Hinführung zu einer bestimmten Haltung, die den Höhepunkt eines Programms bildet, und einem Fortschreiten zum Ende hin.

Ich halte *vinyasa* für eines der wertvollsten Konzepte des Yoga, das uns auch zu erfolgreichem Handeln und befriedigenden Beziehungen zu anderen verhilft. Die Schüler meines Vaters waren oft erstaunt, wenn er sie bereits am Gartentor begrüßte und sie nach dem Unterricht wieder zum Tor begleitete, um sich dort von ihnen zu verabschieden. Ich habe diese Gepflogenheit beibehalten. Manche sehen darin übertriebene Höflichkeit, aber im Grunde genommen ist es *vinyasa.* Unsere gemeinsame Zeit beginnt mit der Ankunft des Schülers oder der Schülerin und endet mit ihrem Weggehen. *Vinyasa* gibt Lehrer und Schüler ein Gefühl von Vollendung, die gleichzeitig eine Vorbereitung für etwas Neues ist, das folgt. Für mich kann dies das Eintreffen eines anderen Schülers sein; für die verabschiedete Schülerin vielleicht die Vorbereitung auf eine Verabredung oder die Rückkehr zu den Pflichten in der Familie oder bei der Arbeit.

Unter dem Gesichtspunkt von *vinyasa* ist das Ende eines Geschehens von größter Bedeutung. Das letzte *asana* einer Praxis sollte dem nahe kommen, was wir anschließend tun. Wenn das ein *pranayama* ist, sollte ich in einer Sitzposition enden. Will ich danach schlafen, sollte mich die letzte Haltung auf keinen Fall wach machen, sie sollte also eher eine liegende Position sein. *Vinyasa* ist eine Art Selbsterforschung, da es die Aufmerksamkeit auf die Ergebnisse unserer Handlungen lenkt. Dies gilt auch für andere Lebensbereiche. Wenn wir beispielsweise unsere ganze Aufmerksamkeit, Energie und Zeit auf ein besonderes Arbeitsvorhaben richten, müssen wir auch wissen, wie wir dieses zum Abschluss bringen und wieder zu der normalen Routine von Arbeits- und Familienleben zurückkehren.

Ein weiteres Element, dem mein Vater große Bedeutung beimaß, ist der

Ausgleich. Es gibt asymmetrische Yoga-Haltungen, etwa den Drehsitz, bei dem der Rumpf gedreht und ein Bein nach vorne ausgestreckt wird. Eine solche Übung kann sich negativ auswirken, wenn ihr nicht eine ausgleichende Bewegung folgt. Auch für dieses einfache Konzept des Ausgleichs im Yoga lassen sich Parallelen in anderen Lebensbereichen finden. Nur allzu oft haben wir bei unserem Tun nur dessen spektakuläre Ergebnisse im Sinn, ohne an den nötigen Ausgleich zu denken.

Ich habe zwei Brüder. Als wir Kinder waren, stand in unserem Hof eine riesige Kokospalme. Mein älterer Bruder behauptete, er wisse, wie man einen hohen Baum besteigt, woraufhin mein anderer Bruder und ich ihn aufforderten, auf die Palme zu klettern. Ich erinnere mich noch genau, wie wir ihn anstachelten: »Los, steig rauf, los, los!« Er kletterte auf den Baum, doch, oben angekommen, wusste er nicht, wie er wieder herunterkommen sollte. Es war niemand da, der ihm helfen konnte, und so musste er eine ganze Weile oben bleiben. Das ist gemeint, wenn man von Ausgleich spricht. Es reicht nicht zu wissen, wie man auf einen Baum hinaufklettert; man muss auch wissen, wie man wieder herunterkommt. Wenn wir einen Kopfstand machen, müssen wir wissen, wie wir anschließend wieder problemlos in eine normale Haltung zurückkehren. Auch wenn wir etwas tun, bei dem wir an unsere Grenzen kommen oder diese überschreiten, hilft uns der Ausgleich, unser Gleichgewicht, unsere Harmonie wieder herzustellen.

Krishnamacharyas bereits erwähnte Bemerkung, er habe seine erste Einführung in Yoga von seinen Eltern beim täglichen Ritual des Essens erhalten, macht deutlich, welche Bedeutung er der Ernährung für die Gesundheit beimaß. »In diesem Kontext bedeutet Yoga ›verbinden‹. Etwas von außen verbindet sich in meinem Inneren mit mir, sei es nun Muttermilch oder später andere Nahrung, die wir zu uns nehmen.«

Die Sorge um die Nahrung war für die Menschen überall und zu allen Zeiten von universeller Bedeutung – sie inspirierte Mythen, führte zur Entstehung der ersten Gesellschaftsorganisationen und wurde zum Gegenstand zahlloser Regeln, Rituale und Rezepte. In Indien, wie in vielen Teilen der Welt, wo Hungersnöte die Geschichte durchziehen, ist der Hunger für Millionen von Menschen das größte Problem. Kein Wunder, dass wir zuweilen bestürzt sind über die Unmengen von Geld, die im Westen dafür ausgegeben werden, um dem Problem von *zu viel* Nahrung Herr zu werden – Diäten verschlingen Milliarden von Dollars und werden für viele zur Obsession. Insofern haben die Hungrigen und die Überernährten zumindest eines gemeinsam: ihre ständige Beschäftigung mit dem Essen.

Annam ist ein Wort aus dem Sanskrit mit einer Doppelbedeutung: »Die Nahrung, die nährt« und »die Nahrung, die verzehrt«. Die Nahrung, die nährt, bedeutet Harmonie für Körper und Geist; sie liefert Energie für klares Denken und Handeln, und sie fördert die Gesundheit. Die Nahrung, die verzehrt, bewirkt natürlich das Gegenteil. Wenn unsere ganze Aufmerksamkeit dem Essen gilt – sei es, dass wir zu viel oder zu wenig davon haben – wird unser Leben von diesem einen existentiellen Aspekt dominiert. Selbst unter ganz normalen Lebensumständen übt das Essen einen mächtigen, vielleicht insgesamt noch zu wenig beachteten Einfluss auf unseren Geist und unsere Gefühle aus.

Ich möchte an dieser Stelle nachdrücklich ein weit verbreitetes Missverständnis ausräumen. Nirgendwo in den Veden oder in anderen alten Texten steht geschrieben, dass eine vegetarische Lebensweise für einen ernsthaften Yoga-Schüler zwingend sei – eine Ansicht, die aber besonders häufig bei Menschen aus dem Westen anzutreffen ist. Dies ist nicht der Fall, und eine rein vegetarische Lebensweise kann für manche Menschen sogar ungesund sein. Dass wir in unserer Familie einer solchen Ernährung den Vorzug geben, liegt nicht zuletzt daran, dass wir in einem heißen, tropischen Klima leben, in dem Obst, Getreide und Gemüse reichlich und in großer Vielfalt gedeihen. Allerdings kann es für manche Menschen durchaus angebracht sein, sich vegetarisch zu ernähren, sei es aus gesundheitlichen Gründen oder weil es ihnen besser schmeckt, sei es wegen ihres Umweltbewusstseins, ihrer Lebensphilosophie oder ihrer Religion. Doch auf keinen Fall ist Vegetarismus ein Gebot des Yoga.

Welches aber ist die richtige Einstellung zur Ernährung, die ideale Kost?

Krishnamacharyas Antworten auf diese Frage lösten oft Überraschung aus. Zwar hielt auch er sich an bestimmte allgemeine Richtlinien, die auf gesundem Menschenverstand beruhten, doch grundätzlich vertrat er die Meinung, dass die Ernährung – wie alle anderen Aspekte des Yoga – immer im Zusammenhang mit der jeweiligen Person gesehen werden muss. Jeder Yoga-Übende sollte mit derselben Aufmerksamkeit, mit der er seinen Körper, Geist und Atem zu erforschen und verstehen sucht, auch sein Verlangen nach bestimmten Speisen und deren Wirkungen ergründen.

Manchmal ist die Situation ganz eindeutig. Beispielsweise vertrage ich keinen Kaffee, während meine Frau allergisch auf Mandeln reagiert – sie trinkt Kaffee, ich kann so viele Mandeln essen, wie ich will. Am Beispiel allergischer Reaktionen lässt sich unser Verhältnis zur Nahrung am besten verstehen. Schwieriger zu begreifen, wenn auch nicht weniger folgenreich, ist die Rolle, die unsere kulturelle Konditionierung und unsere Sinne dabei spielen. Wir entwickeln Vorlieben für bestimmte Speisen und halten dies für Bedürfnisse: Werden sie nicht erfüllt, empfinden wir das als Entbehrung – wieder einmal beherrscht das Essen unseren Geist.

Nach dem physiologischen System des Yoga ist jeder Mensch, wie alles andere, was existiert, dem Wechselspiel der drei *guna* oder Grundqualitäten unterworfen: *tamas* (Schwere), *rajas* (Aktivität) und *sattva* (Klarheit).

Dieses Konzept gilt auch für die Nahrung. Schon eine kleine Reflexion genügt, um zu erkennen, wie viel wir aus eigener Erfahrung hierüber bereits wissen. Tamasische Nahrungsmittel – wie rotes Fleisch oder eine mit viel Sahne, Butter oder Käse zubereitete Sauce – rufen ein Trägheitsgefühl hervor. Rajasische Nahrungsmittel wirken stimulierend auf unser ganzes System; schon während des Essen spüren wir, wie ein scharf gewürztes Gericht unsere Körpertemperatur ansteigen lässt. Sattvische Nahrungsmittel, etwa ein einfach zubereitetes Gericht aus Hülsenfrüchten oder grünem Gemüse, bewirken, dass wir unsere Energien bewahren oder steigern können, ohne sie aus dem Gleichgewicht zu bringen.

Im Allgemeinen wissen wir um die Auswirkungen, die unsere Nahrung auf uns hat. Wir wissen, dass uns ein spätes Abendessen mit viel Chili und scharfen Gewürzen wach hält und ein schweres Essen schläfrig macht. Als Teil unserer yogischen Praxis versuchen wir, mehr Feingefühl für unsere Ernährung zu entwickeln – und das nicht etwa durch allgemeine Diätvorschriften, sondern weil wir uns unserer eigenen Erfahrungen bewusster werden. Wir können beispielsweise, wenn uns nach Süßigkeiten oder etwas Gebratenem verlangt, über die Macht unserer Sinne reflektieren. Dadurch verlagert sich unsere Aufmerksamkeit auf unseren Gefühlszustand. Fühlen wir uns in diesem Moment vielleicht geistig träge? Oder wenn wir ein Verlangen nach rajasischer Nahrung haben, können wir uns fragen, ob unser Geist vielleicht zu sehr mit bestimmten Gedanken beschäftigt ist, als dass wir Ruhe und Schlaf finden könnten? Das klassische Beispiel mit dem Glas warmer Milch vor dem Zubettgehen kann hier die tamasische Lösung sein. Wollen wir hingegen den ganzen Nachmittag kontinuierlich und mit wachem Geist durcharbeiten, kann ein einfach gekochtes Gemüsegericht als Mittagsmahl die sattvische Notwendigkeit sein. Kurz, wir definieren unsere Ernährungsweise so um, dass sie unseren ständig wechselnden Bedürfnissen gerecht wird, sei es nach physischer Kraft, geistiger Klarheit oder harmonischem Gefühlsleben.

Doch es ist eine Sache, diese Bedürfnisse zu erkennen, eine andere, die notwendigen Veränderungen auch umzusetzen. Es gibt Fälle, bei denen eine abrupte Umstellung der Ernährungsgewohnheiten lebensnotwendig ist. Beispielsweise, wenn der Arzt gefährlich hohe Fettwerte im Blut feststellt oder Diabetes diagnostiziert und der Patient unbedingt seinen Zuckerkonsum reduzieren muss. In den meisten Fällen sind jedoch abrupte Veränderungen tief verwurzelter Essgewohnheiten nicht ratsam.

Eine Yoga-Schülerin unseres *Mandirams* konsultierte einmal wegen eines gesundheitlichen Problems einen ayurvedischen Arzt in Chennai. Der Arzt verordnete ihr eine radikale Umstellung ihrer Koch- und Essgewohnheiten. Sie sollte nichts mehr auf dem Gasherd und ausschließlich mit

Holzkohle kochen. Auch kamen nur noch Kupfertöpfe in Frage. Zudem sollte sie alle Speisen äußerst langsam und mindestens drei Stunden lang garen. Alles in allem vielleicht ganz gesunde Ratschläge, doch die Frau war Asthmatikerin und hatte nur eine winzige, schlecht belüftete Küche. So wurde das Holzkohlefeuer natürlich zum Problem. Außerdem war sie berufstätig und hatte kleine Kinder. Sie fand einfach nicht die drei Stunden Zeit am Tag, um das Essen zuzubereiten. Nach wenigen Tagen ließ sie den ganzen Diätplan fallen. Wohlgemerkt, ich habe große Hochachtung vor Ayurveda, doch in diesem Fall schienen mir die Anweisungen viel zu rigoros und ohne Rücksicht auf die persönlichen Umstände der Frau ausgearbeitet worden zu sein. Ähnliches finden wir auch im Westen, etwa wenn sich Menschen einer »Blitz-Diät« unterziehen, sie ihre Ernährung rigoros umstellen oder plötzlich auf bestimmte Dinge ganz verzichten.

Aus ähnlichen Gründen war mein Vater sehr zurückhaltend, was das Fasten anbelangt, obwohl er dessen religiöse Aspekte durchaus respektierte. Er empfahl zu essen, wenn man hungrig war, und immer ein Viertel des Magens leer zu lassen. Er riet übrigens auch, zwischen einem schweren Mahl und einer Yoga-Praxis vier Stunden Zeit verstreichen zu lassen.

Wie aber fangen wir es an, unsere Essgewohnheiten so zu verändern, dass die Nahrung uns nährt und nicht verzehrt? Auch hier wussten die Alten praktischen Rat. Wohlwissend, dass Essensgerüche unseren Appetit wecken und uns magisch anziehen können, legten sie ihren *puja*-Raum, in dem religiöse Andachten und Opfer abgehalten wurden, immer in die Nähe von Küche und Speisesaal. Dies sollte die Gläubigen daran erinnern, dass Nahrung nicht nur der Ernährung dient, sondern dadurch, dass sie uns nährt, gleichermaßen ein Opfer an die Götter darstellt. Auch war es bei den Alten Brauch, ein Mahl immer mit ein paar Schluck Wasser und dem Kauen einiger Getreide- oder Reiskörner zu beginnen. Dies hatte den praktischen Nutzeffekt, die Verdauungstätigkeit anzuregen und den Heißhunger zu dämpfen, so dass man sich nicht gleich aufs Essen stürzen würde. Es war gewissermaßen das genaue Gegenteil von einem Fast-Food-

Restaurant, wo man, salopp gesagt, das Essen »reinschaufelt«. Bei einem traditionellen Essen gelangt man erst allmählich zum Hauptgang und beendet das Mahl mit einer kleinen Süßigkeit und einer besänftigenden Quark- oder Yoghurtspeise.

Nach altem Brauch wurde eine Mahlzeit also regelrecht strukturiert, mit einem Anfang, einem Höhepunkt und einem Ende – und ebenso verfuhr man bei der Ernährungsumstellung. Auch diese begann immer mit kleinen Schritten. Hiernach muss jemand mit Magenbeschwerden, der für sein Leben gern Zitronen isst, nicht gleich ganz auf diese verzichten, sondern man rät ihm, erst einmal eine wegzulassen und dann immer weniger Zitronen pro Tag zu essen. Auch wenn ein Nahrungsmittel durch ein anderes ersetzt wird – etwa Bratkartoffeln durch gekochten Reis –, soll dies allmählich geschehen.

Solche Praktiken ergeben sich natürlich aus dem Grundcharakter des Yoga – dem allmählichen Sich-Annähern an einen Punkt, der vorher unerreichbar war. Darin enthalten ist das bereits beschriebene Konzept von *vinyasa:* das schrittweise, wohl überlegte Vorgehen beim Handeln.

All diese Praktiken fallen uns umso leichter, je mehr wir die Körpererfahrungen, die wir durch *asana, pranayama* und *dhyana* machen, verstehen, spüren und »hören« lernen. Auch unsere Ernährung ist Teil unseres ständigen Strebens nach Einheit, wobei hier jede Person ihre ganz persönlichen Erfahrungen macht.

Krishnamacharya war ein ausgezeichneter Koch, besonders verstand er sich auf das Zubereiten der scharf gewürzten südindischen Gerichte. Erstaunlich war auch, wie viele Süßigkeiten er am Tag essen konnte. Ich vermute, dass er sie nur aufgrund all seiner yogischen Praktiken so gut vertrug. Nie wieder habe ich jemanden getroffen, der so viel Süßes aß.

Die richtigen Körperübungen, die Regulierung des Atems, Selbsterforschung, nährendes Essen – dies sind dem Yoga zufolge Grundkomponenten der Gesundheit. Hierbei fällt sofort auf, dass es sich um allgemein gültige, zeitlose Praktiken handelt, die sich in allen Heiltraditionen, einschließlich der modernen allopathischen Medizin finden. Dennoch gibt es zwischen dem allopathischen und dem yogischen Gesundheitsansatz ganz grundlegende, sich gegenseitig aber durchaus ergänzende Unterschiede.

Das Besondere an der modernen Medizin ist, dass sie den Menschen von außen, vom Standpunkt des Problems her betrachtet. Dies ist die eigentliche Bedeutung von allopathisch – das Differenzieren, Analysieren und gründliche Testen spezifischer Heilmittel. Diesem Ansatz verdanken wir die Ausrottung einiger der alten Geißeln der Menschheit – die letzten Fälle von Pocken gab es in Indien, bevor die Weltgesundheitsorganisation den Sieg über diese schlimme Krankheit vermeldete. Der Beitrag, den die moderne Wissenschaft zur Beendigung von Leiden und zur Wiederherstellung von Gesundheit leistet, kann gar nicht genug gewürdigt werden.

Yoga dagegen nähert sich dem Menschen von innen, über den Geist. Allerdings ist der Mensch nicht nur Geist, sondern er ist ein System. Jeder von uns ist ein Konglomerat, das ein großes Gesamtsystem bildet. Dieses System ist mehr als unser Körper, den wir durch Essen nähren. Es ist mehr als unser Atem, mehr als unsere Sozialbeziehungen, mehr als unser Glaube. Jede Einflussnahme auf einen Aspekt dieses Systems hat Auswirkungen auf alle anderen. Was im Yoga geschieht, ist eine ganz bewusste Beeinflussung und Veränderung unseres Gesamtsystems. Ob wir nun am Körper, am Atem, bei der Ernährung oder an unseren sozialen Umgangsformen ansetzen, in jedem Fall verändern wir damit gleichzeitig unser System als Ganzes. Die Möglichkeiten, die eine solche schrittweise Steigerung unseres Wohlbefindens für unser Leben eröffnet, können gar nicht hoch genug eingeschätzt werden.

Wer danach Ausschau hält, begegnet noch heute überall auf der Welt dem Wissen alter Heiltraditionen – auch wenn sich der menschliche Geist zum Wohle der Menschheit gleichzeitig zu immer entfernteren Grenzen der medizinischen Forschung vorwagt. Beides zusammen ermöglicht es uns, die gesündesten Menschen zu sein, die je auf diesem Planeten gelebt haben.

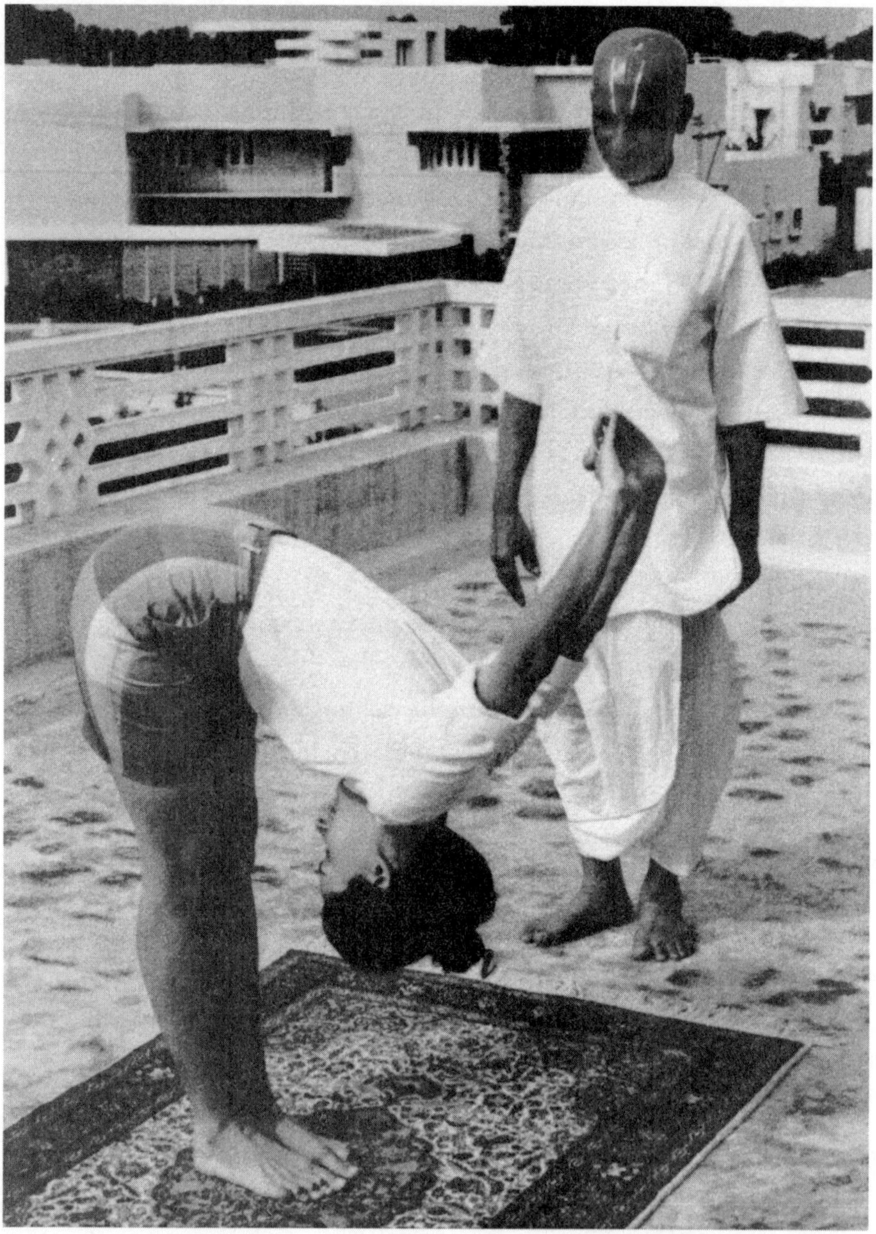

Krishnamacharya beim Unterrichten einer Schülerin, die die Yoga-Haltung uttanasana *ausführt. Chennai, 1954*

SECHSTES KAPITEL

VOM WESEN DER HEILUNG

Krankheit ist ein Hindernis auf dem Weg
zur spirituellen Erleuchtung.
Deshalb muss man etwas dagegen tun.

Heilung ist eine menschliche Erfahrung, die normal und zugleich voller Geheimnisse ist. Vom Moment der Geburt an erleben wir immer wieder Unwohlsein, Krankheit und Verletzungen. Ob diese Zustände vorübergehend oder chronisch sind, geringfügig oder lebensbedrohlich, immer ist eine innere Kraft am Werk, die uns wieder gesund und heil werden lässt, und sie bleibt wirksam bis zu den letzten Augenblicken unseres Lebens. Heilung ist eine Gabe der Natur. Diese Gabe zu verstehen, zu wecken und zu fördern – in uns selbst und in anderen – gehört zu den menschlichen Bemühungen, die sowohl unserem Eigeninteresse als auch unserer Hilfsbereitschaft gegenüber anderen entspringen.

Dieses Bemühen hat es in allen Kulturen gegeben. Doch, wie bereits gesagt, befinden wir uns heute in einer besonders glücklichen Lage, vorausgesetzt wir besitzen die Klugheit, die mannigfaltigen Praktiken der alten Heiltraditionen und das Instrumentarium der modernen Medizin zusammenzubringen. Dadurch können wir mehr Verantwortung für unser körperliches, geistiges und spirituelles Wohlbefinden in die eigenen Hände nehmen, was uns die Hoffnung auf eine längere Lebensspanne und eine höhere Lebensqualität gibt.

Was bedeutet Heilung?

Zunächst gilt es, zwei grundlegende Unterscheidungen zu machen. Treffend formuliert wurden diese von Dr. Michael Lerner – einem von mir sehr geschätzten Freund und Gründer eines Krebshilfeprogramms (Commonweal Cancer Support Program) in Kalifornien. Die erste Unterscheidung ist die zwischen Kurieren und Heilen. »Kurieren«, so Michael Lerner, »ist das, was die allopathische Schulmedizin leistet, sofern es in ihrer Macht steht, und es ist das, was der Arzt zu unserer Gesundung beiträgt. Heilung ist das, was wir selbst beitragen ... Heilung geschieht durch innere Kräfte.« Ein Beispiel: Der Arzt schient ein gebrochenes Bein, doch das Zusammenwachsen und die Wiederherstellung der Funktionsfähigkeit des Knochens erfolgen durch einen inneren Heilungsprozess.

»Eine andere wichtige Unterscheidung ist die zwischen Krankheit und Leiden. Krankheit ist biomedizinisch definiert, während Leiden das Erfahren der Krankheit durch den Menschen ist. Eine ähnliche Unterscheidung gibt es zwischen Schmerz, dem physiologischen Phänomen, und dem Erleiden des Schmerzes, der menschlichen Erfahrung.«

In Lerners Krebshilfeprogramm können Menschen durch Abbau von Stress, durch Umstellung ihrer Lebensweise und die Unterstützung durch eine Gruppe selbst die Bedingungen erkunden, unter denen ihre Genesung möglich wird. Zu diesem Programm gehört auch Yoga, den Michael Lerner als »ein nützliches Paket von effektiven Praktiken zum Abbau von Stress, wie sanften Dehnübungen, Tiefenatmung, Meditation und progressiver Tiefenentspannung« bezeichnete. Und er fügte hinzu: »Manchmal gibt es allerdings ein Verständnisproblem. Jemand hört das Wort ›Yoga‹ und denkt dabei an eine exotische Praktik ... wenn sich jemand an dem Wort stört, sollte man es nicht benutzen und stattdessen von einer Entspannungstechnik für Geist und Körper reden.«

Ich kann dem voll und ganz zustimmen. Ich selbst habe in einigen Ländern Programme zur Reduzierung von Stress für Regierungsmitglieder und Fachkräfte aus dem Gesundheitswesen durchgeführt, wobei man mich bat, das Wort »Yoga« nicht zu benutzen – ebenso wenig wie das Wort »Geist«! Heute werden in Europa, Asien und Nordamerika einige von Krishnamacharyas Techniken in Förderprogrammen für körperlich und geistig behinderte Kinder und Erwachsene eingesetzt, denen niemals bewusst sein wird, dass sie Yoga praktizieren.

Dennoch werde ich die Hoffnung nicht aufgeben, dass Yoga eines Tages in seiner universellen Bedeutung gesehen wird, ohne kulturelle und religiöse Assoziationen. Mein Vater hielt Yoga immer für das größte Geschenk, das Indien der Welt gegeben hat – bereitwillig und ohne Erwartung einer Gegenleistung.

Besonders wenn Yoga Teil eines Heilungsprozesses sein soll, muss er nach den Bedürfnissen des Einzelnen verändert und angepasst werden; ebenso ist es notwendig, das persönliche Umfeld und den kulturellen Kontext zu berücksichtigen. Doch gleichzeitig gibt es bestimmte Aspekte in der Tradition des Yoga, die unbedingt erhalten werden müssen, weil sie uns Aufschluss über das Wesen von Heilung geben; hierbei handelt es sich um bleibendes Wissen, das auch bei sich verändernden Umständen hilfreich sein kann. Das war eine der großen Herausforderungen, die meinen Vater beschäftigten – was sollte beibehalten, was verändert werden? Damit verbunden sind eine Reihe faszinierender Fragen, die wohl abgewogen werden wollen, da sie immense Konsequenzen haben. Wir wissen, dass Heilung von innen kommt. Wir wissen auch, dass diese innere Kraft durch andere Menschen und unser Umfeld zum Guten oder Schlechten beeinflusst werden kann. Wie aber können wir an diese innere Quelle der Heilung gelangen, und wie lässt sie sich nutzen?

Die *Yoga Sutras* beantworten diese Frage sehr eindeutig: Alle Heilung kommt von Gott. Soll das heißen, dass nur religiösen Menschen Heilung widerfahren kann? Natürlich nicht. Erinnern wir uns, was Patanjali über Gott als Ishvara, als Ewigen Lehrer, sagt. Er nennt ihn den »höchsten Lehrer … Quelle des Beistands aller Lehrer: in Vergangenheit, Gegenwart und Zukunft.« Hier geht es um einen Aspekt des Yoga, der zu unserem Verständnis eines Heilungsprozesses beitragen kann. Gemeint ist die Beziehung zwischen einem Lehrer und einem Schüler, die zu größerer Gesundheit führt, zu jener Ganzheit, die sich als harmonische Einheit von Körper, Geist und Seele ausdrückt.*

Auch dabei handelt es sich um etwas ganz Normales. Denn was könnte in unserem Leben gegenwärtiger sein, als die Lehrer-Schüler-Beziehung? Sie beginnt mit unseren Eltern, es folgt die Beziehung zu Lehrern in der Schule und Berufsausbildung, und als Erwachsene finden wir uns, häufig unbeabsichtigt, selbst in der Rolle des Lehrers wieder. Unsere Schüler können unsere eigenen Kinder sein, andere jüngere Menschen oder Personen, die von uns bestimmte Dinge lernen wollen. Hierzu zählen auch so unvergessliche Lernsituationen, bei denen wir nur kurzen Kontakt mit einem »Lehrer« hatten – das kann zum Beispiel der Fall sein, wenn ein Ausländer zum ersten Mal in New York mit einem Taxifahrer zu tun hat. Jeder, der dieses Buch liest, ist zum großen Teil das Produkt lebenslanger Lehrer-Schüler-Beziehungen; ganz normale Beziehungen zwar, die aber verantwortlich sind für fast alles, was uns zu dem werden ließ, was wir sind.

Etwas anderes ist es, wenn wir über den Lehrer als Heiler sprechen, als jemand, der unsere Genesung, unser Wachstum und unsere Ganzheit fördert. Von ihm erwarten wir spezielle Fähigkeiten. Und es muss darüber hinaus noch etwas anderes geben.

Für mich ist das beste Beispiel eines solchen Lehrers mein Vater. Er wusste sehr genau, dass mehr als Methodik und Können nötig sind, um einen Menschen in seiner Einzigartigkeit und Ganzheit zu behandeln. Viele Faktoren müssen berücksichtigt werden, angefangen von der körperlichen und geistigen Verfassung einer Person, über familiäre und soziale Beziehungen bis hin zum kulturellen und religiösen Kontext. Krishnamacharya besaß als Arzt alle erforderlichen Auszeichnungen und hatte eine gründ-

* Ist im Folgenden fast ausschließlich nur im Maskulinum von Lehrern, Schülern etc. die Rede, so sind damit selbstverständlich Frauen stets mit einbezogen.

liche Ausbildung in ayurvedischer Medizin. Er besaß ein enormes Wissen über Ernährung, Kräutermedizin, Ölanwendungen und anderes mehr. Auch seine Kenntnisse in Rechtslehre, Geschichte, Logik, Religion, Astrologie und anderen Bereichen flossen in seine Arbeit als Heiler ein. Er hätte sich gut mit allerlei Titeln wie »Doktor« oder »Guru« schmücken können, doch er wollte nur Yoga-Lehrer sein. Und selbst hierüber bemerkte er einmal im hohen Alter: »Wie kann ich mich Lehrer nennen, wenn ich noch so vieles lernen muss?« Mein Vater wusste, dass die Menschen – angefangen vom Maharadscha von Mysore – hauptsächlich wegen seiner Fähigkeiten als Heiler zu ihm zum Yoga-Unterricht kamen. Auch in Chennai – wo viele Leute (darunter auch Ärzte) von ihrem Arzt zu ihm geschickt wurden – suchten die meisten in ihm den Heiler. Doch wie krank sie auch gewesen sein mochten, welche Behandlung er ihnen auch immer angedeihen ließ, nie sah er sie als Patienten, sondern stets als Schüler, die zu ihrem Lehrer kamen.

Was es in einer Heilbeziehung bedeutet, Lehrer, was Schüler zu sein, war eine zentrale Frage, die mein ganzes Studium mit Krishnamacharya durchzog. Sie war in jeder Unterrichtsstunde Thema, egal ob es um *asana*, *pranayama*, Rezitation oder Schrifttum ging.

Ich hatte den großen Vorteil, dass ich meinen Vater von frühester Kindheit an bei der Arbeit erleben konnte. So manches hiervon ist mir noch lebhaft in Erinnerung.

Als wir in Mysore lebten, kam einmal ein benachbartes Ehepaar vorbei, das keine Kinder bekommen konnte. Mein Vater befragte und untersuchte sie, gab ihnen Ratschläge über Ernährung und schlug ihnen bestimmte Übungen vor. Anschließend nahm er, unbemerkt von den beiden, etwas Asche von der Feuerstelle, auf der meine Mutter gerade unser Badewasser wärmte; er wickelte die Asche in ein Stück Zeitungspapier und überreichte das Päckchen den Nachbarn. Das sollte ihre ganz spezielle Arznei sein. Einige Monate später kamen sie wieder vorbei, hocherfreut weil die Frau inzwischen schwanger war – und später ein gesundes Kind zur Welt brachte.

Die Geschichte mit der Asche im Zeitungspapier funktionierte noch bei einigen anderen kinderlosen Paaren. Als ich Jahre später daran zurückdachte, erschien sie mir ziemlich unsinnig, bis ich sie mit einer anderen Erinnerung in Verbindung brachte. Trotz seiner langen Arbeitszeit in Mysore, die vor Sonnenaufgang begann und bis spät in die Nacht dauerte, stellte mein Vater noch die einfachsten Arzneien eigenhändig her. Meine Mutter fragte einmal: »Warum schickst du die Leute nicht in die Apotheke?« Und er antwortete: »Weil es wichtig ist, dass die Arznei von mir stammt.«

Ich weiß, das klingt seltsam: Im Westen sagt man dazu Placebo-Effekt, und man meint damit einfach einen Heilungsprozess, für den es keine Erklärung gibt. Vom innewohnenden Wert dieses Aschepäckchens können wir uns keinen Begriff machen. Auf jeden Fall bildete es einen Bezugspunkt bei der Herstellung von Vertrauen, eine Fähigkeit, die ein Heiler ebenfalls besitzen muss. Hierbei kamen meinem Vater auch seine große Gelehrsamkeit und sein guter Ruf als Heiler zustatten, ein Gesichtspunkt, der in jedem Heilungsprozess eine Rolle spielt. Wenn wir einen berühmten Chirurgen konsultieren, lassen uns die Diplome an den Wänden oder die Berichte von seinen chirurgischen Leistungen Vertrauen zu diesem Arzt fassen – und ebenso verhält es sich mit einer speziell für uns hergestellten Arznei.

Eine ähnliche Wechselwirkung zwischen Vertrauen und Engagement als Ausgangspunkt und Grundlage einer Heilbeziehung gibt es im Yoga. Der Schüler setzt sein Vertrauen in den Lehrer, und der Lehrer widmet all sein Können, seine Erfahrung und seine Kraft dem Wohle des Schülers.

Diese Kraft, die durch die Verbindung zwischen Vertrauen und Engagement entsteht, durfte ich bereits als Kind auf ganz selbstverständliche Weise erfahren. Meine Brüder und ich wurden oft von meinem Vater herbeigerufen, um in seinem Unterricht *asana* vorzuführen. In einer der Yoga-Haltungen musste ich mich, mit gekreuzten Beinen auf einer Plattform sitzend, in einem möglichst hohen Bogen nach hinten beugen, so dass der Kopf auf dem Boden aufsaß. Dann stellte sich mir mein Vater auf die

Brust! Obwohl ich ein mageres, fast zartes Kind war, kam es mir nie in den Sinn, dass ich – bei richtiger Ausführung des *asana* – das Gewicht meines Vaters vielleicht nicht tragen könnte. Nie würde er etwas tun, das mir schadete. Ich glaube, ich spürte das Gewicht kaum.

Auch wenn sich diese Beschreibung vielleicht einfach anhört, eine Heilbeziehung ist etwas äußerst Komplexes. Wie ließe es sich sonst erklären, dass ein qualifizierter Arzt mit verschiedenen Doktortiteln einem Krankenhauspatienten eine Arznei verabreicht und nichts passiert? Gibt dann aber die warmherzige Krankenschwester dem Patienten dieselbe Medizin, geht es ihm plötzlich besser. Vielen Ärzten begegnet irgendwann einmal dieses Phänomen, für das es keine wissenschaftliche Erklärung gibt.

Ich muss gestehen, dass mein allererster Versuch als Yoga-Lehrer ein Desaster war, das für meinen Schüler beinahe tödlich geendet hätte! Für mich war es eine heilsame Lehre über die ewige Wahrheit, dass alles, was wir tun, Folgen hat. Das Ganze fing mit einer scheinbar harmlosen Schwindelei an.

Ich arbeitete damals in Chennai noch als Ingenieur und war eines Abends mit ein paar Freunden zu einem Kinobesuch verabredet. Da kam mein Chef herein und sagte, dass ich Überstunden machen müsse. Ich aber wollte mich unbedingt mit meinen Freunden treffen und erwiderte deshalb: »Tut mir Leid, Chef, ich kann nicht. Heute Abend kommen zwei Schüler zum Yoga-Unterricht zu mir, ich muss die Verabredung einhalten.«

»Ich wusste gar nicht, dass Sie Yoga-Lehrer sind«, sagte mein Chef. »In Ordnung, Sie können gehen. Aber nur unter einer Bedingung: Sie müssen mir Yoga beibringen.« Ich verschwand und amüsierte mich mit meinen Freunden.

Einige Tage danach kam mein Chef, wie abgemacht, zu uns nach Hause. Ich hatte vor, ihn ein paar einfache Übungen aus einem Programm machen zu lassen, das mich mein Vater gelehrt hatte. Also ließ ich meinen Chef die Arme über den Kopf heben und dabei so atmen, wie ich es gelernt hatte, sodann sollte er sich leicht drehen. Er tat, wie geheißen, doch plötzlich sank er ohnmächtig zu Boden. Sein Atem setzte aus, sein Gesicht lief dunkelrot an, und ich konnte keinen Puls mehr fühlen. In Panik holte ich meinen Vater herbei, der sich über ihn beugte und so lange zu ihm sprach, bis er wieder zu sich kam. Er half ihm auch seinen Atem wieder zu finden, und binnen kurzem war mein Chef wieder auf den Beinen. Mein Chef war ein sehr dicker Mensch, und seine körperliche Verfassung war ziemlich schlecht. Mein Vater kümmerte sich noch eine Weile um ihn, zeigte ihm ein paar andere Übungen, und als mein Chef schließlich ging, befand er sich in bester Gemütsverfassung. Ziemlich beschämt erzählte ich meinem Vater, wie alles gekommen war. »Warum bist du nicht gleich zu mir gekommen?«, fragte er. »Du hättest ihn umbringen können!« Diese Erfahrung lehrte mich auf unvergessliche Weise die Bedeutung der allerobersten Regel, die in allen Heiltraditionen, ob alt oder modern, Geltung hat: »Richte keinen Schaden an!« Auch weckte dieses Erlebnis meine Neugier. Wie war es möglich, dass ich, ausgehend von meiner eigenen Erfahrung mit Yoga, eine einfache Übung mit so verheerenden Folgen unterrichten konnte? Und wie kam es, dass mein Vater, beginnend mit einem bewusstlosen Schüler, diesen nicht nur wieder zu Bewusstsein bringen, sondern auch den Unterricht auf eine Weise fortsetzen konnte, dass sich der Schüler danach besser fühlte als bei seinem Eintreffen?

Indem ich miterlebte, wie die Schüler meines Vaters Fortschritte machten, wurde mein Interesse an Yoga entfacht. Das Erlebnis mit meinem Chef erweckte in mir die Faszination für das Yoga-Lehren. Von diesem Moment an, bekam das Studium mit meinem Vater eine neue Dimension, in dem Sinne, dass ich seine Arbeitsweise mit Schülern beobachten und verstehen wollte.

Übrigens: Mein Chef war mir nicht böse. Er wurde mein erster Yoga-Schüler – allerdings unter strenger Aufsicht Krishnamacharyas.

Bevor ich mit der Lebensbeschreibung meines Vaters fortfahre, möchte ich auf eines noch ausdrücklich hinweisen: Yoga wird in einem Heilungsprozess hauptsächlich bei chronischen oder langwierigen Krankheiten eingesetzt. Wir behandeln weder akute Notfälle noch Traumata, auch keine plötzlich auftretenden Krankheiten wie Fieber, Herzinfarkte oder Schlaganfälle. Yoga ist ein allmählicher Prozess zur Wiederherstellung, Erhaltung und Verbesserung von Gesundheit. Dies erfordert Geduld und Disziplin und eine große Portion Vertrauen. Nur so funktioniert Yoga. Für manche ist das schwer zu begreifen; besonders Menschen aus dem Westen erwarten stets schnelle und spektakuläre Ergebnisse, wie es sie oft in der Schulmedizin gibt. Auch können wir – zur Enttäuschung vieler – keine Garantie geben für bestimmte Resultate, weil die Umstände bei jedem Menschen anders und in ihrer Komplexität einzigartig sind.

Die Menschen, die zu meinem Vater kamen, hatten oft schon alle anderen Behandlungsmethoden ausgeschöpft. Manchmal wurden sie von ihrem Arzt mit der Bemerkung geschickt: »Sie wissen doch, dass sie bereits alles versucht haben. Warum gehen sie nicht zu Krishnamacharya? Vielleicht kann er Ihnen helfen.« Andere kamen, weil Krishnamacharya ihnen von Freunden oder von seinen Schülern empfohlen worden war. Oder sie hatten Geschichten über seine legendären Fähigkeiten gehört.

Auch wenn sich Krishnamacharya zu einem Treffen grundsätzlich bereit erklärt hatte, ließ er die Person manchmal Tage oder Wochen auf einen Termin warten. Dies tat er nicht aus mangelndem Interesse, sondern es gehörte zur seelischen und geistigen Vorbereitung des Schülers auf das Zusammentreffen, und da bestand keine Eile. Die allererste Begegnung war sehr wichtig.

Krishnamacharya studierte einen Menschen mit demselben unheimlichen Scharfblick, mit dem er einen alten Text las. Hatte er das Gefühl, jemand war unaufrichtig oder unschlüssig, schickte er ihn wieder weg. Das hatte nichts mit Hochmut zu tun. Er wusste einfach, dass er solchen Leuten nicht helfen konnte und dass sie nur Zeit, Geld und möglicherweise die Chance vertaten, anderswo Hilfe zu finden. Jede Hoffnung auf Erfolg setzte voraus, dass ein Schüler bereit war, ihm zu vertrauen oder zumindest seiner Anleitung zu folgen und neue Erfahrungen zu machen.

Krishnamacharya unterzog jeden Schüler einer genauen Untersuchung, die allein schon Grundsätzliches über die yogische Herangehensweise verrät. Der westlichen Medizin stand Krishnamacharya ziemlich skeptisch gegenüber, weil er das Gefühl hatte, dass ein großer Teil ihrer Erkenntnisse auf dem Sezieren von Leichen im Anatomielabor basierte. »Was aber kann man«, so meinte er, »von einem Leichnam lernen? Was kann der Atem bei einem Toten ausrichten?« Krishnamacharyas Untersuchungen hatten zum Ziel, so viel wie möglich über die Vorgänge in all den komplexen Systemen herauszufinden, die einen Menschen ausmachen.

Worauf richtete Krishnamacharya in einer Untersuchung sein Augenmerk?

Im weitesten Sinne versuchte er – wie in vielen östlichen Heiltraditionen üblich – herauszufinden, was die harmonische Einheit von Körper, Geist und Seele störte oder behinderte. Das wesentliche Konzept ist in diesem Zusammenhang das der »harmonischen Einheit«. Hiernach wird eine Krankheit nie lokalisiert. Zwar mag sie sich in einem ganz bestimmten lokalen System des Körpers manifestieren, doch Anzeichen für ihr Vorhandensein gibt es im gesamten Konglomerat der physischen und geistigen Systeme. Die Krankheit befällt immer das Gesamtsystem. Eine Krankheit ist auch nichts Zufälliges. Etwas hat sie verursacht. Gute Beispiele hierfür sind – mein Vater hätte natürlich diese Begriffe nicht benutzt – genetische Vorbelastung oder Stress, der einen anfällig macht für alle möglichen Krankheiten vom gewöhnlichen Schnupfen bis zu Krebs, Herzleiden oder Schlaganfall.

Wieder einmal möchte ich um Nachsicht bitten, Krishnamacharyas Untersuchungsmethode nur grob umreißen zu können. Jedenfalls weiß ich nach dreißig Jahren Studium bei ihm, dass er Dinge vermochte, die bis heute kein anderer kann. Seine erste Bedingung für eine Behandlung war, dass die Person, die Hilfe suchte, *anwesend* war. Das ist gar nicht so selbstverständlich, wie es klingt. Jeder, der einen Heilberuf ausübt, kann bestätigen – ich jedenfalls habe es oft erlebt –, dass viele Leute um Rat für Freunde oder Verwandte nachsuchen. Solche Anfragen lassen sich nicht beantworten. Die Person muss physisch anwesend sein.

Krishnamacharya verschaffte sich als Erstes einen allgemeinen Eindruck von der Person: von der Färbung der Haut und der Augen, vom Charakter der Stimme, von der Qualität des Atems, von Körperhaltung und Gestik. Er stellte detaillierte Fragen über Lebensweise, Arbeit und Familie, erkundigte sich genau nach den Erfahrungen mit der Krankheit, ihrer Geschichte, ihren Auswirkungen.

Während er eine Person befragte, berührte er bestimmte Körperbereiche, um Auffälligkeiten festzustellen, und er fühlte den Puls.

Die Untersuchung des Pulses ist in unserer Heiltradition äußerst wichtig – die Methode gleicht, ist aber nicht identisch mit der in der chinesischen und tibetischen Medizin verwendeten. Man legt dabei drei Finger, jeden mit etwas unterschiedlichem Druck, entlang des linken beziehungsweise des rechten Handgelenks. Dort kann man die Qualität des *prana*-Flusses in den *nadi* spüren, jenen Bahnen, durch die die Energie in den Körper gelangt und in denen sie ihn durchströmt. Der Puls kann eine Vielzahl von Informationen über die aktuelle Verfassung eines Menschen, ja selbst über bevorstehende Ereignisse liefern. So konnte Krishnamacharya oft am Puls erkennen, ob eine Frau schwanger war – selbst das Geschlecht eines Ungeborenen konnte er damit vorhersagen.

Es bedarf Jahre der Praxis und Erfahrung, um eine solche Pulsdiagnose durchzuführen. Der Lehrer muss viel Feingefühl besitzen und sich auf jede Pulsuntersuchung besonders vorbereiten. Der Puls kann auch an anderen Stellen des Körpers untersucht werden, wie zum Beispiel am Nabel oder an den Fußknöcheln. Und nicht zu vergessen: Das Pulsfühlen selbst kann eine Heilwirkung haben.

Vor einiger Zeit sprach ich mit Dr. B. Ramamurthi, einem guten Freund und Beiratsmitglied unseres *Mandiram*. Er gilt weltweit als einer der angesehensten Neurochirurgen, und als einer der Ersten hat er in neuerer Zeit in Indien Gehirnoperationen durchgeführt; auch ist er langjähriges Mitglied verschiedener medizinischer Gesellschaften in Asien, Europa und Nordamerika. Wir unterhielten uns über die Vor- und Nachteile der ausgezeichneten technischen Apparate, die einerseits die diagnostischen Möglichkeiten des Arztes enorm verbessern, andererseits aber eine Art Barriere zwischen Arzt und Patient errichten. Dr. Ramamurthi, der in großem Umfang karitative Arbeit für die Armen leistet, lachte und erzählte die Geschichte einer älteren Frau aus einem kleinen Dorf, die zu ihm in Behandlung kam. »Schon als sie ins Zimmer trat, sah ich, dass es sich um einen leichten Fall handelte. Sie litt an neuralgischen Schmerzen im Gesicht. Ich sagte: ›Kein Grund zur Beunruhigung. Ich werde Ihnen ein paar Medikamente geben, und Sie werden wieder gesund.‹ Daraufhin sagte sie: ›Wie, Herr Doktor? Sie haben doch noch gar nicht meine Hand gehalten und gefühlt! Die Berührung Ihrer Hand wird mir helfen.‹ Auf Tamilisch gibt es einen Ausdruck, der »gute Hand« oder »heilende Hand« bedeutet. Also sollte der Arzt den Patienten berühren, physischen Kontakt aufnehmen, seine Stirn fühlen … ihm so die Angst nehmen. Auf diese Weise lässt sich die eigene positive Energie auf den Patienten übertragen.«

»Das war vor zwanzig Jahren«, fuhr Dr. Ramamurthi fort. »Ich habe die Geschichte nie vergessen. In Indien glauben viele Menschen an die Kraft der Berührung durch den Heiler, das dürfen wir nicht außer Acht lassen.«

Auch am Beginn der Beziehung zwischen Yoga-Lehrer und Schüler sollte die Pulsuntersuchung stehen. Sie gibt dem Lehrer Aufschluss darüber, was der Schüler braucht.

Die gesamte Untersuchung eines Schülers konnte sich bei meinem Vater über zwei oder drei Termine erstrecken. Irgendwann fragte er den Schüler dann: »Können Sie meinen Anweisungen folgen?« Das war der Moment, in dem sich der Schüler entscheiden musste, ob er Krishnamacharya vertrauen wollte. Tat er dies, konnte die Heilbeziehung beginnen.

Krishnamacharya ordnete meist eine Umstellung der Ernährung an, wobei er auf seine umfangreichen ayurvedischen Kenntnisse zurückgriff. Auch Arzneien gehörten zu seiner Behandlung. Ebenso bestand er darauf, dass der Schüler bestimmte Lebensgewohnheiten änderte, beispielsweise eine Sportart aufgab oder seine Schlafenszeit verlegte.

Was die eigentliche Yoga-Praxis betraf, vertrat Krishnamacharya den Standpunkt, dass sie in zwei Richtungen hin wirksam werden konnte. Die eine heißt *langhana* oder Kontraktion, die andere *brmhana* oder Expansion. Es handelt sich um zwei grundlegende Konzepte, die alle Dimensionen des Yoga durchziehen. Haltungen, die mit Vorwärtsbeugen beziehungsweise Kontraktionen einhergehen, sind *langhana*, während Haltungen, die Streckungen oder Rückwärtsbeugen beinhalten, als *brmhana* gelten. Entsprechend gilt die Einatmung, die Lunge und Bauch weitet, als *brmhana*, die Ausatmung, die den Bauch nach innen bewegt, als *langhana*.

Ein einfaches Beispiel für die konkrete Anwendung dieses Konzepts wäre eine übergewichtige Person, die den Rat bekommt, weniger Salz und fetthaltige Speisen zu essen, sich mehr zu bewegen, und die ein Yoga-Programm übt, in dem Vorwärtsbeugen und die Betonung der Ausatmung überwiegen. Damit entwickelt sich die Person in Richtung *langhana*. Ein Beispiel für die gegenteilige Richtung, *brmhana*, wäre eine untergewichtige Person, die zu einer reichhaltigeren Ernährung ermuntert wird, eine Yoga-Praxis mit Betonung der Einatmung macht und sich vielleicht mehr Ruhe gönnt.

Diese Konzepte spielen auch in der Lehrer-Schüler-Beziehung eine Rolle. Trotz sanfter, angenehmer Stimme können beispielsweise bei einem Lehrer, dem es an Bestimmtheit fehlt, selbst *brmhana*-Haltungen in Richtung *langhana* wirken, während ein Lehrer, der ständig »Entspannen! Entspannen! schreit, bestimmt keine *langhana*-Wirkung erzielt.

Krishnamacharya ist keineswegs der Erfinder dieser Konzepte, doch er hat sie meines Wissens wie kein anderer zu einer Methode für die heutige Zeit weiterentwickelt. Nehmen wir als Beispiel Schlaflosigkeit. Es reicht nicht, einem Büroangestellten mit sitzender Tätigkeit beizubringen, sich zu entspannen; man muss ihn auch zu mehr körperlicher Bewegung anhalten; seine Yoga-Praxis sollte vor allem *brmhana*-Übungen enthalten, und sie sollte mit einigen *langhana*-Übungen schließen, die ihm das Einschlafen erleichtern. Verkäufer, die den ganzen Tag reden und viel auf den Beinen sein müssen, sind am Abend zwar oft erschöpft, aber zu überreizt, um einzuschlafen. Sie sollten liegende Haltungen lernen, die mit einem langen, leichten Ausatmen verbunden sind. Die genannten Konzepte können auch bei sehr ernsten gesundheitlichen Beeinträchtigungen hilfreich sein. Ein Schlaganfallopfer erholt sich oft deshalb so langsam, weil es sich seiner eingeschränkten Bewegungs- und Sprechfähigkeit schämt und sich von seiner Umgebung abkapselt. Schon ganz einfache Körper- und Atemübungen in Richtung *brmhana* können bei einer solchen Person das Selbstvertrauen stärken, so dass sie am Leben wieder teilnimmt.

Krishnamacharya betonte ausdrücklich, dass es für eine richtige Heilbeziehung unbedingt des Einzelunterrichts bedarf. Hatte er einmal begonnen, einen Schüler zu unterrichten, kam dieser in der Regel einmal die Woche zu ihm. Auf diese Weise konnte Krishnamacharya dessen Fortschritte verfolgen, und er hatte die Möglichkeit, das Programm, wenn nötig, zu ändern. Auch war es ihm so möglich festzustellen, ob ein Schüler seine Anweisungen richtig ausführte. Er sah auf Anhieb, wenn das nicht der Fall war. Mein Vater war streng darauf bedacht, dass die Schüler seinen Ratschlägen folgten, und selbst in seinen altersmilden Jahren konnte er noch gegenüber Schülern, die etwas falsch machten, ungehalten werden. Dahinter stand aber eine große Fürsorge und ein tiefes Engagement für das Wohl seiner Schüler.

Doch bei aller Achtung vor ihm und seinem großen Können glaube ich, dass er manchmal mit seiner Strenge etwas zu weit ging. Einem seiner Schüler – ein erfolgreicher Geschäftsmann, der Diabetes hatte und für sein Leben gern morgens ausritt – sagte Krishnamacharya, er müsse das Reiten aufgeben. Der Mann versuchte es, denn schließlich hatte sich durch Krishnamacharyas Unterricht sein Leiden so gebessert, dass er sogar die Dosis seiner Medikamente verringern konnte; doch er brachte es einfach nicht fertig, auf seine geliebten Pferde zu verzichten. Also hörte er mit Yoga auf.

Ich erfuhr davon erst kürzlich, als er mich wegen eines anderen Problems aufsuchte.

Die direkte Beziehung zwischen Lehrer und Schüler, wie sie im Einzelunterricht gegeben ist, ist nicht nur für kranke Menschen von Bedeutung, sondern für jeden, der ernsthaft Yoga praktizieren will. Denn ist im Yoga-Prozess erst einmal ein gewisser Punkt erreicht, erfordert die Lehrsituation die ganze Aufmerksamkeit von Lehrer und Schüler. Es darf dabei keine Ablenkung geben.

Andererseits spielt auch der Gruppenunterricht eine wichtige Rolle, oft als Ergänzung zum Einzelunterricht. Dies trifft besonders auf Selbsthilfegruppen von Krebs- oder Herzkranken zu, bei denen das Zusammentreffen mit anderen Betroffenen Mut machen und gegenseitiges Verständnis fördern kann. Man darf auch nicht übersehen, dass es gerade der Gruppenunterricht ist, der die meisten Menschen zum ersten Mal mit Yoga bekannt macht.

Ich habe meinem Vater häufig mit größtem Interesse beim Unterricht zugesehen, teils um seine Methode zu lernen, teils weil ich von seiner Beobachtungsgabe fasziniert war. Häufig saß er, während er *asana* unterrichtete, in einem Sessel und las Zeitung. Trotzdem konnte er einem Schüler beim Üben einer Yoga-Haltung oder Atemregulation Anweisungen für kleinste Korrekturen oder Veränderungen geben. Meine Mutter meinte, Krishnamacharya sähe mit geschlossenen Augen. Er schaute direkt in einen Menschen hinein und sah mehr als nur, ob der Kopf richtig gedreht oder das Knie durchgedrückt war. Sein Scharfblick lässt sich an folgendem Beispiel verdeutlichen.

Ein amerikanischer Freund von mir wollte, dass mein Vater sein Horoskop anschaut. Ich bat den Freund, es ins Tamilische übersetzen zu lassen. Als ich es meinem Vater vorlegte, sagte dieser: »Ich will das nicht. Ich will den Burschen sehen.«

Als ich den jungen Mann zu ihm brachte, schaute er ihn an und sagte: »Er ist kein Löwe. Sein Horoskop ist falsch. Er muss Fisch sein.« Mein

Freund sagte hinterher empört zu mir: »Es ist ausgeschlossen, dass mein Geburtsdatum nicht stimmt! Dein Vater ist ein Spinner!«

»Das war deine Idee« sagte ich. »Am besten du fragst deine Mutter.«

Er telegrafierte an seine Mutter, die ihm antwortete: »Was immer dein Astrologe sagt, das Datum stimmt.« Doch mein Freund ging der Sache weiter nach und besorgte sich den Arztbericht von seiner Geburt. Anhand des Berichts fand er heraus, dass sein Geburtsdatum falsch war und mein Vater Recht hatte. Das ist nur ein Beispiel für Krishnamacharyas scharfe Beobachtungsgabe, die weder ich noch sonst jemand je ganz verstand.

Übrigens war Astrologie ein Gebiet, das mich absolut nicht interessierte. Mein Vater akzeptierte das, solange ich bei ihm studierte. Er lehrte mich immer nur das, was ich lernen wollte, und auch erst dann, wenn ich dafür reif war. Deshalb erwähnte er zunächst weder Gott noch Gebete oder andere religiöse Dinge. Dies änderte sich, als ich zu unterrichten begann. Nun konzentrierte ich mich mehr darauf, was meine Schüler brauchten, und deshalb bestand er darauf, dass ich mich zu einem gewissen Grad mit Astrologie vertraut machte. In Indien ist Astrologie aus dem Leben nicht wegzudenken, sie wird herangezogen, wenn es ums Heiraten und andere wichtige Entscheidungen geht, selbst das Datum für Wahlen wird nach astrologischen Gesichtspunkten festgelegt! Ich bin immer wieder überrascht, wie viele Menschen aus dem Westen sich ebenfalls für unsere Astrologie interessieren und dass auch sie bedeutende Vorhaben nach günstigen oder weniger günstigen Tagen des Kalenders planen. Es ist die Pflicht eines Lehrers, auf die Bedürfnisse eines Schülers einzugehen. Was mich betrifft, ich habe nie mein Horoskop angeschaut, das mein Vater bei meiner Geburt gestellt hatte. Und Krishnamacharyas Einstellung zu diesem Thema wird aus folgendem Zitat deutlich: »Jemand der Gott wirklich liebt und verehrt, braucht keine Astrologie.«

Das Studium bei meinem Vater hatte für mich eine Auswirkung, mit der mein Vater überhaupt nicht gerechnet hatte und über die er keineswegs erfreut war. Ich beschloss nämlich, meinen Beruf als Ingenieur aufzugeben und mich ganz dem Unterrichten von Yoga zu widmen. Obwohl ich ein ganz passabler Ingenieur gewesen bin, war ich doch nie mit ganzem Herzen dabei. Der Yoga hingegen zog all mein Interesse auf sich, eröffnete er doch unendliche Möglichkeiten der Transformation und Selbsterkenntnis sowohl für mich selbst als auch für andere. Yoga war eine Reise, ein Abenteuer ohne Ende.

»Aber du bist doch Ingenieur!« protestierte mein Vater. »Du hast ein gutes Einkommen und bist angesehen. Als Yoga-Lehrer wirst du immer arm sein. Du wirst weder eine Frau noch Kinder ernähren können.« Und da er wusste, wie sehr ich Geselligkeit liebte, fügte er hinzu: »Du wirst all deine Freunde verlieren!«

Er sprach natürlich aus der Erfahrung seiner frühen Jahre, in denen er ein hartes Leben geführt hatte. Auch stimmte es, dass ein Yoga-Lehrer im sich rasch modernisierenden Indien keinerlei soziales Ansehen genoss. Doch ich blieb bei meinem Entschluss, und mein Vater fand sich mit der Zeit damit ab. Da ihm seine persönliche Unabhängigkeit über alles ging, akzeptierte er sie auch bei seinen Söhnen in einem Maße, wie es in unserer Kultur sonst unüblich ist.

Und so begann Krishnamacharya, mich zum Lehrer auszubilden. Nachdem er meine Entscheidung akzeptiert hatte, ließ er mir alle Unterstützung angedeihen. Doch als ich ein paar Jahre später die Familie meiner zukünftigen Frau kennen lernen sollte, warnte er mich: »Erzähle ihnen unter keinen Umständen, dass du Yoga-Lehrer bist!«

Letzten Endes aber blieben mir die Schwierigkeiten erspart, die sich meinem Vater und meinem Onkel in den ersten Jahren ihrer Lehrtätigkeit in den Weg gestellt hatten. Ich verdiente mein Geld weiterhin als Ingenieur, nun auf Berater-Basis, gleichzeitig begann ich, einige Schüler im Yoga zu unterrichten.

Meine frühen Erfolge als Yoga-Lehrer verdanke ich zu einem guten Teil einem der größten Lehrer – einem der größten Intellektuellen – des zwanzigsten Jahrhunderts: Jiddu Krishnamurti. Krishnaji gab nicht nur meiner Laufbahn als Lehrer großen Auftrieb, an seinem Beispiel erlebte ich auch, was es heißt, Schüler zu sein.

Es gibt viele Bücher von und über Krishnamurti. Seine Lebensgeschichte ist so faszinierend und mannigfaltig, dass ich – um jenen, die ihn nicht kennen, einen ersten Eindruck zu vermitteln –, lediglich ein paar Meilensteine daraus herausgreifen möchte. Er war das Kind armer Eltern. Kurz nach der Jahrhundertwende wurde Annie Besant, damals Präsidentin der Theosophischen Gesellschaft, an einem Strand bei Chennai auf ihn aufmerksam. Das Hauptziel der Gesellschaft war die universelle Bruderschaft aller Menschen; sie widmete sich dem vergleichenden Studium der Religion, Philosophie und Naturwissenschaft sowie der Erforschung »unerklärter Naturgesetze und verborgener Kräfte im Menschen«. Der Hauptsitz der Gesellschaft befand sich damals und befindet sich immer noch in einem herrlichen Parkgelände in Chennai, das ans Ufer des Flusses Adyar und an den Golf von Bengalen grenzt: Annie Besant zählt übrigens in Indien bis heute zu den populärsten Persönlichkeiten, da sie sich schon früh für die Unabhängigkeit des Landes und für die Schulbildung der Armen und der Frauen eingesetzt hatte.

Zu den Mitgliedern der Theosophischen Gesellschaft gehörten viele reiche und mächtige Personen aus Amerika und Europa. Die Gesellschaft sah es als ihre Mission an, den Weg für den neuen »Messias«, den Weltlehrer, zu bereiten. Als Annie Besant 1909 den vierzehn Jahre alten Krishnamurti erblickte, glaubte sie, der von Gott verheißene Lehrer sei gekommen.

Krishnamurti erhielt eine ausgezeichnete Bildung, teils in Indien, teils in Europa. Doch im Alter von vierunddreißig Jahren entledigte er sich in einer berühmt gewordenen Rede aller an ihn gerichteter Ansprüche. Er löste seine Anhängerschaft auf und erklärte, dass es so etwas wie einen Guru nicht gebe und dass jeder Mensch seinen eigenen Weg zur Wahrheit finden müsse. Um einen kleinen Eindruck von Krishnajis Denkweise zu vermitteln, möchte ich im Folgenden eine kurze Passage aus besagter Rede aus dem Jahre 1929 zitieren:

> Ich halte die Wahrheit für ein unwegsames Land, und ihr könnt ihr auf keinem Weg, durch keine Religion und keine Sekte näher kommen … Da die Wahrheit grenzenlos, bedingungslos und auf keinem Weg erreichbar ist, lässt sie sich nicht organisieren. Ich halte nichts davon, Organisationen zu gründen, um Menschen auf einen bestimmten Weg zu führen oder zu nötigen. Wenn ihr das begreift, versteht ihr auch, warum es unmöglich ist, einen Glauben zu organisieren. Ein Glaube ist eine ganz persönliche Angelegenheit, und ihr könnt und solltet ihn nicht organisieren. Wenn ihr es tut, wird er tot und versteinert, macht ihr ihn zur Konfession, zur Sekte, zur Religion, um sie anderen aufzudrängen. Dies ist etwas, das überall auf der Welt immer wieder versucht wird. Die Wahrheit wird verengt und zum Spielzeug der Schwachen, der nur momentan Unzufriedenen. Die Wahrheit kann nicht zu jemandem heruntergebracht werden, vielmehr muss sich jeder Mensch selbst bemühen, zu ihr hinaufzusteigen. Ihr könnt die Bergspitze nicht ins Tal schaffen. Wollt ihr zum Gipfel hinauf, müsst ihr das Tal durchqueren und ohne Furcht vor gefährlichen Abgründen die Steilhänge erklimmen. Ihr müsst zur Wahrheit hinaufsteigen … Ich behaupte, dass keine Organisation den Menschen zur Spiritualität führen kann … Sobald ihr jemandem folgt, hört ihr auf, der Wahrheit zu folgen … Ich habe nur ein einziges wichtiges Anliegen: den Menschen zu befreien.

Nach dieser Rede ging Krishnamurti seine eigenen Wege. Für den Rest seines Lebens reiste er viel umher und hielt Vorträge; damit erreichte er letztlich Hunderttausende von Menschen und galt über mehrere Generationen hinweg unter den größten Denkern der Welt als der »Philosoph der Intellektuellen«.

Ich wusste nichts davon, als Krishnamurti 1965 bei einem seiner regelmäßigen Besuche in Chennai meinen Vater um einen Besuch bat. Wie sich herausstellte, wohnte er ganz in unserer Nähe, und als wir ihn aufsuchten, stand er bereits erwartungsvoll an der Tür, um uns zu empfangen. Er wollte sehen wie wir *asana* praktizierten, und so boten ihm mein Bruder und ich unter Anleitung meines Vaters eine zwanzigminütige Yoga-Vorführung. »Ich möchte bei Ihnen Unterricht nehmen«, sagte Krishnamurti, worauf mein Vater erwiderte: »Wir werden darüber nachdenken.« Am nächsten Tag kam Krishnamurtis Sekretär zu uns nach Hause, um zu fragen, wann der Unterricht beginnen könne. Da sagte mein Vater: »Mein Sohn wird ihn unterrichten.« Und er erkor mich dazu aus.

Mir war recht mulmig zumute. Zum einen hatte Krishnaji bereits jahrelang Unterricht bei meinem Onkel, Iyengar, gehabt und war im Üben von *asana* ziemlich versiert. Ich hatte damals erst ein paar Jahre ernsthaft bei meinem Vater studiert. Zum anderen war ich erst siebenundzwanzig Jahre alt, während er eine weltberühmte Persönlichkeit von fast siebzig Jahren war. Er hatte mehr Jahre Yoga studiert, als ich alt war!

Am ersten Unterrichtstag legte er den Modus unserer Schüler-Lehrer-Beziehung fest, der sich auch die ganze Zeit nicht mehr ändern sollte. Krishnaji begrüßte mich an der Eingangstür und führte mich in ein Zimmer. Nie setzte er sich vor mir hin, noch durfte ich für ihn den Teppich ausbreiten, auf dem er übte. Seine Haltung mir gegenüber zeugte von absolutem Respekt.

Ich bat ihn, seine Übungen sehen zu dürfen, worauf er eine Reihe sehr fortgeschrittener *asana* machte, einschließlich Kopf-, Schulter- und Handstand, dazu etliche schwierige Rückwärtsbeugen. Sein Brustkorb und Nacken waren recht starr, seine Atmung eingeschränkt und hin und wieder traten ihm Tränen in die Augen. Trotzdem war er begeistert bei der Sache. Wir sprachen über die Notwendigkeit, diese Symptome zu verringern, auch über seine allgemein eher schwache gesundheitliche Konstitution. Hinterher besprach ich die Situation ausführlich mit meinem Vater, der für ihn ein vollkommen anderes Programm vorschlug. Die schwierigen Haltungen sollten ganz wegfallen. Anstelle des Schulterstandes sollte Krishnaji, mit dem Rücken auf dem Boden liegend und mit einer Wand als Stütze, die Beine senkrecht nach oben strecken, was wir später dahingehend änderten, dass er die Beine mit gebeugten Knien auf einem Hocker ablegte. Der Kopfstand wurde ganz gestrichen. Eine Übung, bei der er ganz sanft den Kopf bewegte, linderte bald die Steifheit im Nacken. Manche dieser Übungen waren für mich absolut neu. Mein Vater hatte dabei einige der grundlegenden yogischen Prinzipien den speziellen Problemen Krishnajis angepasst und nicht lediglich aus dem traditionellen Repertoire geschöpft.

Bei unserem nächsten Treffen sagte ich zu Krishnaji: »Sie müssen alles, was sie bisher geübt haben, weglassen, und ich werde Sie die Übungen lehren, die mein Vater vorschlug.«

»Ich werde mich ganz nach der Unterweisung Ihres Vaters richten«, sagte er daraufhin. Es war wirklich erstaunlich. Wie würden Sie, lieber Leser, liebe Leserin reagieren, wenn Ihnen jemand sagt, dass Ihre jahrelange Gewohnheit, etwas zu tun – sei es Bäume beschneiden, Nähen, Teppichknüpfen oder sonst etwas – völlig falsch sei und Sie es vollkommen anders machen müssten? Ich würde vermutlich rebellieren, wenn mir jemand sagte, meine vedische Rezitation sei falsch. Was ich Krishnamurti von nun an lehrte, unterschied sich bis ins kleinste Detail von allem, was er bisher gekannt hatte. Nach zwei Tagen war keine Spur mehr von seinem vorherigen Yoga vorhanden.

Krishnamurtis Gesundheit besserte sich, und kurz darauf lud er mich ein, zu ihm in die Schweiz zu kommen, um den Unterricht mit ihm fortzusetzen und auch einige seiner Freunde zu unterrichten. Mein Vater sagte: »Er ist ein Weltlehrer. Du musst hingehen.« Doch aufgrund von Krishnajis langer Verbindung mit meinem Onkel, für den ich immer große Hochachtung und Zuneigung empfunden hatte, zögerte ich. Erst als mir Iyengar seinen Segen gab, fühlte ich mich frei, die Einladung anzunehmen. Das war für mich ein großes Ereignis. Wie von meinem Vater vorhergesagt, hatte ich, als ich meinen Ingenieurberuf aufgab und Yoga-Lehrer wurde, die meisten meiner Freunde verloren. Doch die Tatsache, dass ich nach Europa eingeladen war, ließ mein »Ansehen« plötzlich wieder steigen und meine alten Freunde kamen mit Blumengirlanden zum Flughafen, um mich zu verabschieden.

Krishnaji kümmerte sich in der Schweiz liebevoll um mich. Er brachte mir westliche Tischsitten bei und sorgte dafür, dass ich mich wohl fühlte und immer mit leckeren Speisen verköstigt wurde. Er schrieb häufig an meine Eltern, um ihnen zu versichern, dass ich in guten Händen sei, wobei er hinzufügte: »Wir sind alle strenge Vegetarier.« Wir trafen uns täglich, manchmal auch öfter, und stets drückte seine Haltung im Unterricht Demut, Achtung und Freude aus.

Ich besuchte nur einen einzigen seiner Vorträge, doch er legte mir auch nie nahe, seine Ideen kennen zu lernen. Ich wüsste nicht zu sagen, was Krishnaji in seinen Vorträgen lehrte. Doch was er mich durch sein Beispiel lehrte, ist unendlich viel: Pünktlichkeit, Reinlichkeit (alles in seiner Wohnung war makellos sauber), die Würde der Arbeit (er putzte stets sein Badezimmer selbst, und es sah immer aus, als wäre es vom Zimmermädchen gereinigt worden), Hochachtung vor anderen, Demut vor dem Lehrer, ungeachtet von Alter und Status, die Bereitschaft alles von Grund auf zu lernen und Hochachtung vor allen Kulturen. Sein einziger Rat an mich lautete: »Werden Sie nie ein Guru, beuten Sie niemanden aus, werden Sie nie reich.«

Unsere Verbindung dauerte fast bis zu seinem Tod im Jahre 1986. Wir trafen uns normalerweise ein- oder zweimal im Jahr, entweder in Europa oder in Chennai. In Anbetracht des hohen Alters meines Vaters hatte Krishnaji einmal zu ihm gesagt: »Ihr Wissen darf auf keinen Fall verloren gehen. Sie müssen Ihren Sohn alles lehren.« Er bot sogar an, mein Studium zu finanzieren, damit ich mich diesem vollständig widmen könne. Ein äußerst großzügiges Angebot angesichts der damaligen finanziellen Nöte seiner eigenen Organisation. Ohne seine guten Absichten zu verkennen, lehnte ich ab. Doch Krishnajis Anteilnahme und Zuspruch hatten andere Konsequenzen. Meine Studien mit Krishnamacharya nahmen an Tiefe zu, und im Laufe der Zeit stellte sich ein Gefühl der Dringlichkeit ein. Ich selbst unterrichtete nunmehr auch Schüler aus Europa und Amerika, zusätzlich zu der wachsenden Zahl von Indern.

In den darauf folgenden Jahren heiratete ich und gründete eine Familie. Meine Frau wurde – wie in Indien üblich – von meinen Eltern ausgesucht, eine Sitte, die die Menschen im Westen längst abgelegt haben. Für mich und meine Familie war es keine Frage, dass mir Menaka eine ideale Lebensgefährtin sein würde. Mein Vater stellte nicht einmal ihr Horoskop. Sie war ein junges Mädchen mit geringer Bildung und stammte aus einer armen Familie. Kurz nach unserer Heirat fragte ich sie, was ich ihr schenken könne. »Ich will ein Haus«, sagte sie »damit werde ich zufrieden sein.« Wir fanden ein großes, komfortables Haus, meine Eltern zogen zu uns, und unser Familienleben konnte beginnen. Menaka hat sich nicht nur als fürsorgliche Ehefrau und Mutter unserer drei Kinder erwiesen, durch beständiges Studium und großes Engagement wurde sie auch zu einer unserer besten Yoga-Lehrerinnen am *Mandiram.* Ich sage dies nicht als ihr Ehemann, sondern als ihr Lehrer. Dies sind zwei völlig verschiedene Beziehungen, wie auch im Falle von Krishnamacharya und mir: Zum einen bestand eine Vater-Sohn-Beziehung, zum andern eine Lehrer-Schüler-Beziehung. Jede dieser Beziehungen kann von Zuneigung und Achtung geprägt sein, doch sie sind grundverschieden.

Als Yoga-Schüler ging ich jeden Tag zu meinem Vater und verbrachte einige Stunden mit ihm. Wir begannen mit einem Gebet, dann unterrichtete er mich mindestens zwei Stunden lang in *asana* und *pranayama.* Danach wandten wir uns den Texten zu, die er mich gebeten hatte zu studieren, wobei er erst überprüfte, ob ich sie auch auswendig konnte. Anschließend konnte ich ihm Fragen stellen, die sich entweder auf unseren Unterricht oder auf Probleme bezogen, die bei meinem eigenen Unterricht aufgetaucht waren. Diese Möglichkeit war sowohl für mich als auch für meine Schüler von unschätzbarem Wert. Auf diese Weise hatten sie während der ganzen Jahre quasi direkten Zugang zu Krishnamacharyas enormem Wissens- und Erfahrungsschatz, auch wenn sie ihn nie persönlich trafen. Unser häuslicher Tagesablauf unterschied sich aber voneinander; der meines Vaters blieb bis auf die allerletzten Jahre seines Lebens immer gleich. Noch in seinem neunten Jahrzehnt sah ein typischer Tag so aus, dass er um zwei Uhr früh aufstand, seinen Tee bereitete und zwei bis drei Stunden lang *asana* – einschließlich schwieriger Kopfstand-Varianten – und *pranayama* praktizierte. Um fünf Uhr früh begann er mit seiner *puja*, seiner Andacht, indem er mit der Hand eine schwere Bronzeglocke zum Klingen brachte, die ein lautes, voll tönendes »OM« erzeugte. Das dauerte mehrere Minuten und weckte das ganze Haus auf – nicht ohne ein gewisses Murren auszulösen.

Um halb sieben frühstückte Krishnamacharya, und Punkt sieben erschien ich zu meiner ersten von mehreren täglichen Unterrichtsstunden. Ab acht Uhr empfing er seine anderen Schüler. Wenn Krishnamacharya weggehen wollte – für gewöhnlich um auf dem Markt für sich Lebensmittel einzukaufen – mietete er sich eine Rikscha. Er wollte auf keinen Fall, dass ich ihn im Auto fuhr. Das hätte seine Unabhängigkeit eingeschränkt. Er war mit allen Fahrern dieser Fahrrad-Rikschas gut Freund, ebenso wie mit den Markthändlern. Die größte Freude bereitete es ihm, wenn er Kindern, besonders seinen Enkelkindern, etwas beibringen oder mit ihnen spielen konnte. Er war stets mit Süßigkeiten eingedeckt, für sich und für die Kinder. Immer wieder treffe ich erwachsene Leute, die sich an das Mandelpulver erinnern, das sie von ihm als Kinder zum Schluss des Unterrichts bekamen. Noch im fortgeschrittenen Alter entwickelte mein Vater ein Interesse an Kricket, nur weil seine Enkelkinder verrückt danach waren.

Ich will nicht leugnen, dass es hin und wieder auch Spannungen gab: In welcher heilen Familie gäbe es sie nicht? Mein Vater war peinlichst darauf bedacht, alle Rituale – von denen wir Inder eine Menge haben! – zu befolgen, und zwar bis ins kleinste Detail. So auch bei der Schnur-Zeremonie für meine Kinder. Dieses Ritual der formellen Aufnahme zum Brahmanismus nimmt in den meisten Familien etwa fünfzehn Minuten in Anspruch. Bei uns dauerte es drei Tage, und mir riss deshalb der Geduldsfaden.

Das für mich vielleicht Beeindruckendste an meinem Vater als Lehrer war, dass sein anscheinend grenzenloses Wissen mich immer mehr faszinierte, je länger ich bei ihm studierte. Manchmal besuchten ihn indische Priester, um mit ihm die Veden zu rezitieren – zuweilen über Stunden –, und mir wurde dabei klar, dass sie nicht wirklich wussten, wie man rezitierte. Sie veränderten sich vollkommen in der Gegenwart meines Vaters. Auch Gelehrte aus ganz Indien suchten ihn auf – und mit jedem unterhielt er sich in ihrer eigenen Sprache. Stets gab es neue Dinge, die er ihnen über ihre eigene Tradition und Philosophie vermitteln konnte, auch wenn sie sich eigentlich schon ihr Leben lang damit beschäftigt hatten. Ebenso suchten ihn Regierungsmitglieder und Politiker auf, sei es, weil sie Heilung oder weil sie Rat in anderen Angelegenheiten suchten.

Immer mehr Schüler kamen zu uns, die selbst Lehrer werden wollten. Darunter waren zunehmend Ausländer, doch auch eine ganze Gruppe brillanter junger Studenten von der Universität von Madras war dabei.

Sie interessierten sich für Yoga nicht aus gesundheitlichen Gründen, sondern weil sie sich davon die Verbesserung ihrer intellektuellen Leistungen versprachen. Bald schon gaben sie ihr Wissen über yogische Techniken auch an andere Studenten weiter. Mein Vater hatte seine besondere Freude an dieser Gruppe. Er verwickelte sie gern in Diskussionen über Logik und verleitete sie bewusst zu allen möglichen Fehlschlüssen. »Ihr seid alles Dilettanten«, lachte er. »Keiner von euch kann es mit einem wirklichen Logiker aufnehmen.«

Unser Haus quoll geradezu über vor Familienmitgliedern, Schülern und angehenden Lehrern. So geschah es eher aus dieser Enge als aus bewusster Planung heraus, dass wir den *Mandiram* gründeten. Ich mietete dafür in derselben Strasse ein großes Haus, das Platz für Büros und verschiedene Unterrichtsräume bot und über eine große, mit Reet gedeckte Vortragshalle im oberen Stock verfügte. Mein Vater gestattete uns, seinen Namen zu benutzen, segnete unser Vorhaben und hielt gelegentlich dort Unterricht oder Vorträge. Allerdings hatten wir die klare Abmachung, dass dieses Zentrum allein meine Unternehmung sei, in meiner Verantwortlichkeit läge.

Der *Krishnamacharya Yoga Mandiram* wurde 1976 offiziell eingeweiht. Seit seiner Eröffnung sind mehr als zwanzigtausend Personen zu uns gekommen. Darunter waren Menschen mit körperlichen und geistigen Leiden in jedem möglichen Stadium; Menschen mit spirituellen Anliegen oder mit einem tiefen Interesse an Yoga. Es suchen uns Menschen auf, die todkrank sind, sei es aufgrund einer Krebs-, Herz- oder anderen Krankheit. Andere leiden darunter, dass sie morgens nur schwer in Gang kommen. Wieder andere wollen nach einer schweren Krankheit wieder gesund und funktionstüchtig werden. Wir haben es mit Leistungssportlern zu tun, die darüber unglücklich sind, dass sie in entscheidenden Wettkämpfen immer wieder versagen, und mit Personen, die woanders als »Hypochonder« abgewiesen wurden (als ob das nicht auch eine Form von Leiden wäre!). Und es suchen uns Menschen auf, die sich der lebenslangen Aufgabe verschrieben haben, die menschliche Seele zu ergründen.

Mehr als zwanzigtausend Menschen, das bedeutet ebenso viele völlig verschiedene Situationen – doch jeder fragt auf die eine oder andere Weise: »Können Sie mir helfen?« Und die einzige Antwort, die einzig sichere Garantie, die jede und jeder von uns Lehrerinnen und Lehrern geben kann, lautet: »Ich werde mein Bestes tun.«

Ich kann gut verstehen, dass diese Antwort manchen Menschen zu wenig ist, besonders wenn sie eindeutige Erklärungen mit genauen Angaben über Ursache und Wirkung erwarten. Ich bedauere, diese nicht geben zu können. Im Übrigen bezweifle ich, dass es jemals eine völlig befriedigende

Erklärung dafür geben wird, wie Yoga in einem wissenschaftlich-mechanistischen Sinne wirkt.

Aufgrund meiner wissenschaftlichen Ausbildung fällt es mir nicht schwer, mich ausführlich über die Biomechanik von *asana* auszulassen – außerdem gibt es zahllose Artikel zu diesem Thema. Doch solche Erklärungsversuche bringen uns, so interessant sie auch sein mögen, letzten Endes nicht viel weiter. Lassen Sie mich zwei Beispiele anführen:

Es heißt immer wieder, dass einer der Nutzeffekte des Schulterstandes darin bestünde, dass er durch Einwirkung auf den Bereich des Halses die Schilddrüse beeinflusse. Nun entspringt aber im selben Bereich auch der Vagusnerv. Wie kann man also wissen, ob der Schulterstand nun auf die Schilddrüse, den Vagusnerv oder etwas ganz anderes einwirkt – oder gar, sei es nacheinander oder gleichzeitig, auf alle zusammen. Manchmal liest man auch, dass es ein Vorteil des Kopfstandes sei, dass dabei mehr Blut ins Gehirn fließen kann. Der Neurologe Dr. Ramamurthi wies jedoch in diesem Zusammenhang darauf hin, dass sich das Gehirn bei einigermaßen gesunden Menschen gerade gegen diesen Vorgang schützt. Wenn die Schwerkraft in einer Umkehrposition mehr Blut zum Gehirn fließen lässt, ziehen sich die Blutgefäße dort sofort zusammen, um zu verhindern, dass mehr Blut als im Moment nötig in dieses Organ gelangt.

Ich will damit nicht sagen, dass wir in Zukunft nicht wesentlich mehr über die Wirkungsweisen von Yoga wissen werden; nur, dass die wissenschaftlichen Untersuchungen bisher noch wenig Aufschlussreiches erbracht haben. Zwar haben einige europäische Wissenschaftler bereits in den Dreißigerjahren verifiziert, dass mein Vater seinen Atem und Herzschlag für einige Minuten zum Stillstand bringen konnte – doch sie konnten nicht sagen, wie er das tat.

Vielleicht helfen uns bei solchen Fragestellungen neuere Ansätze weiter, die sich weniger auf das Prinzip von Ursache und Wirkung stützen, wie beispielsweise die nicht-invasiven Gehirn-Scanning-Methoden, oder neue Denkrichtungen, wie die Chaostheorie. Am *Mandiram* hat inzwischen unter der Leitung von Dr. Latha Sathish, die bei uns Yoga-Lehrerin und an der Universität von Madras Dozentin für Psychologie ist, ein Forschungsvorhaben begonnen. Dr. Latha musste sich dabei, was ihre möglichen wissenschaftlichen Arbeitsweisen anbelangt, große Beschränkungen auferlegen. Zum einen konnten wir keine Blindversuche zulassen. Bei diesem Hauptforschungsinstrument werden die Probanden in zwei Gruppen geteilt: Eine erhält die vorgesehene Behandlung, die andere ein Placebo-Mittel oder gar keine Behandlung. Unsere erste Studie beschäftigte sich mit Asthmatikern. Aus langer Erfahrung wissen wir, dass Yoga bei etwa zwei Dritteln der Fälle beträchtliche Erleichterungen bringt. Ein Blindversuch würde für ein Drittel der Probanden jegliche Hilfe und Verbesserungen ausdrücklich ausschließen. Das wäre unverantwortlich.

Dr. Latha entwickelte ein Programm, bei dem einige Fälle über einen Zeitraum von zunächst fünf Jahren untersucht wurden; dieser Zeitraum wurde nun auf zehn Jahre ausgedehnt. Das ist natürlich nur bei wenigen Fallbeispielen möglich – es handelt sich also eher um einen anekdotenhaften Ansatz als um eine wünschenswerte statistische Analyse nach westlichem Forschungsverständnis.

Im Laufe der Erprobung und Ausarbeitung eines Forschungs-Paradigmas ließen wir ein weiteres Element traditioneller Methodik fallen. Wir mussten darauf verzichten, mit einer Hypothese, jener wohl überlegten Annahme zu arbeiten, an der alle Beobachtungen und Resultate gemessen werden. Ihrem Wesen nach stellt eine Hypothese eine Erwartung innerhalb eines definierten Paradigmas dar. Es gibt aber in unserem Fall weder standardisierte Lösungen noch standardisierte Probleme, dafür eine Unmenge unterschiedlicher Faktoren, die sich auf das Ergebnis auswirken. Dazu gehören – um nur einige zu nennen – das Vertrauen und die Disziplin des Schülers ebenso wie die Unterstützung, die er durch seine Familie erfährt, oder seine Situation in der Schule oder am Arbeitsplatz. Schließlich strichen wir auch noch das Wort »Paradigma« aus unserem Forschungsvokabular.

Dr. Lathas detaillierte Fallstudien lassen einige Muster erkennen; oder vielleicht sollten wir sie besser *Wahrscheinlichkeiten* nennen. Bei Menschen, die seit fünf oder weniger Jahren an Asthma leiden, scheinen sich eher Verbesserungen einzustellen als bei Personen, die schon länger mit der Krankheit leben. Verbesserung kann hier alles heißen, vom völligen Verschwinden der Symptome bis zur Reduktion der Medikamenteneinnahme. Bei Personen mit hohem Blutdruck stellen sich eher Verbesserungen ein als bei Menschen die von Kopfschmerzen geplagt werden. Bei manchen Schülern mit Migräne-Anfällen tritt das Leiden durch die Behandlung deutlich seltener und weniger stark auf. Durch einen sorgfältigen und ständig überwachten Unterricht kommt es bei Frauen zu einer angenehmeren Schwangerschaft und leichteren Geburt. Wie es zu diesem Ergebnis kommt, können wir nicht erklären – zumal sich die meisten Schülerinnen und Schüler auch in Behandlung eines Arztes befinden. Um es nochmals zu wiederholen: Das einzige, was ein Yoga-Lehrer versprechen kann, ist: »Ich werde mein Bestes tun.« Jedenfalls hat es den Anschein, dass sich in den meisten Fällen der Gesundheitszustand durch Yoga zum Besseren verändert.

So weit zu einigen Versuchen, die Wirkungsweisen von Yoga aus wissenschaftlicher Sicht zu verstehen. Mehr lässt sich lernen, wenn wir zu einer Sichtweise zurückkehren, die Yoga ganzheitlich betrachtet und anhand von dessen eigenen Kategorien erklärt – zum Yoga des Patanjali, wie er von Krishnamacharya gelehrt wurde.

Im vorigen Kapitel habe ich kurz das *agni*, das »Feuer«, beschrieben, das in dem *chakra* oberhalb des Nabels lokalisiert ist; ebenso das *apana*, die Ansammlung von Unreinheiten im Unterbauch. Nach diesem Konzept besteht der Zweck einer Umkehrposition darin, das »Feuer«, das ja nach oben brennt, auf das *apana* zu richten, um die Unreinheiten im Unterbauch zu beseitigen. Manche Bücher und Lehrer sehen im Kopf- oder Schulterstand den Inbegriff yogischer Praxis, die jeder ernsthafte Schüler beherrschen sollte. Tatsächlich gibt es aber eine ganze Reihe von Wirbelsäulen- und

Rückenproblemen, die diese Haltungen völlig ausschließen. Das war auch der Grund, warum mein Vater für Krishnamurtis Praxis sanftere Haltungen vorschlug, bei denen die Beine angehoben und das *agni* genutzt wurde, ohne dass es zu den negativen Folgen des Kopfstandes kam. Für ein tieferes Verständnis der Wirkungsweisen von Yoga beim Heilen liefert Patanjalis ursprüngliche Definition von Yoga den Schlüssel: »Yoga ist die Fähigkeit, den Geist ausschließlich auf ein Objekt auszurichten und diese Ausrichtung ohne jede Ablenkung aufrechtzuerhalten.« Wie wir gesehen haben, geht es bei den ersten beiden Stufen, *dharana* und *dhyana*, einmal um die Fähigkeit den Geist auszurichten und zum anderen um die Herstellung einer Wechselbeziehung zu dem, was wir verstehen wollen. Die beiden Stufen zusammengenommen können als Beginn eines Prozesses gesehen werden, in dem es um »Verbindung« geht. Yoga hat immer mit dem Geist zu tun, der Geist wiederum verbindet sich immer mit irgendetwas – einem äußeren Objekt, einer Sinneserfahrung, einer Stimmung, einem Gedanken. Was es auch sein mag, solche Verbindungen können flüchtig, diffus oder abrupt sein oder beständig und dauerhaft, ja sogar zwanghaft. Dadurch, dass wir diese Verbindungen verändern, indem wir sie fortlaufend auflösen und durch neue ersetzen, können wir auch die geistige Erfahrung von Leiden und Krankheit ein Stück weit verändern.

Solche geistigen Veränderungen sind in der Krebstherapie gang und gäbe. Ich muss hier an die Schmerzen und die Leiden meiner Mutter denken, als sie an einem Lymphom erkrankte. Ihre Erfahrung hat mich so manches gelehrt. Sie litt an allen typischen Symptomen von Krebs, zusätzlich hatte sie Fieberanfälle, Malaria und Typhus. Ihr geschwächtes System wurde zunehmend gegen Medikamente und Chemotherapie resistent, und schließlich unterzog sie sich einer Strahlentherapie. Es gab einen Tag, an dem ein neues Medikament bei ihr eine völlige Persönlichkeitsstörung bewirkte – nur einen Tag lang, dann war sie wieder sie selbst. Sie fuhr wieder mit der Auto-Rikscha zum Einkaufen oder zum Arzt, kochte für meinen Vater und verrichtete ihre tägliche Arbeiten mit Ruhe und Gelassenheit.

Der Krebs konnte ihren Körper aufzehren, doch von ihrem Geist hielt sie ihn fern. Ihre Schwester in Bangalore starb ebenfalls an Krebs, und sie war bis zu ihrem Ende frohen Mutes gewesen. Sie hatte nie erfahren, dass sie Krebs hatte!

Aufgrund der Fortschritte in der modernen Medizin, durch die viele bösartige Tumore behandelt und geheilt werden können, ist das Wort »Krebs« selbst oft schlimmer als die eigentliche Krankheit. Es ist die Wortbedeutung und ihre Wirkung auf den Geist, die eine Krankheit verschlimmern können. Die Bedeutungen, die Geist und Krankheit verbinden, verschlimmern die Leiden, selbst bei relativ kleinen Problemen wie Pickeln, Schürfwunden, Verstopfung oder Zahnschmerzen.

Besonders, wenn es um die Veränderung dieser Verbindung geht, spielt die Lehrerin oder der Lehrer eine wichtige Rolle. Ist der Geist vollkommen von etwas eingenommen, fällt es uns sehr schwer, solche Veränderungen von uns aus herbeizuführen. Am Beispiel einer Schülerin meiner Frau Menaka wird dieser Veränderungsprozess gut verständlich.

Diese Schülerin war eine hochgebildete Ärztin, deren Mann nach Amerika gegangen war. Sie folgte ihm und musste erfahren, dass er sich scheiden lassen wollte. Auch im Beruf hatte sie damals Schwierigkeiten. Als ihr der Arzt riet, sich an unseren *Mandiram* zu wenden, litt sie an einer schweren Depression mit Kopfschmerzen und Schlafstörungen, und sie hatte einen Selbstmordversuch unternommen. Es ist kein geringes Wagnis, sich einer Person anzunehmen, deren Gleichgewicht so labil ist, besonders für jemanden wie meine Frau, die zu starkem Mitgefühl und großer Einsatzbereitschaft neigt. Doch gerade diese Eigenschaften ermöglichten es Menaka, der Frau nahe zu kommen und sie zu den ersten Körper- und Atemübungen einer Yoga-Praxis hinzuführen. Diese bestanden zunächst nur aus liegenden Haltungen, die sie mit dem Atem verband, sowie ein paar Drehbewegungen und Vor- und Rückbeugen. Das half der Schülerin, sich in der Gegenwart zu fühlen und sich für eine Weile von all ihren schmerzlichen Erinnerungen zu lösen. Während Menaka ihr beibrachte, sich gleichmäßig zu bewegen und bewusst zu atmen, vermittelte sie ihr auch Vorstellungen und Gefühle von Wärme, Kraft und Wachstum. So verband sie die Ausatmung mit der Vorstellung des Loslassens, der Leichtigkeit und des Abwerfens negativer Gefühle. Alles, was wir über die Wirkung dieser Vorgehensweise sagen können, ist, dass die Verzweiflung langsam einem Gefühl von Gefasstheit weicht. Diese Gefasstheit kann sich bereits mit der kleinsten Bewegung und dem Zählen während der Atmung einstellen. Schon dabei verbindet sich der Geist, wenn auch nur kurzfristig, mit etwas Neuem. Im Laufe der Monate führte Menaka ihre Schülerin durch die verschiedenen Stufen von *asana* und *pranayama* und des bewussten Verbindens des Geistes mit neuen, positiven Inhalten. Die Schülerin bemerkte später in einem Brief: »Zu Beginn meiner ersten Sitzung mit meiner Lehrerin herrschte in meinem Geist eine seltsame Mischung aus Skepsis und Vertrauen. Durch Yoga wurde als Erstes meine Atmung regelmäßiger, und allmählich bekam ich auch wieder mehr Appetit, meine Gefühlsverwirrung und die bedrohliche Depression ließen nach … meine körperliche und geistige Verfassung hat sich langsam aber stetig verbessert.«

Während des gesamten Heilungsprozesses gab Menaka der Frau das sichere Gefühl, ihre Lehrerin sei immer für sie da und sie könne sie zu jeder Stunde anrufen. Was hierbei nicht außer Acht gelassen werden kann, ist, dass Menaka genau die Lehrerin war, die diese Schülerin brauchte. Jemand anderes hätte möglicherweise mit der gleichen Herangehensweise nur geringen oder keinen Erfolg gehabt.

Es gibt in Indien auch Untersuchungen über die Anwendung von Yoga bei der Behandlung von geistig kranken Menschen. Dabei ist Yoga Teil eines umfassenden Programms für die arme ländliche Bevölkerung. Ins Leben gerufen wurde dieses Projekt von der Shrsti Foundation, die sich in einem Außenbezirk der wichtigen Tempelstadt Madurai befindet, rund fünfhundert Kilometer südlich von Chennai. Die Stiftung wurde von dem Psychiater Dr. R. Ramasubramaniam und seiner in Europa ausgebildeten Frau aufgebaut, und es wird dort unter anderem ein stationäres Pilotprogramm durchgeführt. Finanzielle und andere Unterstützung für geistig Kranke gibt es fast überall auf der Welt nur spärlich. Deshalb hat Dr. Ramasubramaniam nach Möglichkeiten gesucht, die eine wirksame Behandlung der Kranken sicherstellen und gleichzeitig die Notwendigkeit für sündhaft teure Medikamente reduzieren. Seine Untersuchungen haben unter anderem gezeigt, dass eine Kombination von Yoga und Antidepressiva wie Prozac die Heilung beschleunigt und eine Reduzierung der Medikamentendosis erlaubt. Auch schienen die Patienten schneller in der Lage zu sein, sich die nötigen Fertigkeiten für Kunst-, Entspannungs-, Beschäftigungs- und andere Therapieformen anzueignen.

Eine Geisteskrankheit ist, wie das Wort Krankheit schon sagt, ein Leiden, das einen Menschen befällt, von dem er wieder genesen kann oder mit dem er lernen kann umzugehen. Eine unserer größten Herausforderungen im *Mandiram* war die Arbeit mit geistig Behinderten, das heißt mit Menschen, deren physische Gehirnfunktionen stark eingeschränkt sind. Angefangen hat diese Arbeit 1981 mit einem zehnjährigen Jungen. Er war übergewichtig, die Zunge hing ihm aus dem Mund und er sabberte. Alle paar Minuten zuckte sein Körper oder versteifte sich, und er bekam Wutanfälle, Weinkrämpfe und legte zuweilen ein außerordentlich destruktives Verhalten an den Tag. Eines der Hauptprobleme des Jungen war, dass er nicht in der Hocke sitzen konnte und sich deshalb bei der Darmentleerung beschmutzte. Wir wurden gebeten, uns an einem interdisziplinären Team zu beteiligen, um für den Jungen spezifische Behandlungsziele auszuarbeiten. Ein Orthopäde schlug eine Operation vor, um die Muskeln des Jungen zu entkrampfen, so dass er in der Hocke sitzen könnte; wir wollten es aber erst einmal mit einem dreimonatigen Programm mit *asana* und anderen Übungen versuchen.

Ich muss zugeben, dass ich zunächst etwas ratlos war. Den Geist eines psychisch Kranken zu erreichen ist eine Sache; eine ganz andere ist es, an jemanden heranzukommen, dessen Gehirn auf eine Weise geschädigt ist, die wir letztlich nicht nachvollziehen können. Ich ging mit dem Problem zu Krishnamacharya, der darin eine faszinierende Herausforderung sah. Bei der Betrachtung des Falls legte er jene Zuversicht an den Tag, die einmal mehr seine Größe als Heiler offenbarte: »So lange Atem da ist, können wir etwas tun.« Wir entwickelten ein Programm und stellten zu unserer Freude fest, dass der Junge ein begeisterter Yoga-Schüler wurde. Er übte zweimal täglich, und binnen eines Monats konnte er eine Hockstellung einnehmen, die es ihm ermöglichte, eine indische Toilette zu benutzen, welche, ähnlich der altmodischen französischen Version, im Wesentlichen aus einem Loch im Fußboden besteht. Er nahm ab, und seine motorischen Fähigkeiten verbesserten sich so weit, dass er mit seiner Familie essen und an den Aktivitäten Gleichaltriger teilnehmen konnte. Im Zuge dieser Entwicklung lernte der Junge auch mit anderen Behandlungsmethoden besser zurechtzukommen und sich in sozialen Situationen angemessen zu verhalten, was nicht zuletzt auf sein gewachsenes Selbstwertgefühl zurückzuführen war.

Dieser Fall wurde uns von Vijay Human Services angetragen, einer sozialen Einrichtung, die von Professor P. Jeyachandran gegründet wurde, einem Psychologen mit über dreißigjähriger Erfahrung in der klinischen Forschung in den USA und Indien. Damit begann eine enge Zusammenarbeit zwischen dieser Einrichtung und unserem *Mandiram*, die uns wertvolle Erkenntnisse brachte über das tatsächliche Potential, das in allen Menschen steckt, wie behindert sie auch immer sein mochten. Ganz gleich, wie die Diagnose lautet – Mongolismus, Kinderlähmung, Autismus oder sonst etwas –, Dr. Jeyachandran und seine Kollegen sind der Meinung, dass die Behandlung so früh wie möglich beginnen sollte.

Das brachte uns dazu, auch mit Kleinkindern zu arbeiten, was ganz automatisch dazu führte, dass wir Mütter zu Yoga-Lehrerinnen ihrer Kinder ausbildeten. Dadurch wurde nicht nur den Kindern geholfen, sondern es verringerte auch den schrecklichen Stress, dem ihre Mütter im Alltag normalerweise ausgesetzt sind. Dann entdeckten wir, welche Vorteile es hat, wenn Kinder von anderen Kindern unterrichtet werden. Meine Tochter und mein jüngerer Sohn begannen schon im frühen Teenageralter zu unterrichten.

Erst kürzlich kamen wir zu einer weiteren interessanten Erkenntnis. Als unsere Kleinkindergruppe und ihre Mütter an einem wunderschönen Tag wieder einmal in den *Mandiram* kamen, beschlossen wir, den Unterricht im Garten abzuhalten. Die Kinder sprangen zunächst herum, spielten und pflückten Früchte von den Bäumen. Dann stellten wir fest, dass sie viel schneller als üblich zur Ruhe kamen und sich besser auf die Bewegungen, Atemübungen und Töne konzentrieren konnten, die Teil ihres Unterrichts bildeten. Die Schönheit der Umgebung wirkte sich vorteilhaft auf den Heilungsprozess aus. Außer an Regentagen findet seitdem ihr Unterricht im *Mandiram* immer im Garten statt.

Schon als wir den *Mandiram* gründeten, war uns klar, dass Krishnamacharyas Heilwissen nur dann zu einem Vermächtnis an die Zukunft werden könnte, wenn wir neue Generationen von Lehrern und Lehrerinnen ausbildeten. Dies ist für uns zu einem vorrangigen Anliegen geworden. Ich entwickelte einen zweijährigen Ausbildungskurs für Yoga-Lehrer, der mit einem Diplom abschließt. Aufgrund des großen Vertrauens, das mein Vater in mich und den *Mandiram* setzte, gestaltete ich den Unterricht zunächst sehr anspruchsvoll. Doch Erfahrung und Experimente brachten mich dazu, das Unterrichtsprogramm abzuändern. Immer wieder bin ich erstaunt darüber, wer sich alles zu dieser Ausbildung hingezogen fühlt. Darunter sind Geschäftsleute, Akademiker, Ökonomen, Hausfrauen, Rechtsanwälte, Beschäftigte aus dem Gesundheitsbereich – selbst ein Flugzeugpilot und ein Zollbeamter zählten dazu. Alle waren von dem Wunsch motiviert, mehr über Yoga zu erfahren; nur wenige von ihnen werden aber schließlich als Yoga-Lehrer arbeiten. Es ist übrigens nicht der klügste Kopf, der einen guten Lehrer, eine fähige Lehrerin ausmacht. Es ist vielmehr die Bereitschaft, sich mehr für andere als für sich selbst einzusetzen.

Im Laufe der Jahre gingen einige Lehrer, die diese Eigenschaft besitzen, aus unserer Ausbildung hervor. Für meinen Vater sollte noch einmal eine neue Schülerin in sein Leben treten – Mala Srivatsan, eine junge Frau, die für den Fortbestand von Krishnamacharyas Arbeit bis heute von immenser Bedeutung ist.

Mala stammt aus einer angesehenen Familie und kam zu Krishnamacharya, um ihr schweres Asthma behandeln zu lassen, an dem sie fast ihr ganzes Leben lang gelitten hatte. Sie hatte die beste medizinische Behandlung erfahren und war ausgebildete Psychologin. Vom ersten Moment ihrer Begegnung an fasste Mala absolutes Vertrauen zu meinem Vater. Durch seine Behandlung verbesserte sich ihr Zustand schnell. Nach einigen Monaten tat Krishnamacharya etwas, das er meines Wissens noch nie in seinem Leben getan hatte. Er bat sie, seine Schülerin zu bleiben. Das war noch nie da gewesen: Normalerweise war es immer der Schüler oder die Schülerin, die sich für den Lehrer entschied.

Ich muss zugeben, meine Mutter und ich waren recht verwundert darüber, dass Mala nun zwei bis dreimal die Woche zu meinem Vater kam – auch dann, wenn er niemand anderen sehen wollte. Doch mein Vater schätzte Mala sehr, und in den letzten acht Jahren seines Lebens machte er sie mit vedischer Rezitation und anderen Lehren vertraut, die Frauen zuvor verboten waren. Später wurde Mala Geschäftsführerin des *Mandiram.*

Obwohl mein Vater fortfuhr, einige Schüler zu unterrichten und weiterhin seine Studien betrieb, waren seine letzten Jahre nicht leicht für ihn. Mit dreiundneunzig konnte er immer noch schwierige *asana* üben – einschließlich einiger Kopfstand-Varianten, die manch jüngere »Meister« nicht beherrschten. Mit fünfundneunzig stürzte er allerdings und brach sich die Hüfte. Aufgrund seiner Bekanntheit boten sich verschiedene führende Chirurgen an, ihn zu operieren – doch er lehnte ab. Stattdessen brachte er an seinem Bett eine Art Flaschenzug an und begann mit neuen Yoga-Techniken zu experimentieren, in der Hoffnung wieder gesund zu werden. Binnen zwei Monaten konnte er wieder gehen, doch die Tatsache, dass seine Bewegungsfreiheit eingeschränkt blieb, deprimierte ihn. »Jetzt«, sagte er, »habe ich meine Unabhängigkeit verloren.«

Noch schlimmer war für ihn allerdings der Verlust meiner Mutter, die vier Jahre vor ihm starb. Mein Vater hegte für meine Mutter die allergrößte Hochachtung. Wenn wir Kinder von der Schule nach Hause kamen, pflegte er immer zu sagen: »Begrüßt erst eure Mutter.« In ihren letzten Jahren gab es zwischen ihr und meinem Vater eine neue Nähe, wenn sie abends zusammen auf der Veranda saßen und redeten. Die Tage gehörten der Vergangenheit an, in denen meine Mutter mich in heiklen Familienangelegenheiten als Mittler zwischen sich und meinem Vater benutzte. Krishnamacharya weinte oft bitterlich, nachdem sie gestorben war – die einzigen Male, wo ich ihn habe weinen sehen –, und ich glaube, er hat ihren Tod nie verwunden.

Leiden und Tod, etwas, das selbst Göttern widerfährt, lassen sich nicht vermeiden. So sehr wir auch vorbeugen mögen, indem wir uns unserer Gesundheit widmen und unsere Weisheit mehren, der Tod ist unabwendbar. Was wir aber sehr wohl in der Hand haben, ist die Erfahrung des Lebens selbst. Eine Geschichte, an die ich mich besonders gern erinnere, ist die Begegnung meines Vaters mit einem Vertreter, der ihm eine Versicherung verkaufen wollte. Krishnamacharya hörte ihm eine Weile zu und starrte ihn dann grimmig an. »Versicherung!«, donnerte er los. »Gott ist meine Versicherung. Wie kommen *Sie* dazu, *mir* eine Versicherung verkaufen zu wollen?« Der Vertreter raffte seine Papiere zusammen und suchte das Weite.

In seinem achtundneunzigsten Jahr zog mein Vater in ein kleines Haus, das sich in einer Ecke unseres Grundstücks befand. Er wollte sich nur noch dem Dienst an seinem Gott Narayana widmen. Kurz nach seinem nächsten Geburtstag sagte ihm ein junger Arzt, dass er bald sterben werde und die Familie darauf vorbereitet werden sollte. »Unsinn!«, sagte mein Vater. »Ich werde jetzt nicht sterben. Es ist nicht in meinem Atem … und ich kenne meinen Atem.«

Das ist eines der bemerkenswertesten Dinge, die ich ihn je sagen hörte. Wer von uns kann schon sagen, dass er seinen Atem kennt?

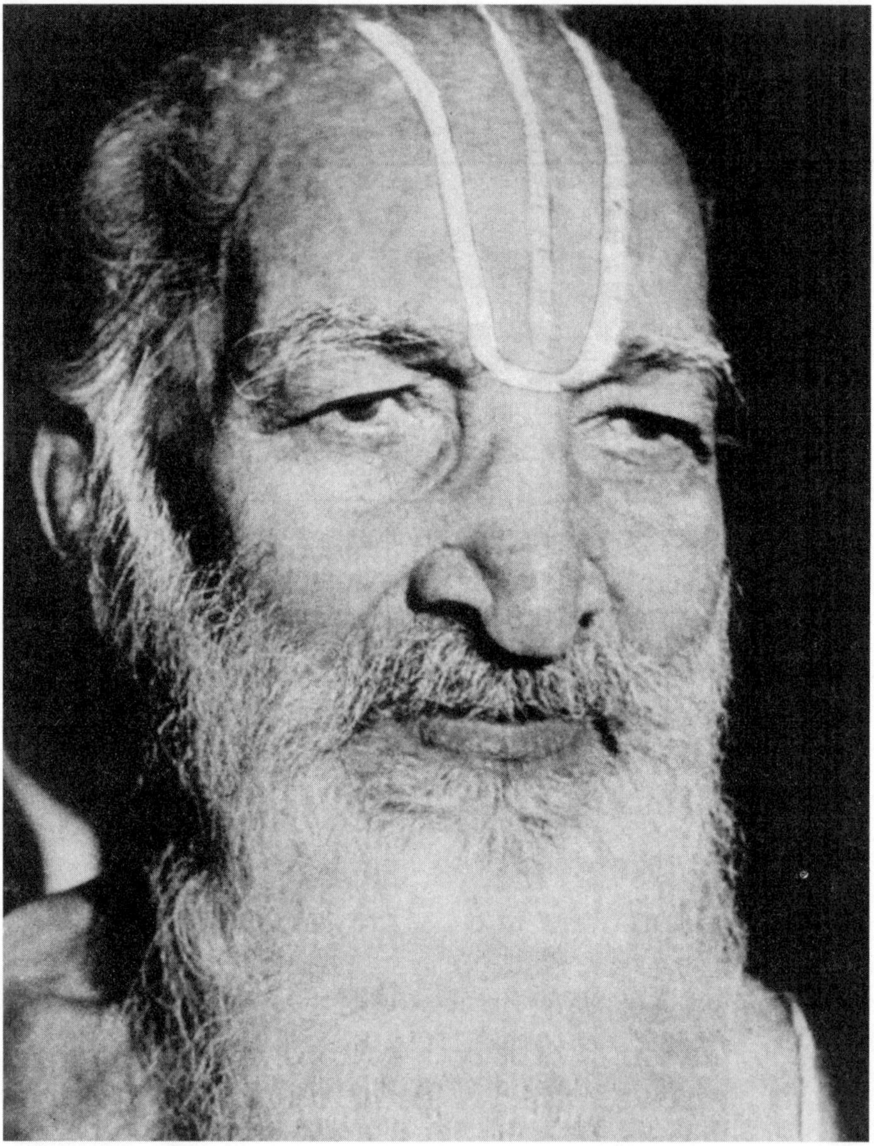

Krishnamacharya bei der Feier zu seinem hundertsten Geburtstag, Chennai, 1988

SIEBTES KAPITEL

JENSEITS DES BEKANNTEN

Narayana ... *dieser heilige Name*
stammt aus meiner Tradition.
Jeder muss in der eigenen Kultur den
passenden Namen finden, den er aus seinem
tiefen Inneren anrufen kann.

Mein Vater war der Überzeugung, dass die Lebensspanne eines Menschen hundert Jahre betrage. Als sein eigener hundertster Geburtstag herannahte, stellte sich immer mehr ein Gefühl gespannter Erwartung ein. Zunächst nur innerhalb unserer Familie, doch schon bald erregte das bevorstehende Ereignis auch die Aufmerksamkeit von Gelehrten, Priestern, Persönlichkeiten des öffentlichen Lebens und vor allem von Schülern, die von Krishnamacharyas Lehren profitierten. Sechs Monate vor dem eigentlichen Datum, dem 18. November 1988, wurde ein Organisationskomitee gegründet, das die Geburtstagsfeier planen sollte. Zahllose Menschen beteiligten sich an den Vorbereitungen dieser Ehrung. Mit einer wichtigen Ausnahme: Mein Vater wollte absolut nichts damit zu tun haben!

»Wer bin ich, dass man mich ehren will?«, sagte er. Krishnamacharya war aus unserem großen Haus in ein kleines Zweizimmer-Häuschen gezogen, das sich in einer Ecke unseres Grundstücks befand. Er empfing nur noch wenige Besucher. Mala und ich waren noch die einzigen Schüler, die regelmäßig zu ihm kamen. Er war nun in jenes Zwielicht des Lebens getreten, in dem man, nach unserer Tradition, das Privileg genießt, sich ganz der Anbetung Gottes zu widmen. Die Lebenspflichten, wie Arbeit und Aufzucht von Kindern, waren abgeschlossen. Früher nannte man jemanden in diesem letzten Lebensabschnitt *sannyasin*; damit bezeichnete man einen Menschen, der seine Vergangenheit hinter sich gelassen und sich in den Wald zurückgezogen hatte, um das Leben eines bettelnden Wanderers zu führen. Das sollte die Belohnung für ein gut geführtes Leben sein, von dem es jetzt Abschied zu nehmen galt. Es war, um in einer anderen Tradition zu sprechen, wie eine Rückkehr nach Eden, eine friedvolle Heimkehr der Seele zu Gottes Weltschöpfung. Da es in unserem Zeitalter, wie mein Vater meinte, unmöglich sei, ein richtiger *sannyasin* zu sein, begab er sich, so weit es eben ging, in seine eigene Abgeschiedenheit. Er wollte keine Aufmerksamkeit, keine Öffentlichkeit und vor allem keine Ablenkung von seiner Andacht, die eine Geburtstagsfeier allemal mit sich bringen würde.

Andererseits brachte er unsere Familie mit dieser Einstellung in eine unangenehme Situation. Der Präsident und der Premierminister von Indien hatten beide ihre Geburtstagsglückwünsche übersandt. Gratulanten aus dem Ausland hatten sich angesagt, darunter ein französisches Filmteam. Das Organisationskomitee hatte Vorträge und Vorführungen geplant, die sich mit Yoga und anderen indischen Traditionen befassen sollten. Gedenkschriften waren in Arbeit. Meine Hauptaufgabe bestand darin, dafür zu sorgen, dass es einen Ehrengast geben würde.

Doch ich hatte nur wenig Hoffnung. Während unserer gemeinsamen Jahre hatte mir mein Vater immer großes Vertrauen entgegengebracht. Wie dem auch sei, ich wusste genau, wann seine Entscheidung unumstößlich war – wie damals, als er sich geweigert hatte, mit dem Diktieren seiner Lebensgeschichte fortzufahren, oder als er es ablehnte, mir zu zeigen, wie man den Herzschlag anhält. Dies schien nun wieder eine solche Situation zu sein. Ich versuchte ihn, zunächst mit wenig Erfolg, davon zu überzeugen, dass die Feier nicht ihn, sondern er all jene ehren würde, die daran teilnahmen. Dann machte ich den Vorschlag, die Feier als Akt der Andacht zu gestalten. So könnten sich alle zu einem Festakt zu Ehren Gottes versammeln. Das weckte das Interesse meines Vaters. Zwar sagte er sein Kommen immer noch nicht zu, doch er war bereit, uns bei einer solchen Ehrung Vishnus – eine Manifestation des höchsten Gottes – anzuleiten.

Seine erste Bedingung war, dass Menschen aller Glaubensrichtungen bei der Feier willkommen sein sollten. Auch bestand er darauf, dass die Durchführung der religiösen Rituale einem Vertreter des Shankaracharya (des geistlichen Oberhaupt der Hindus in Südindien) übertragen werden sollte. Diesem sollte sich auch der Priester unserer Familie unterordnen. Darüber war dieser so empört, dass er aus dem Haus stürmte und bis heute nicht mehr wiederkam.

In den Wochen vor der Geburtstagsfeier fanden Vorträge, Seminare und Yoga-Demonstrationen statt. Drei Schülern des Lehrerausbildungskurses des *Mandiram* wurden Diplome verliehen. Auch meine Kinder, die ihren Großvater über alles liebten, waren an dem Ereignis beteiligt; meine Tochter Mekala spielte auf der alten Veena Krishnamacharyas, einem indischen Saiteninstrument.

Die Feier selbst dauerte fünf Tage und fand in einer großen Andachtshalle statt, die uns der Shankaracharya mit seinem Segen zur Verfügung gestellt hatte. An dem großen Tag, dem eigentlichen Geburtstag meines Vaters, fand eine Andachtsfeier statt, die wahrlich etwas Besonderes war. Wie von meinem Vater gewünscht, waren 108 Priester ständig dabei, Texte zu rezitieren, ebenso waren 108 mit Wasser gefüllte Bronzegefäße in einer genauen Formation aufgestellt. Die Zahl 108 gilt in unserer Tradition als heilig. Die Acht steht für die Sanskrit-Buchstaben des wichtigsten Mantras: »OM na-mo-na-ra-ya-na-ya«, was bedeutet: »Alles kommt von Gott. Nichts ist von mir, nichts ist für mich.«

Zu den Rezitationen wurde Räucherwerk abgebrannt, und in einem *homam*, einer tiefen in die Erde eingelassenen Feuergrube, wurden Opfergaben aus Reis und Süßigkeiten verbrannt. Das Opfer sollte Vishnu erfreuen, den Gott, der in der rechten Hand eine Wurfscheibe hält, die ihn als Zerstörer des Übels ausweist, und in der linken ein Muschelhorn, die den heiligsten aller Laute erzeugt, das heilige Mantra OM, das für Lernen und Weisheit steht. Vishnus Keule und Schwert sind Symbole seiner Macht und seiner Fähigkeit, die Menschheit zu beschützen und das Gute zu mehren. Die Priester rezitierten nicht nur die Namen Gottes, sondern auch dessen Offenbarungen – Verse aus dem *Mahabharata* und *Ramayana*, sowie viele andere vedische Texte und Schriften.

Zu den Hunderten von Priestern, Würdenträgern und Gästen in der Halle gesellten sich noch Hunderte von Menschen, die draußen Schlange standen, um den Segen meines Vaters zu empfangen. In Indien gilt es als großes Privileg, wenn man von einem bedeutenden Menschen, der hundert Jahre alt geworden ist, gesegnet wird. Wir hatten für meinen Vater einen besonderen Stuhl bereitgestellt, dennoch war ich mir bis zum letzten Tag nicht sicher, ob er überhaupt erscheinen würde. Doch er kam und erwies den Anwesenden in großer Demut seine Anerkennung. Am späten Abend, als die Feier ihrem Ende zuging, bat ihn jemand um ein paar Worte. In das Schweigen hinein, das nun folgte, ließ mein Vater das heiligste aller Mantras erklingen: »OM ...« Der Laut füllte die ganze Halle, länger als eine Minute, wie einige meinten. Aus meiner jahrelangen Erfahrung mit dem Zählen von Atemzügen, weiß ich, dass es nur dreißig bis vierzig Sekunden gewesen sein konnten. Das war die einzige Erwiderung meines Vaters. Doch wie erstaunlich war diese, bedenkt man, dass hier ein Hundertjähriger mit einem einzigen Atemzug einen so langen Ton erzeugte.

Nach dem Fest schickte mich mein Vater nach Kanchipuram, um dort in seinem Namen dem Shankaracharya Ehrerbietung und Dank zu erweisen. Danach sagte mein Vater zu mir: »Das Einzige, was mir jetzt noch zu tun bleibt, ist, dich alles zu lehren, was ich weiß. Und du solltest eifrig lernen, denn ich weiß nicht, wie viel Zeit mir noch bleibt.«

Wenn ich an Krichnamacharyas hundertsten Geburtstag zurückdenke, wird mir bewusst, dass er uns zu guter Letzt doch seine wahre Lebensgeschichte geschenkt hat. Nicht in Form eines Berichts mit allerlei Namen, Daten und Orten oder der Auflistung von Leistungen, Status und Ehrungen. Stattdessen führte er uns seine lebenslange Erkenntnissuche ganz plastisch vor Augen, sein Pflichtgefühl und seine Hingabe an Gott – eine geistige und spirituelle Reise. Es war ein anrührendes Erlebnis zu hören, wie die vielen Stimmen die heiligen Worte, Hymnen und Schriften rezitierten; zu sehen, wie die mannigfachen Facetten des Yoga demonstriert wurden; und vor allem teilzunehmen an dem festlichen, komplexen Ritual zu Ehren Gottes. Dies waren die unversehrten Stränge und die Muster des Gewebes, die das Leben meines Vaters ausmachten. In diesen wenigen Tagen brachte Krishnamacharya vieles von dem zusammen, was er den Menschen zu ihrem Wohle und der Seele für deren Reise anzubieten hatte.

Bereits an anderer Stelle dieses Buches habe ich mich mit Patanjalis Lehre von den acht *anga* oder Elementen des Yoga beschäftigt. Diese sind: *yama* (unser Verhalten gegenüber anderen und unserer Umwelt), *niyama* (unser Verhalten gegenüber uns selbst), *asana* (die Praktik der Körperübungen), *pranayama* (die Praktik der Atemübungen), *pratyahara* (die Beherrschung unserer Sinne), *dharana* (die Fähigkeit, unseren Geist auszurichten), *dhyana* (die Fähigkeit, eine Wechselbeziehung zwischen uns und dem, was wir verstehen wollen, herzustellen) und *samadhi* (völliges Einswerden mit dem Objekt, das wir verstehen wollen).

Wir arbeiten im Yoga immer mit dem Geist *und* dem Körper – bewegen uns immer in Richtung eines Ortes, an dem wir noch nie waren oder der uns zuvor unbegreiflich war; wir bewegen uns noch über all das hinaus, was wir je für möglich hielten; kurz unser Ziel ist die uneingeschränkte, grenzenlose Wahrheit und die letztendliche Vereinigung mit Gott.

Nach der Tradition meines Vaters bewegen wir uns damit aber keineswegs weg von weltlichen Dingen. Vielmehr führt uns diese Bewegung hin zu einem zunehmend vollständigen Erfahren des Lebens, sei es unseres eigenen oder des der anderen. Diese Bewegung ist reinster spiritueller Impuls, ob er nun durch das Individuum erfahren wird oder im Wesen der großen Religionen und ihrer Lehren verkörpert ist.

Aus der praktischen Sicht des Yoga haben wir die ersten vier Elemente, die uns in diese Richtung führen, mehr oder weniger selbst in der Hand, vorausgesetzt, wir haben die richtige Anleitung und bringen genügend Geduld und Disziplin auf. Wir können sofort damit beginnen, unser Verhalten uns selbst und anderen gegenüber zu verändern. Zum Beispiel, indem wir uns einen liebenswürdigen Umgang angewöhnen, wo wir diesen bisher vermissen ließen – und einem Ober oder einer Verkäuferin fortan stets mit einem freundlichen »Danke« oder »Bitte« begegnen. Weiter liegt es in unserer Hand, uns den richtigen Yoga-Lehrer oder Yoga-Kurs zu suchen, der uns mit einigen Grundlagen von *asana* und *pranayama* bekannt macht. Wie aber verhält es sich mit den anderen Elementen, wie können wir dort Veränderungen bewirken: beim Beherrschen der Sinne und beim Erwerb der Fähigkeit, ein geeignetes Objekt auszuwählen, um uns mit ihm zu verbinden?

Nach der Lehre meines Vaters soll uns die Yoga-Praxis helfen, alles auf natürliche Weise entstehen zu lassen. Und es gibt ganz praktische Mittel, die unsere Entwicklung hin zu einer intensiveren Verbindung mit dem Leben und mit Gott unterstützen. Gemeint sind die auf der ganzen Welt gebräuchlichen Praktiken des rezitierenden Gesangs oder Tönens, des Rituals und der Meditation. Wir sind oft versucht, darin etwas Esoterisches zu sehen, obwohl diese Dinge genauso natürlich sind wie unsere Körperbewegungen oder unser Atemfluss. Bestätigt finden wir dies, wie so oft, wenn wir die Aktivitäten von Kindern oder ganz alltägliche Vorgänge betrachten.

Kleine Kinder tönen in ihrem Singsang, wenn sie in ihr Spiel vertieft sind. Wir begegnen dem auch bei Sportveranstaltungen, wenn wir unsere Lieblingsmannschaft anfeuern, oder bei politischen Versammlungen, ja sogar in unseren Selbstermahnungen, wenn wir uns beteuern: »Du kannst das. Du kannst das.« Immer ist die Kraft des Klangs am Werk, sei es um uns zu beruhigen, sei es um unser Gefühlsbarometer ansteigen zu lassen.

Nach der Lehre meines Vaters vermag diese Kraft aber noch weit mehr. Wir können sie einsetzen, um Körper, Geist und Seele zu heilen – und sie kann ein Mittel sein, das uns hilft, die Qualität unserer Erfahrungen zu verändern und zu verbessern. Rezitations-Traditionen finden sich in vielen Religionen und Kulturen. In unserer Tradition sind es die Veden, die rezitiert werden. Vedische Rezitation bildet zwar einen zentralen Aspekt von Studium und Andacht im Hinduismus, dennoch ist sie ihrem Wesen nach universell – ähnlich der *Yoga Sutras* oder der *Bhagavad Gita*. In diesem Punkt sollte es keine Missverständnisse geben. Meine Kinder füllen unser Haus mit Musik aus Amerika und Frankreich, deshalb brauchen sie noch lange nicht Amerikaner oder Franzosen zu werden. Die Kraft der vedischen Rezitation liegt in der Sprache des Sanskrit, das als *die* große spirituelle Sprache der Menschheit gilt. Mein Vater hielt sie für die einzige vollkommene Sprache. Mit seinen sechzehn Vokalen und fünfunddreißig Konsonanten bietet Sanskrit unendliche Möglichkeiten, Töne zu produzieren und kombinieren, und diese werden durch eine äußerst komplexe Grammatik noch erweitert. Jeder Buchstabe, jede grammatikalische Feinheit kann viele Bedeutungen transportieren; dies wiederum öffnet die Sprache zugleich für Genauigkeit und für die feinen Nuancen, die jeder Mensch seiner Interpretation und seinem Verständnis hinzufügt.

Vedische Rezitation ist nicht gleich Singen. Genau genommen ist sie nicht einmal Musik. Die Tonleiter der indischen Musik hat sieben Hauptnoten; die Rezitation kennt nur drei Töne. Diese Beschränkung ist wichtig, weil weitere Töne von der Bedeutung der Wörter und Sätze ablenken und die Kraft des Klanges vermindern würden.

Rezitieren kann man nur von einem Lehrer lernen. Die Rezitation muss man korrekt, auswendig und auf die vorgeschriebene Weise durchführen. Andernfalls, so die alten Texte, kann sie, statt uns zu nutzen, immensen Schaden anrichten. Zur Praxis der Rezitation ein paar Hinweise:

Die Stimme sollte klar sein, die Lautstärke von der Art und Dauer der Rezitation abhängig gemacht werden. Die Kadenz richtet sich nach der

Notwendigkeit eines guten Klangflusses und eines klaren Verständnisses des Mantras. Es kommt nicht nur auf das Bestimmen des Tons an, sondern auch auf das Verhältnis der Töne zueinander. So richtet sich die Tonlage nach dem jeweiligen Stimmumfang des Rezitierenden, der mit der Zeit an Höhe beziehungsweise Tiefe zunimmt.

Ich möchte aber darauf hinweisen, dass es keine Regel gibt, die besagt, dass ein Yoga-Schüler das Rezitieren unbedingt lernen oder beherrschen muss. Rezitation existiert als Möglichkeit. Wem es hilft, der sollte es tun; wem nicht, sollte es lassen.

Mich wollte meine eigene Mutter vom Rezitieren abhalten. Ich war immer unmusikalisch und hatte eine schauderhafte Stimme. Mit dem Rezitieren begann ich erst, nachdem ich schon einige Jahre Schüler meines Vaters war, aber meine Mutter bat mich inständig, doch wieder damit aufzuhören. »Es gibt bereits so viel Lärm in der Nachbarschaft«, sagte sie, nicht ganz unberechtigt. Denn zu dem ständigen Krächzen der Krähen, den Rufen der Straßenhändler, dem Hundegebell und dem Dröhnen der Düsenflugzeuge über unseren Köpfen kamen noch die ununterbrochenen Schreie des Esels eines Nachbarn und die Posaunenstöße eines anderen Nachbarn, der dabei war, dieses Instrument spielen zu lernen. Es ist verständlich, dass meine Mutter keinen weiteren Krach wollte. Doch, obwohl ich meine Mutter sehr liebte, kam ich ihrer Bitte nicht nach. Zunächst brachte ich beim Rezitieren nur recht gequälte Töne hervor, doch nach einigen Jahren des Übens fiel mir auf, dass meine Stimme beim Rezitieren immer mehr den Klang der Stimme meines Vaters annahm. Jedenfalls wurde vedische Rezitation bald zu einem regelmäßigen Bestandteil meines Lebens und Lehrens.

Für mich als Lehrer ist es äußerst spannend zu beobachten, wann und wie Rezitation ihren Platz in der Praxis eines Schülers oder einer Schülerin findet. Hierzu fallen mir zwei sehr erfolgreiche Yoga-Lehrer ein, Sonia Nelson und Martin Pierce, die beide seit über zwanzig Jahren bei uns studieren – und die beide im Osten der Vereinigten Staaten leben. Sonia war gleich bei ihrem ersten Besuch in Chennai vom Rezitieren sehr angetan. Sie hat die Praktik ins Englische übertragen und erzielt damit bei ihren amerikanischen Schülerinnen und Schülern ausgezeichnete Ergebnisse. Bei Martin verhielt es sich völlig anders: In all den Jahren schnürte es ihm bei jedem Versuch sofort die Kehle zu, was vermutlich mit einer unangenehmen Kindheitserfahrung im Singen zusammenhing. Dies hinderte ihn selbstverständlich nicht daran, ein engagierter, ja inspirierender Yoga-Lehrer zu werden. Doch in den letzten Jahren waren alle Blockaden von ihm abgefallen, er begann ernsthaft Rezitation zu üben und eignete sich die Praktik schnell an.

Welchen Nutzen hat das Rezitieren? Der angesehene indische Grammatiker Panini erwähnt als Wirkungen unter anderem die Gesunderhaltung und Reinigung von Sinnesorganen, Körper, Geist und Seele; die Erlangung von Wissen; die Leichtigkeit des Körpers und die Befreiung von Zweifeln. Bei unserer Arbeit am *Mandiram* wenden wir Rezitation in so unterschiedlichen Bereichen wie der Behandlung von Sprachstörungen, von Verdauungsproblemen und dem Abbau von Stress erfolgreich an. Eine große Hilfe ist das Rezitieren, wenn man Kindern *pranayama* beibringen will, weil sie sich beim Zählen von Atemzügen sehr schnell langweilen. Im Übrigen verbessert Rezitieren bei den meisten Menschen die Atmung, da es die Ausatmung verlängert.

Über diese ganz praktischen Wirkungen hinaus verbinden wir uns auch mit den in den Mantras transportierten Weisheiten. Als ich mit meinem Vater rezitierte, fühlte ich mich mit ihm und seinen Lehren auf einzigartige Weise verbunden, genau wie er einst mit seinem Lehrer – und diese ununterbrochene Verbindungskette von Lehrern zu Schülern, *parampara* genannt, reicht viele Jahrhunderte zurück.

In unserer Tradition verbinden wir uns beim Rezitieren mit Gott, denn es ist Gott, der uns die Sprache, die Praktiken des Yoga und die Weisheit der Veden geschenkt hat. Auch heute noch ist es in Indien üblich, dass ein Passant selbst dem ärmsten Bettelkind, das er rezitieren hört, seine Ehre erweist, indem er dessen Füße berührt. Denn in diesem Augenblick gilt das Kind als Manifestation Gottes.

Rituale und Zeremonien bestehen – wie jede festgelegte Prozedur – aus einer Reihe von Handlungen, die in einer bestimmten Abfolge wiederholt werden. Kinder lieben Rituale, was sich häufig bei ihrem Spiel zeigt. Und wie leicht gerät ein Kind aus der Fassung, wenn das Ritual des Zubettbringens und die Vorbereitungen dazu gestört werden!

Rituale sind überall. Sie markieren große, unseren sozialen Status betreffende Veränderungen im Leben, und sie begleiten gesellschaftliche Anlässe von der Versammlung bis zum nationalen Feiertag. Eine andere Frage ist, wie wir Rituale am besten in unserer persönlichen Praxis einsetzen können? Natürlich können wir die Erfahrung eines Rituals in einer Kirche, einem Tempel oder auch bei einem religiösen Fest suchen. Hierbei stellt sich die Frage, ob wir dies als tatsächlich Mitwirkende mit Freude und Überzeugung tun oder ob wir nur Zuschauer bleiben. Werden rituelle Handlungen nur zum äußeren Schein oder mechanisch ausgeübt, ist das so, als gäbe man einem schlechten Koch gute Zutaten zu einem Essen – reine Vergeudung.

Jede Kultur und jede Religion kennt eine endlose Zahl von Ritualen. Allerdings möchte ich darauf hinweisen, dass unsere alten Texte immer wieder betonen, wie wichtig es ist, Rituale zu erneuern und anzupassen. Dies mag manche so genannte Experten vor den Kopf stoßen und für jene eine Überraschung sein, die Rituale für tote Formeln aus der Vergangenheit halten. Tatsächlich sollten Rituale immer mit Leben und neuer Kraft gefüllt werden.

Rituale sind ein Aspekt von *karma* – den gegenwärtigen oder früheren Handlungen einer Person und deren Auswirkungen. Rituale gehen immer mit der Vorstellung einher, dass sich unser Geist auf etwas Höheres richtet, wenn auch nicht notwendigerweise auf Gott. Solche Handlungen können sich auf alltägliche Dinge beziehen wie das Willkommenheißen von Gästen oder das Inangriffnehmen eines neuen Projekts, auf Hauptübergangsphasen in unserem Leben wie Geburt, Heirat und Tod oder auf die Reinigung von Körper und Geist – beispielsweise, wenn wir uns läutern wollen, weil wir gegen einen moralischen Kodex verstoßen haben. Durch tradierte, formalisierte Rituale befassen wir uns unweigerlich mit denselben Ideen wie unsere Vorfahren und verbinden uns wiederum mit ihrer erprobten Weisheit. Durch eine solche Verbindung weiten wir unser Erkenntnisvermögen in die Vergangenheit hinein aus. Auch bei der Suche nach Ritualen für unsere ganz persönliche Situation gilt es einige grundlegende Kriterien zu beachten, die jedes Ritual, vom einfachsten zum komplexesten, erfüllen sollte:

- *Geometrie:* Sie bezeichnet die räumliche Beziehung, die wir gegenüber den als Symbole dienenden Elementen – wie Kerze, Weihrauch oder Meditationsobjekt – in einer bestimmten Weise einnehmen.
- *Struktur:* Sie besteht aus Beginn, Höhepunkt und Ende der vorgenommenen Handlung.
- *Strategie:* Sie bezeichnet die Reihenfolge der Handlungen, Gedanken und Gebete, die das Ritual ausmachen.
- *Zweck:* Er liegt in den unzähligen Möglichkeiten dieses besonderen karmischen Handelns, das in der Yoga-Praxis zu *dhyana* hinführt.

Ich möchte dies verdeutlichen anhand eines traditionellen Rituals, das den Brahmanen heilig ist. Es heißt *aradhanam*, was »Begegnung mit Gott« bedeutet und ein mir bekannter Geschäftsmann häufig ausübt:

Dabei betritt er den *puja*-Raum mit dem Kreidesymbol auf der Stirn als Zeichen seines Glaubens an Vishnu; um die Taille trägt er ein Tuch, das ihn als Diener Gottes kenntlich macht, und um die linke Schulter und quer um den Rumpf geschlungen trägt er die Heilige Schnur des initiierten Brahmanen. Für das Ritual dienen ihm seine Hausgötter in Form von Holzskulpturen des Gottes Rama und seiner Gefährtin Sita; der Göttin Lakshmi, Gemahlin Vishnus; und des Helfers Ramas, des Affengottes Hanuman. Während des Rituals rezitiert er Mantras aus den Veden, auch den tamilischen und aus Werken großer Meister. Während der Dauer des Rituals darf er – das ist äußerst wichtig – niemanden berühren und von niemandem berührt werden.

Wie bei jedem *dhyana* geschieht der Prozess der Vereinigung mit Gott in ganz bestimmten Schritten. Als Erstes wirft er sich vor Gott nieder, um in sich die angemessene geistige Haltung zu entwickeln. Nach Rezitationen, die die schlafenden Götter wecken sollen, setzt sich der Gläubige nieder, wobei er sich genau an die Regeln von Reinlichkeit und richtiger Sitz- und Körperhaltung hält. Dann folgt eine Lobpreisung Gottes, wobei der Gläubige diverse Mantras rezitiert und der Gottheit Blumen, Weihrauch und Früchte opfert, die durch Gebete geweiht wurden.

Nachdem er Gott aufgeweckt und gepriesen hat, bittet er Gott, auf die Erde zu kommen und sich zu ihm zu setzen. Dann heißt er Gott willkommen, indem er eine Messingglocke erklingen lässt, deren einzelne Klänge jeweils einem OM gleichkommen. Nun bietet er Gott heiliges Wasser dar und brennt heiliges Öl ab. Schließlich erreicht der Gläubige das Ziel *dhyana* – er ist mit Gott.

Nach diesem Zusammensein mit Gott muss der Gläubige zurück in den Alltag. Er ersucht Gott, sich wieder schlafen zu legen, und beendet die *puja,* indem er sich niederwirft und um Vergebung für eventuelle Fehler während seiner Andacht bittet.

Ein solches Ritual erstreckt sich über eine Dauer von dreißig bis sechzig Minuten. Als ich meinen Bekannten fragte, wie er bei seinen vielen beruflichen und familiären Verpflichtungen, die Zeit dafür fände, antwortete er: »Es hält mich geistig gesund!«

Wenn wir ein Ritual, das zur Meditation hinführt, konzipieren, versuchen wir die Grundelemente eines Rituals an die jeweilige Person und deren religiösen und kulturellen Hintergrund anzupassen. Ein Beispiel: Wir haben eine spanische Schülerin, die in Katalonien Yoga unterrichtet. Für sie wurde ein Kruzifix aus dem zwölften Jahrhundert, das sie sehr in Ehren hält, zum wichtigsten Symbol. Es ist ein sehr seltenes Exemplar, denn es zeigt einen lächelnden Jesus. Die Tatsache, dass dieser Jesus lächelt, war für

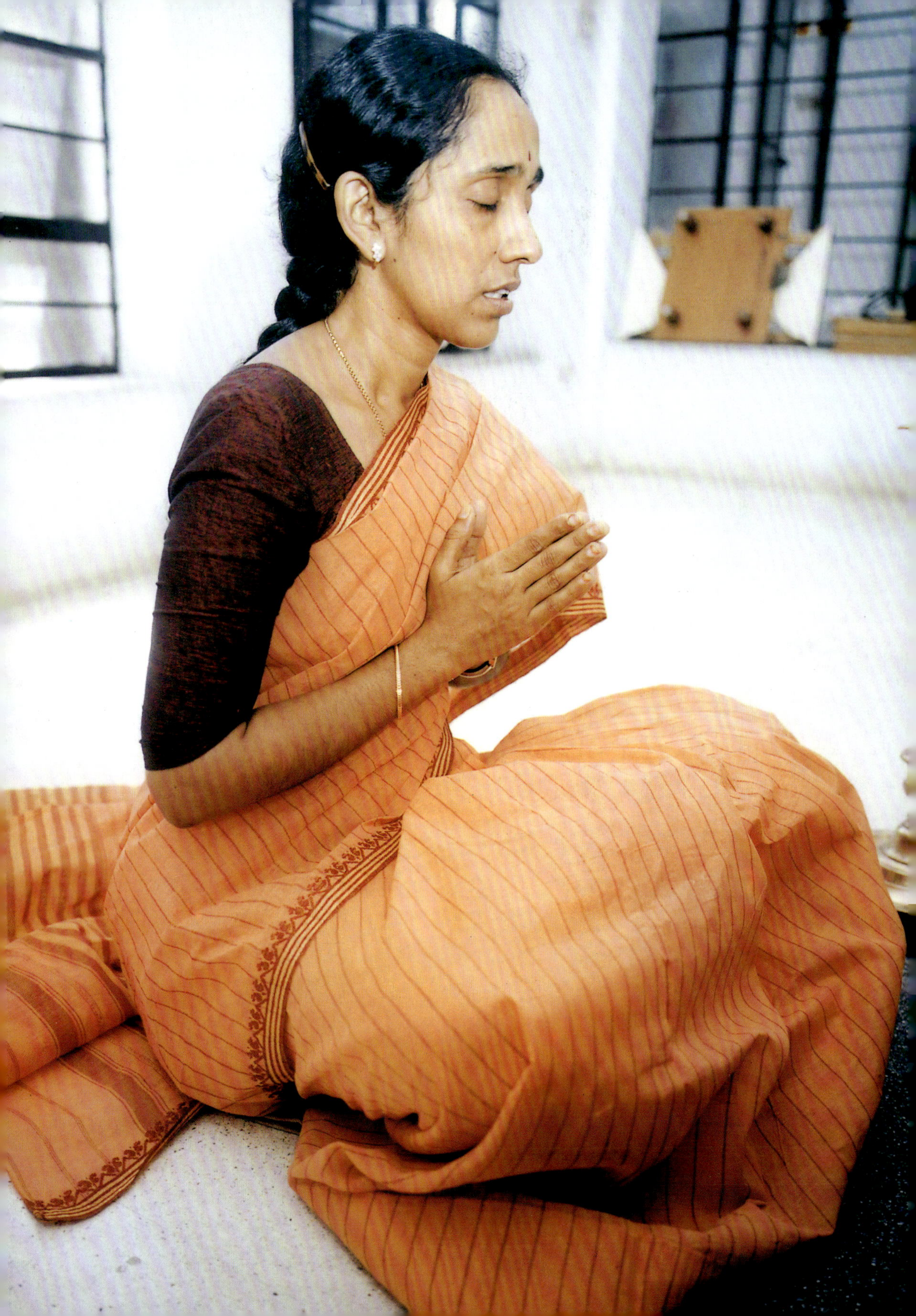

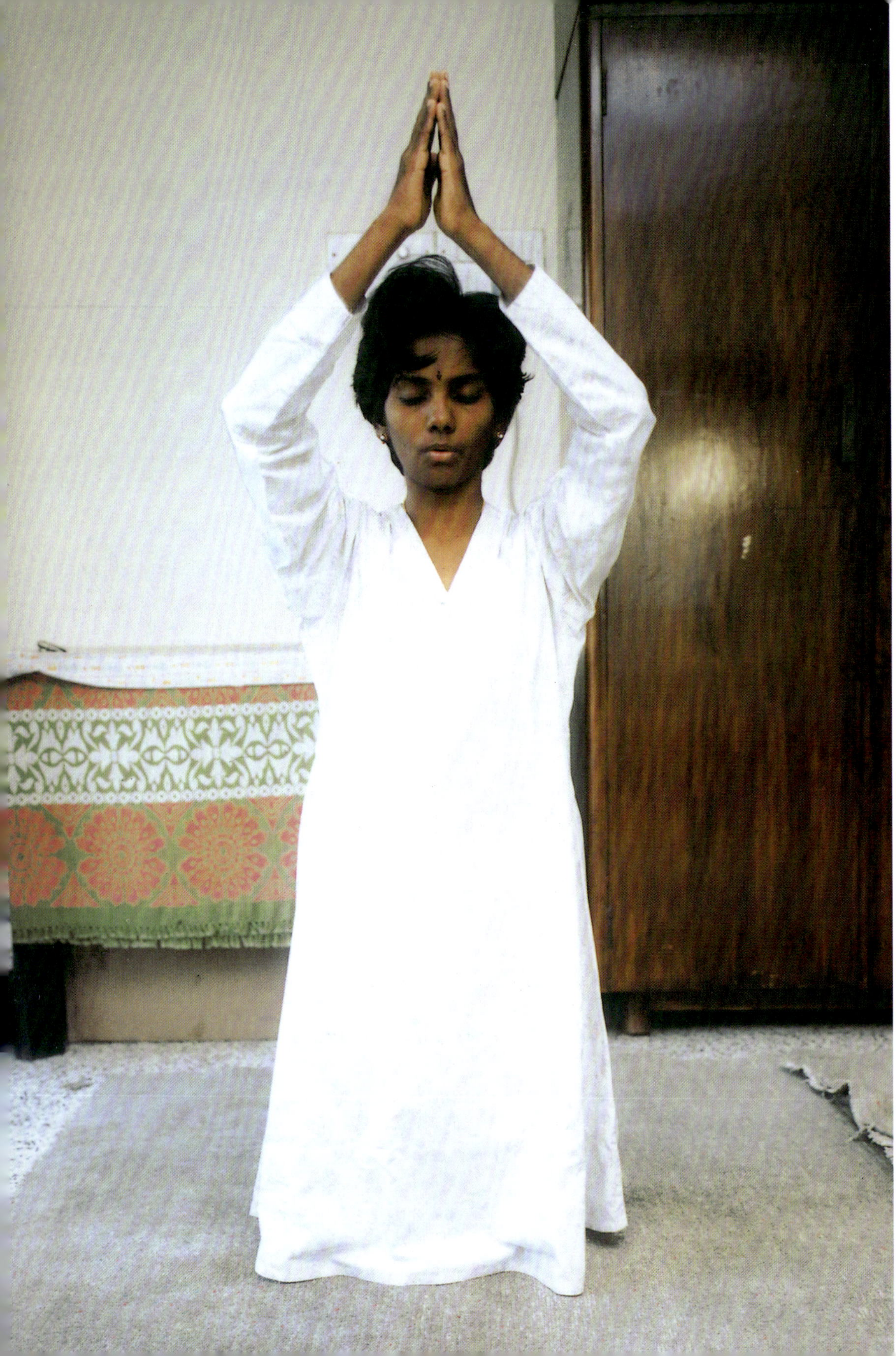

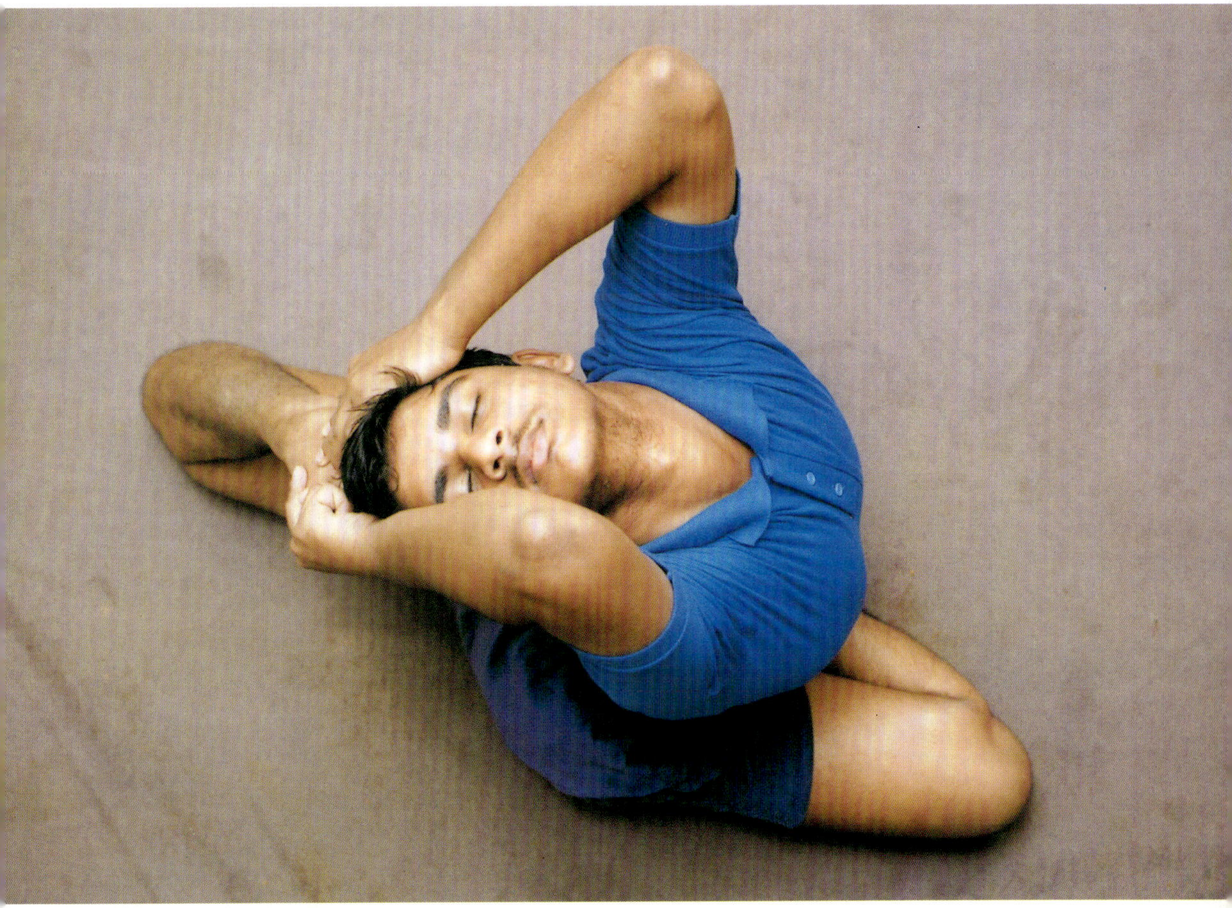

Fotos von Nick Waplington

VORANGEHENDE SEITE:

Krishnamacharyas Schülerin Mala beim Beten im sannidhi *(kleiner Tempel, der an der Stelle von Krishnamacharyas Häuschen errichtet wurde, in dem er seine letzten Jahre verbrachte), 1996*

LINKS UND OBEN:

Jugendliche beim Yoga-Üben im Krishnamacharya Yoga Mandiram, 1996

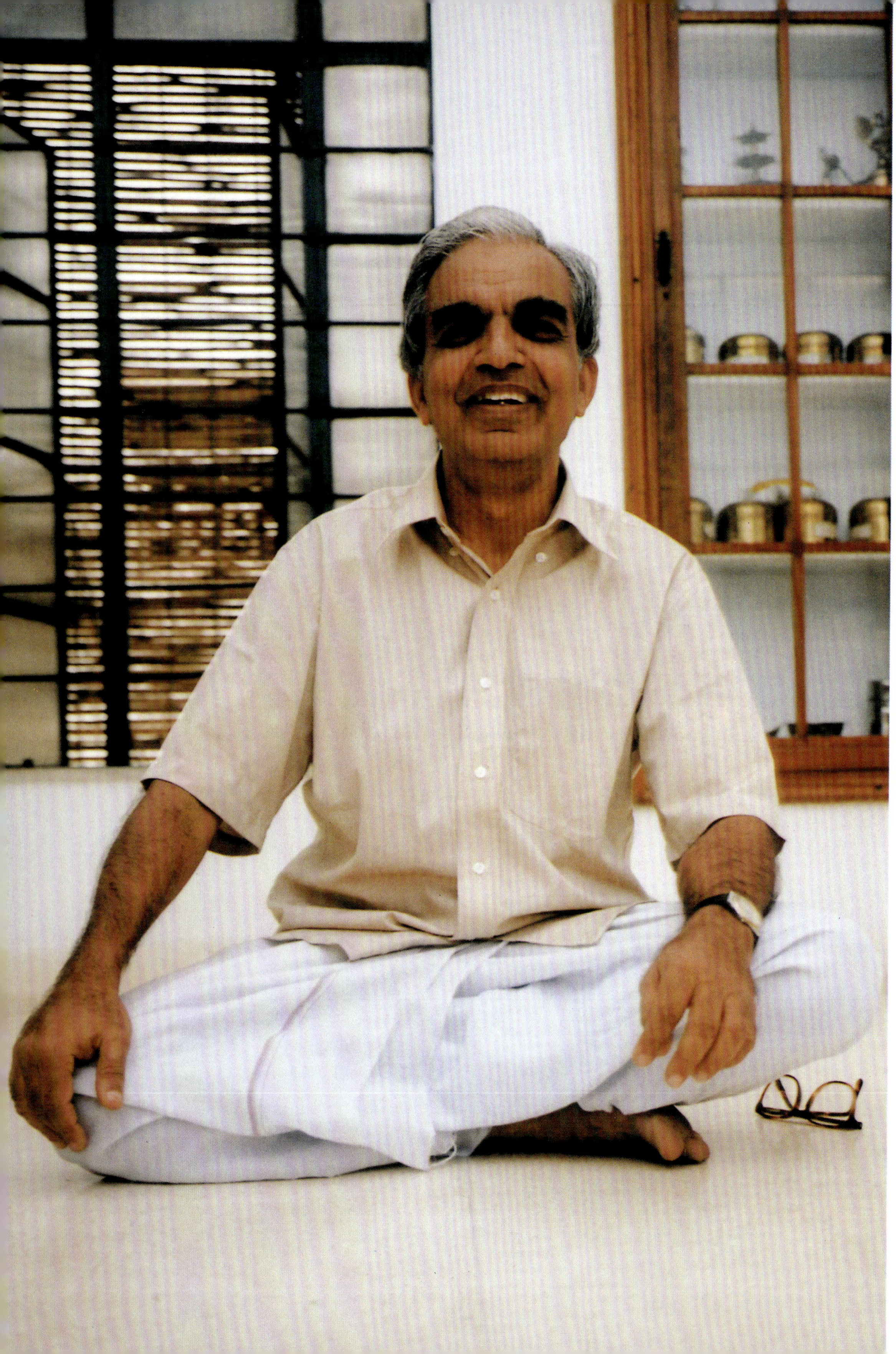

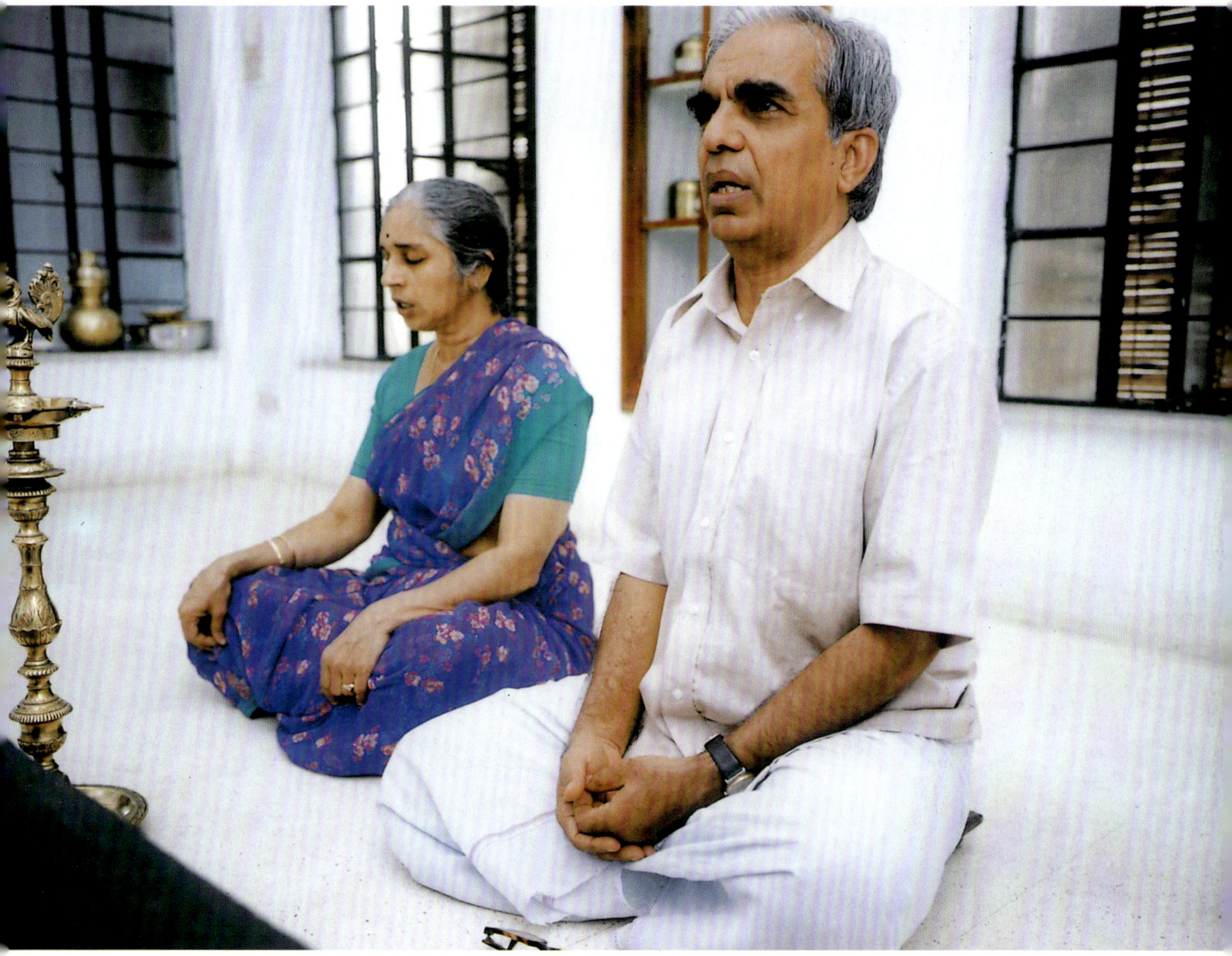

Fotos von Nick Waplington

LINKS:

Desikachar im sannidhi, *1996*

OBEN:

Desikachar und seine Frau Menaka im sannidhi, *1996*

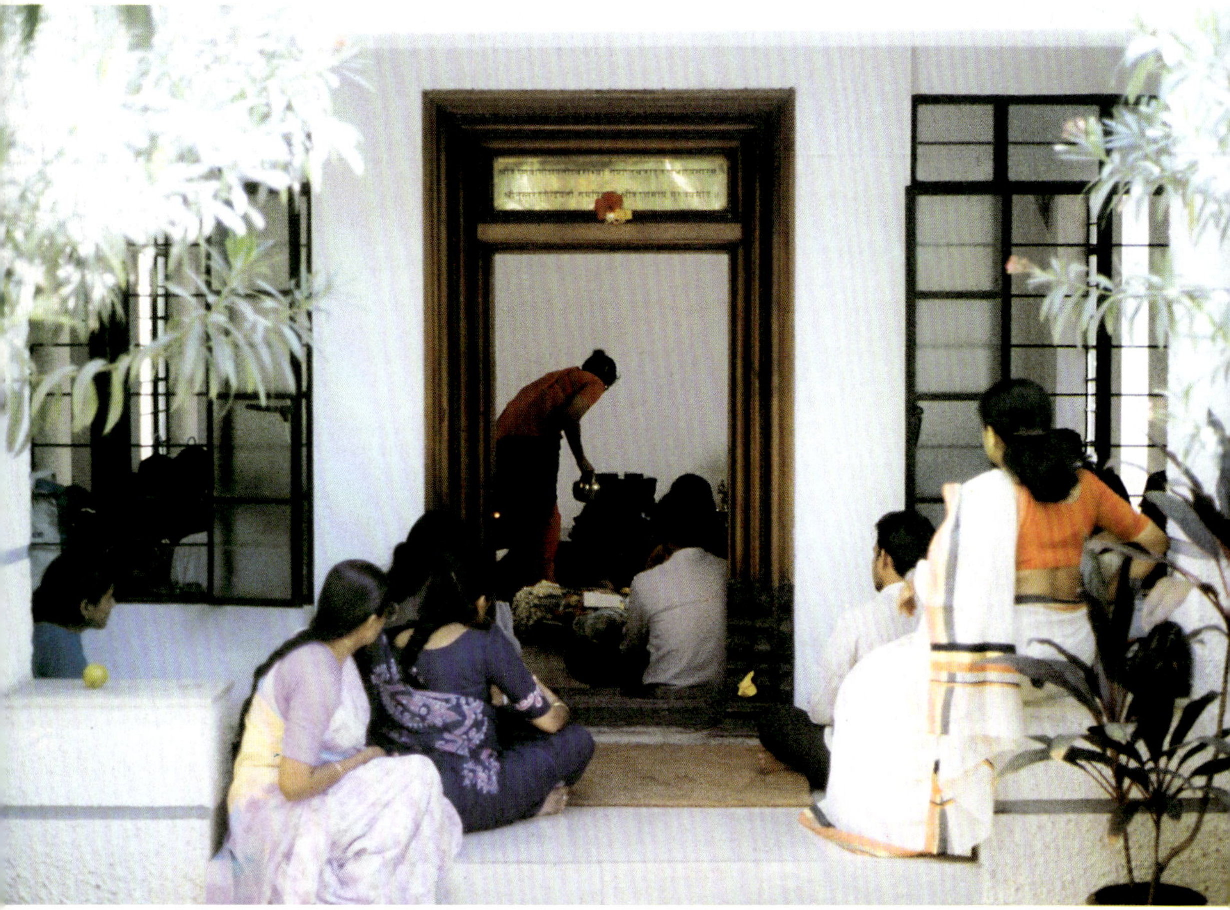

Foto von Pierre Courtejoie

OBEN:

Das sannidhi *im Krishnamacharya Yoga Mandiram, 1993*

RECHTS:

Patanjali-Skulptur im Gurukulum von William und Mary Louise Skeltons Haus, Hamilton, New York, 1997

FOLGENDE SEITE:

Am Ufer des Manasarovar-Sees auf der Reise zum Berg Kailash, August 1992

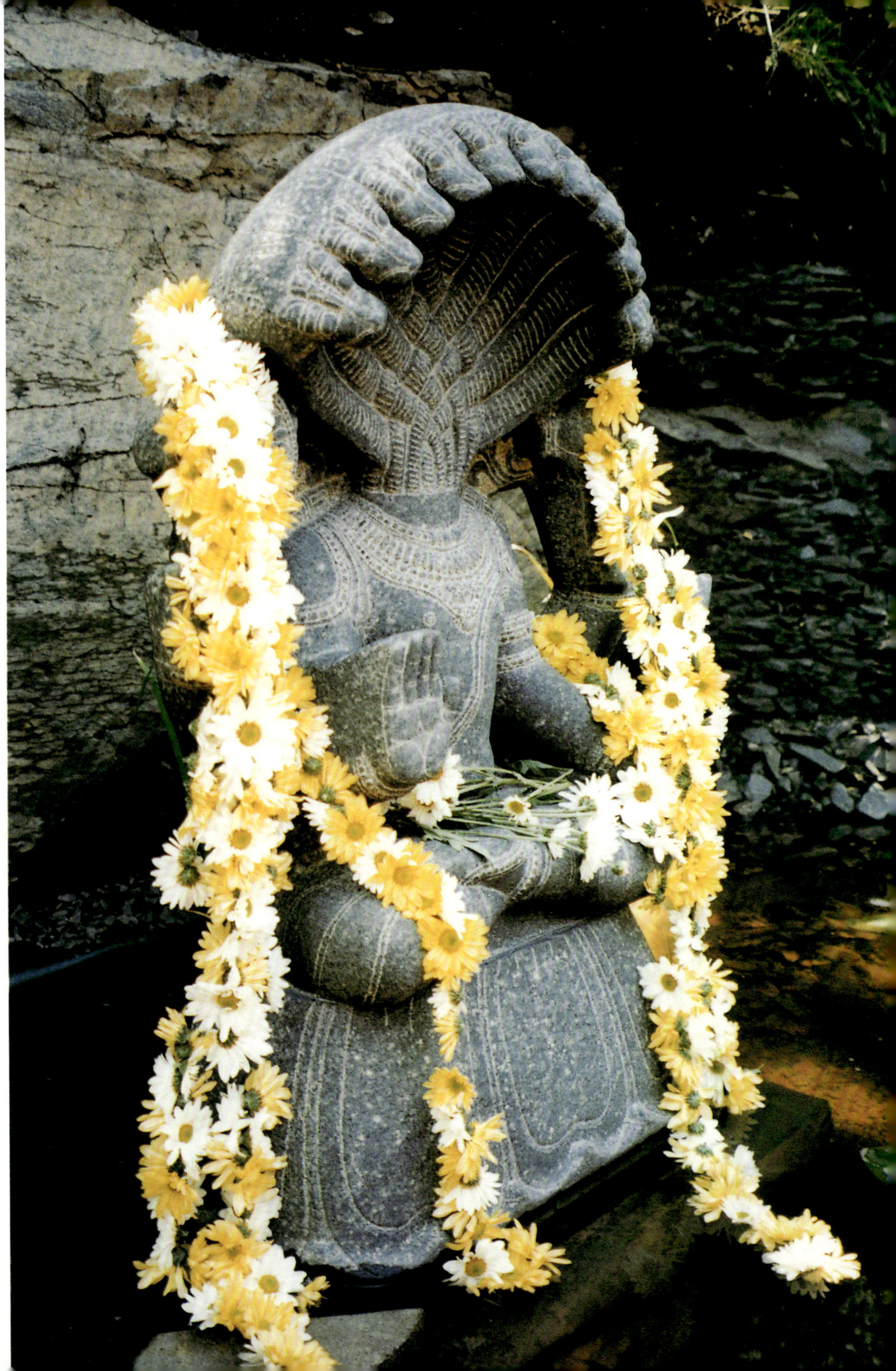

Foto von Rebecca Busselle

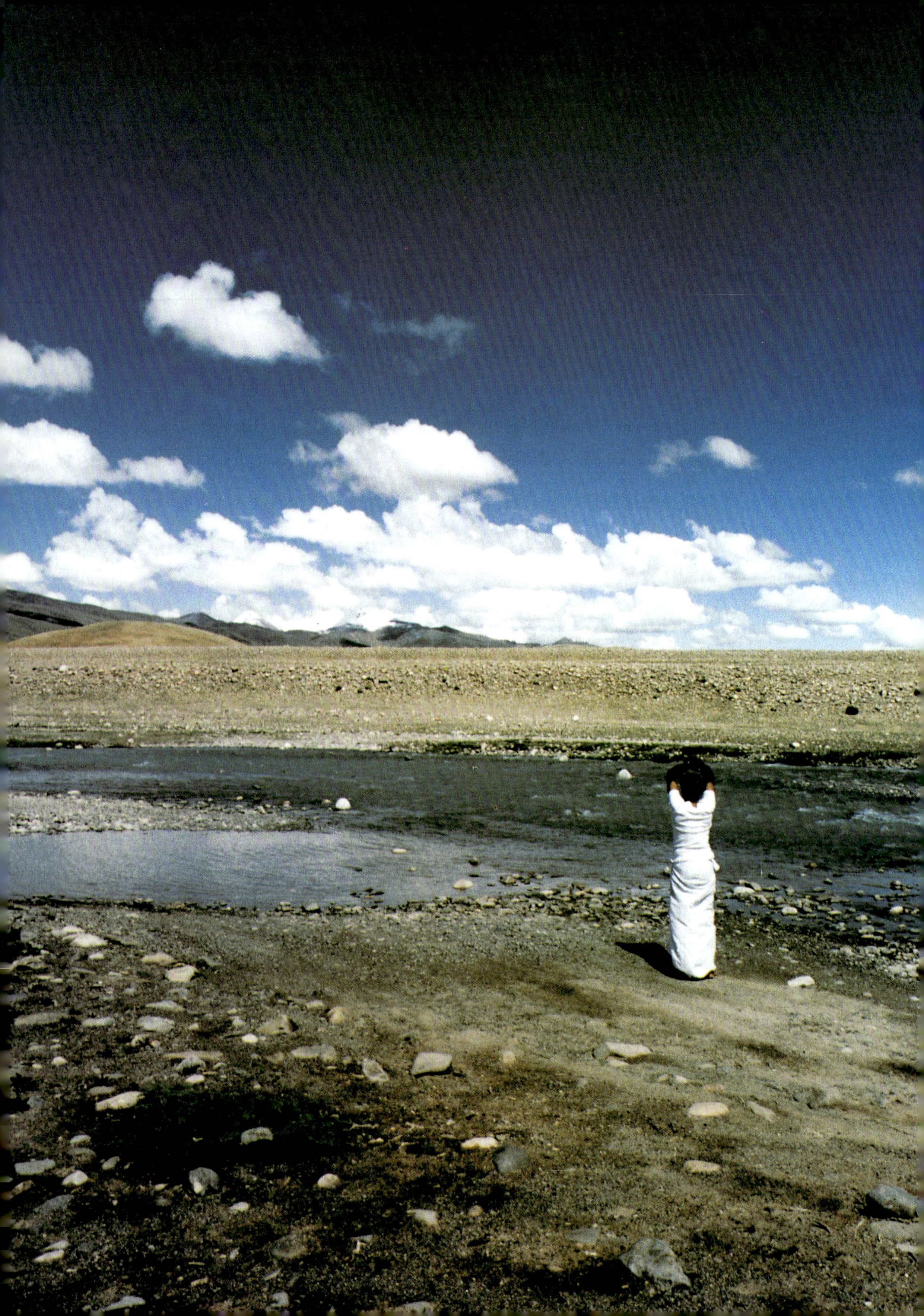

die junge Frau von großer Bedeutung, weil sie zur Einsamkeit neigte und sich leicht absonderte. Sie hatte große Schwierigkeiten auf Leute zuzugehen und Bekanntschaften zu schließen und war ihren Schülerinnen und Schülern gegenüber häufig voreingenommen. Ich wollte, dass sie lächeln lernte. Das Ritual schloss den Gebrauch von Wasser ein, das zur Reiniung von Geist, Sprache und Körper dienen sollte – sie berührte dabei das Wasser und benetzte damit Augen, Lippen und Herzgegend. Mit dieser Handlung holte sie Christus in ihr Herz und fühlte dort seine Anwesenheit. Während sie nach indischer Tradition rezitierte, erfüllte Christus mit jeder Einatmung immer mehr ihr Herz; sie benutzte dabei ein Mantra aus dem Katalanischen mit dem folgenden Wortlaut: »Du bist mir Atem, Augen, Herz, Körper und Sprache/sei in mir/sei mein Halt bei allem Tun und Lassen.«

Auf meine Frage, was sie bei dieser Andacht empfinde, sagte sie, sie spüre eine Leere, der eine Fülle folge; auch erfahre sie Momente der Klarheit, die sich nicht mit Kategorien des Denkens und Sprechens fassen ließen. Wenn sie heute mit Gruppen von Yoga-Schülern nach Chennai kommt, ist ihr Umgang mit ihnen viel offener und unbeschwerter, und sie hat mit ihnen mehr Spaß hat als früher. Sie ist eine bessere Lehrerin geworden.

Im sechsundvierzigsten *sutra* des zweiten Kapitels lehrt Patanjali, dass *asana* die doppelte Qualität von Wachheit und Entspanntheit haben soll. Dies ist genau die Qualität, die wir auch für die Meditation – in den *Yoga Sutras* mit *dhyana* bezeichnet – brauchen. Die allererste Voraussetzung zur Meditation ist, ganz da zu sein, sich an einem Ort zu befinden, an dem es keine Ablenkungen für Körper und Geist gibt. Wir sind bereit, unsere Aufmerksamkeit auf ein bestimmtes Objekt auszurichten (*dharana*). Hier stellt sich die Frage, welches Objekt wir wählen?

Viele haben sich schon die Köpfe darüber heiß geredet, ob sich der Geist in der Meditation auf eine Form oder auf etwas Formloses richten soll. Im Yoga ist diese Frage gelöst. In unserer Tradition gilt die Form als etwas, das auf dem Formlosen gründet, als eine Manifestation des Formlosen. Mein Vater befand, dass es aus praktischen Gründen einfacher sei, mit etwas Gegenständlichem zu beginnen, das schließlich dem Formlosen, das diesem zugrunde liegt, weichen soll.

Da der Geist ständig aktiv ist, hat es sich als hilfreich erwiesen, die Meditation mit einer Frage zu verbinden. Diese Frage ist wie eine Leine, die der Verstand auswirft, um den Geist zu fokussieren. Sie kann mit einem konkreten Bild oder Gegenstand einhergehen – allerdings sollte der Gegenstand etwas recht Einfaches sein. Im Falle der jungen Katalanin war der Gegenstand das Lächeln Jesu, und ihre Reflexion galt der Beantwortung der Frage: »Wo ist das Lächeln in mir? Worin besteht das Wesen des Lächelns, was ist sein Ursprung in Christus?«

Als Meditationsobjekt kann auch eine symbolische Zeichnung dienen, selbst etwas ganz Einfaches kann uns zeigen, welche Fähigkeit das Bewusstsein besitzt, sich zu öffnen, Dinge zu erkunden und sich zu erweitern. Nehmen wir das in vier Quadrate unterteilte Quadrat, das je nach Person oder kulturellem Kontext unterschiedliche Bedeutungen haben kann. Es kann beispielsweise zwei gegensätzliche Kräfte oder Elemente repräsentieren. In der japanischen Kalligraphie bedeutet es, dass, wenn zwei Kräfte zusammenkommen, Reichtum ins Haus steht. Dieses Symbol hat noch viele andere Bedeutungen.

Patanjali hat dieses Prinzip ganz klar formuliert: Das Meditationsobjekt beeinflusst den Meditierenden. Aus diesem Grund müssen wir bei der Auswahl unserer Fragen und Symbole für die Meditation äußerst vorsichtig und kritisch vorgehen. Wir haben es hierbei in erster Linie mit einem Prozess der Selbsterforschung zu tun, dem Bemühen, sich selbst kennen zu lernen.

Das bringt uns zu einem anderen Aspekt der Meditation. Welche Rolle spielt dabei das »Ich«? Besonders Schüler aus dem Westen scheinen den brennenden Wunsch zu haben, ihr Ich, ihr »Ego« loszuwerden. Das Ich wird oft als enge Selbstbezogenheit gedeutet, die durch Ängste und von außen aufgezwungene Bedürfnisse verstärkt wird; oder man sieht darin einen Drang, das eigene Selbstgefühl aufzublähen. Nach dieser Sichtweise, kann das Ich tatsächlich als Hindernis gelten. In den Lehren Patanjalis hat eine solche Vorstellung vom Ich keinen Platz.

Der große Denker ist sehr eindeutig über die Rolle des Ich in *dhyana.* Bei der Beschreibung der einzelnen Aspekte der Geistesaktivitäten stellt er fest, dass wir manchmal etwas nicht sehen, auch wenn es direkt vor uns steht. Umgekehrt sehen wir manchmal Dinge, nur weil wir sie sehen wollen, auch wenn sie gar nicht da sind. Alles hängt von uns ab. Man glaubt, eine Frage zu haben, doch in Wirklichkeit hat man keine; oder man glaubt, keine Frage zu haben, findet aber im Laufe der Meditation heraus, dass man nicht nur eine Frage, sondern auch die Antwort darauf hat.

Nach Ansicht Patanjalis hängt das richtige Verstehen in der Meditation von zwei Dingen ab: (1) dem Interesse und der Kraft des *purusha,* die die Ausrichtung des Geistes auf das Objekt bewirken, und (2) von der Nähe des Objekts. Ohne Interesse gibt es keine Frage und keine Antwort – das Objekt bleibt unsichtbar. Dem motivierten, vom Glauben bestärkten Geist kann sich alles offenbaren. Hierzu fällt mir eine treffende Geschichte ein. Sie trug sich zu, als mein Vater einmal eine *puja* abhielt und meditierte. Plötzlich rief er mich zu sich. »Schau dir das an!«, sagte er auf eine Darstellung Vishnus deutend. »Siehst du das? Der Gott ist hier, seine Augen leuchten.« Ich sah es nicht, doch mein Vater sah es. Wie er bewiesen hat, führt der Prozess der Meditation von der Verwirrung des Geistes zur Unterscheidungsfähigkeit und Klarheit, vom Groben zum Feinen. Wie könnte ein solcher Prozess ohne das Ich stattfinden? Was könnten wir ohne das Ich in die höchste Vereinigung einbringen?

Man kann den Prozess der Meditation auch als Fortschreiten verstehen, das, ausgehend von dem, was wir hören, sehen oder aus kundigen Quellen beispielsweise Schriften erfahren, hinführt zum Beginn des Verstehens; zur richtigen Wahrnehmung – dem Erkennen des Feuers selbst, der Wirklichkeit, der Wahrheit. Ohne dieses Fortschreiten, allein durch das Akzeptieren einer Wahrheit – etwa wenn man die Aussage eines Guru für richtig hält, nur weil sie einem gefällt, bekommt diese noch lange keine Gültigkeit für einen selbst. Das Ich muss dieses Fortschreiten vollziehen. Das Ich muss für sich selbst die Wahrheit finden. Demgemäß gibt es drei Aspekte, die in einer Meditation notwendig vorhanden sein müssen, das Verstandesmäßige, das Reflektive … und noch etwas anderes. Dies alles führt keineswegs zur Eliminierung des Ich, vielmehr zu dessen besserem Verständnis.

Es gibt einen Gesichtspunkt der Yoga-Praxis, der neben den Aspekten, die zu *dhyana* führen, äußerst wichtig ist. Wenn wir unsere Meditation beenden, vielleicht mit einer Rezitation oder einem Ritual, sollten wir dies auf eine Weise tun, die uns auf das vorbereitet, was danach kommt. Der Geschäftsmann, der regelmäßig das Ritual *aradhanam* ausübt, gab eine großartige Beschreibung seines Meditationsziels. Im Getriebe der modernen internationalen Geschäftswelt half ihm die Meditation seine geistige Gesundheit zu erhalten. Nach Abschluss seiner Rituale und Meditationen schrieb mein Vater oft Gedichte; sein Geist und seine Seele waren in diesen Momenten offen für die reine Schöpferkraft.

Andererseits können Rituale und Meditation auch benutzt werden als Fluchtmöglichkeiten vor den Problemen und Sorgen des Lebens. Ich kannte einmal einen leitenden Angestellten, der sich großen familiären und beruflichen Schwierigkeiten gegenüber sah. Er ging zu seinem Astrologen, der ihm die Einflüsse des Tierkreises auseinandersetzte und ihm Ratschläge gab, was er dagegen machen könne. Anschließend ging er zu seinem Priester, der ihm alle möglichen Opfer und Gebete auferlegte, damit er seine Fehler und Sünden sühnen könne. Doch die Dinge entwickelten sich nicht zum Besseren. Also ging er wieder zum Astrologen, der ihm erklärte, dass er seine Anweisungen falsch verstanden habe, wonach er zum Priester ging, der ihn der fehlerhaften Durchführung seiner *puja* bezichtigte. Und so ging es immer weiter. Hätte der unglückliche Mann einen Teil der für den Astrologen und Priester aufgewandten Zeit, Energie und Geldsumme für die Lösung seiner eigentlichen Probleme eingesetzt, wäre es ihm vielleicht möglich gewesen, sie zu lösen.

Jede Reise besteht aus einem Ausgangspunkt, einem Ankunftsort und der Anstrengung, die nötig ist, um die Entfernung zwischen diesen beiden Punkten zu überwinden. Bleibt nur noch die Frage: Wie wird die Reise verlaufen?

Wir sind es gewohnt, Besorgungen mit dem Auto zu erledigen. Die dabei auftretenden Hindernisse und Verzögerungen rechnen wir normalerweise von vornherein mit ein. Der dichte Verkehr lässt uns nur langsam vorankommen; die Ampel schaltet immer gerade dann auf Rot, wenn wir uns ihr nähern; vielleicht hält uns ein Unfall oder ein unverständiger Polizist auf, der uns ermahnt oder einen Strafzettel verpasst. Die Luft ist voller Auspuffgase, und der Lärm und das Gehupe der Autos gehen uns auf die Nerven. Kommen wir endlich an, müssen wir auf der Suche nach einem Parkplatz ein paar Mal um einen oder mehrere Häuserblocks fahren. Haben wir schließlich unser eigentliches Ziel erreicht, sind wir mit den Nerven fertig, unsere Stimmung ist gereizt, unsere Energie erschöpft. Eine ganz gewöhnliche Erfahrung.

In seltenen Fällen läuft die Reise ganz anderes ab. Wir fahren aus unserer Ausfahrt heraus, und alles scheint nur darauf ausgerichtet, dass wir so schnell wie möglich vorwärts kommen. Der Verkehr fließt; und wir treffen nur auf grüne Ampeln. Wir erreichen das Geschäft, in dem wir einkaufen wollten, ohne aufgehalten worden zu sein, und, wie durch ein Wunder, gibt es genau vor der Tür einen Parkplatz. (In Chennai ist so etwas tatsächlich ein Wunder!) Wir haben das Gefühl, dass wir das Richtige zur richtigen Zeit und am richtigen Ort getan haben – ja, dass uns unsichtbare Hände auf unserem Weg führten. Eine äußerst ungewöhnliche Erfahrung!

Worin besteht nun der eigentliche Unterschied? Die zweite beschriebene Reise verlief natürlich etwas leichter und schneller – alle äußeren Umstände schienen uns gewogen. Tatsache bleibt aber, dass wir, trotz verschiedener äußerer Umstände, in beiden Fällen erreichten, was wir wollten und was notwendig war. Dass die zuerst beschriebene Reise schwieriger verlief, macht für das Ergebnis eigentlich keinen großen Unterschied. Es handelte sich um denselben Fahrer, dieselbe Fahrerin, dasselbe Fahrzeug, denselben Ausgangs- und Endpunkt. Der eigentliche Unterschied lag nicht in den Schwierigkeiten, die sich uns in den Weg stellten, sondern in der Art und Weise, wie wir auf sie reagierten. Es gibt keinen Grund, warum wir uns nach der ersten Fahrt zu dem Geschäft nicht genau so klar im Geist, so gut gelaunt und tatkräftig fühlen sollten wie nach der zweiten.

Die Analogie veranschaulicht das Hauptanliegen des Yoga – nämlich unserem alltäglichen Handeln und Denken eine besondere Qualität zu geben. Wir könnten dieses Ziel auch die Kunst des *akkuraten* Lebens nennen. Dies ist der Ausgangspunkt bei unserem Bemühen, etwas zu erreichen, was jenseits des uns Bekannten ist. Zunächst gilt es, das Bekannte zu verstehen und angemessen darauf zu reagieren. Bei diesem Unterfangen können wir uns der Lehren alter Texte bedienen, wie etwa der Dialoge aus der *Bhagavad Gita* oder der Weisheiten der *Yoga Sutras* von Patanjali.

Die *Bhagavad Gita* ist vor allen Dingen eine praktische Unterweisung der Menschen, und es geht darin ganz wesentlich um *dhyana* – nicht als Meditation, bei der wir ein symbolisches Objekt vor uns hinstellen, oder als Akt der Andacht, sondern als Interaktion mit dem, was im Moment geschieht, einschließelich unsere Reaktion darauf und unsere Haltung gegenüber dieser Reaktion. Das zentrale Thema der *Bhagavad Gita* ist *dharma.* Dieser Begriff wird normalerweise mit »Pflicht« übersetzt, doch es schwingen in dem Wort noch viele andere Bedeutungen aus allen möglichen Bereichen des Lebens mit.

Die *Bhagavad Gita* handelt, wie wir wissen, von der Geschichte des Prinzen Arjuna, der sich in einer schrecklichen Krise befindet: Er muss gegen seine Freunde, Lehrer und Verwandten Krieg führen. Alles in ihm sträubt sich so sehr dagegen, diesen vertrauten Menschen Schmerz und Tod zu bringen, dass er sogar seinen eigenen Tod herbeiwünscht. Dennoch gibt es an seinem *dharma* keinen Zweifel, wie ihm der Gott Krishna verständlich macht. Arjuna ist Krieger, sein Platz ist auf dem Schlachtfeld, um zu verteidigen, was rechtens ist. Er und seine Brüder hatten alle anderen Mittel ausgeschöpft, das ihnen zugefügte Unrecht zu tilgen. Sein Schwur, die Beleidigung gegen seine Frau zu rächen, sein Eid gegenüber dem König und das Einverständnis und Drängen seiner Mutter, alles das deutet unmissverständlich darauf hin, dass der Kampf ein Akt von *dharma* war.

Krishnas Anweisungen sollen Arjuna helfen, sich an sein wahres Wesen zu erinnern, das er für einen Augenblick vergessen hatte. Schritt für Schritt geleitet Krishna den Krieger-Prinz durch Zweifel, heftige Gefühle und Verwirrung zur Wahrheit. Jeder dieser Schritte ist eine Meditation:

- Über das, was man tun muss, wie man es tun muss und welches die richtige Haltung gegenüber diesem Tun ist;
- Über das Wissen: Was ist bewusst, was unbewusst und was ist Ishvara, die höhere Kraft;
- Über das Nichtverhaftetsein: Welchen Dingen sollte man entsagen, welchen niemals.

Der Dialog führt schließlich auf die höchste Ebene, auf der Krishna zu *bhakti* – der Unterwerfung unseres Willens und Handelns unter Gott – aufruft:

> *Lass alle Pflichten fahren und begib dich unter*
> *meinen alleinigen Schutz. Sei ohne Sorge, denn*
> *ich werde dich von allen Übeln erlösen.*

Die *Bhagavad Gita* handelt weder von den Tugenden des Krieges, noch ist sie ein Mythos oder vergangene Historie. Mein Vater bezeichnete sie als ein sehr modernes Buch, das die unmittelbaren, immer wiederkehrenden heroischen Kämpfe des alltäglichen Lebens beschreibt. Der moderne Mensch, egal ob Mann, Frau oder Kind sieht sich so vielen Herausforderungen und Schwierigkeiten gegenüber, die durch die Anforderungen der vielen verschiedenen Rollen in Beruf, Familie, Schule, Gemeinschaft und

Kultur entstehen. Hinzu kommt außerdem das geistige und spirituelle Wachstum eines Menschen, das zu einem erfüllten, freudvollen Leben notwendig dazugehört.

Alle hieraus entstehenden Verpflichtungen und Konflikte – physischer, geistiger und emotionaler Natur – werden heute normalerweise unter einem einzigen markanten Begriff zusammengefasst: Stress. Die Wissenschaft sieht im Stress eine Gefahr für die Gesundheit, einmal als Ursache für Krankheit, zum andern als Hindernis für Genesung. Niemand von uns ist frei von Stress; und wir wissen alle, dass er unsere Lebenskräfte aufzehrt und ein Feind von Wohlgefühl und Glück ist.

Der Yoga kennt viele Möglichkeiten, zunächst einmal die Symptome von Stress zu beseitigen. Wir können Verspannungen durch *asana* lösen und aufgewühlte Gefühle durch *pranayama* beruhigen. Bei diesen Praktiken handelt es sich aber zunächst nur um das Kurieren von Symptomen. Das erreicht man auch mit vielen anderen Techniken, von Massage über Aerobic bis zum Abschlagen eines Golfballs oder dem Einschlagen auf einen Sandsack beim Boxen. Die Stress-Symptome verschwinden zwar für eine Weile, kehren jedoch bald wieder. Eine richtige Yoga-Praxis aber geht weiter: Sind die Symptome erst einmal verschwunden, wendet sich der Praktizierende einer eingehenden Selbsterforschung zu, um die Ursachen des Problems zu finden.

Nach Auffassung unserer Yoga-Tradition entsteht Stress aus zwei Haltungen heraus: »Ich bin der Handelnde«, und »es ist für mich«. Diese Haltungen führen zu *avidya,* womit jene Hindernisse gemeint sind, die einer klaren Wahrnehmung entgegenstehen und die Patanjali als Missverstehen, falsche Identifikation, übertriebenes Verhaftetsein, unbegründete Abneigungen und innere Unsicherheit beschreibt. Diese wiederum führen zu heftigen Gefühlen in Form von Begehren, Wut, Habgier, Selbsttäuschung, Arroganz und Neid. Faktisch ist das Resultat immer *dukha* – jene Enge, die unser physisches und geistiges Leben einschränkt und zu Krankheit und Unzufriedenheit führt.

Es sei hier angemerkt, dass wir Patanjali eine der klügsten Beobachtungen verdanken, die zum Thema Stressabbau je gemacht wurden: Wir brauchen uns niemals schuldig zu fühlen oder zu schämen, wenn wir in den Kreislauf von *avidya* und *dukha* geraten. Dieser Kreislauf ist eine so normale und universelle Gegebenheit wie der Tod, und niemand entgeht ihm. Die *Bhagavad Gita* und Patanjalis *Yoga Sutras* zeigen uns allerdings Mittel und Wege, die uns die Befreiung aus diesem Kreislauf bringen können.

Um Veränderungen in unserem Leben herbeizuführen, bedarf es eines Prozesses des fortlaufenden geistigen Sichverbindens, wobei weniger günstige Gedankenverbindungen durch günstigere ersetzt werden. Die gesamte Praktik des Yoga lässt sich im Wesentlichen auf dieses Konzept des Sichverbindens zurückführen, das auf allen Ebenen vorhanden ist. Wir beginnen mit der *bewussten* Verbindung von Körperbewegung und Atem sowie von *yama* und *niyama* – unserem Umgang mit anderen Menschen respektive mit uns selbst. Wenn uns das gelingt, haben wir bereits viel von dem erreicht, was für meinen Vater das Anliegen des Yoga war. Mit einer gesunden Ernährung und einer kontinuierlichen Praxis erlangen wir allmählich körperliche Gesundheit, geistige Klarheit und die Fähigkeit zur Kommunikation und Verständigung mit unseren Mitmenschen auch auf anderen Ebenen. Dadurch wird bereits ein großer Teil des Stresses in unserem Leben abgebaut. Doch unsere Entwicklung kann noch weiter voranschreiten.

Indem wir mit unserer Praxis kontinuierlich fortfahren, erkennen wir Möglichkeiten, unseren Geist und unsere Seele mit Höherem zu verbinden. Die Rolle unserer Sinne und Gefühle wird uns immer deutlicher. Unsere Selbstreflexion macht uns bewusst, wie uns die Sinne immer wieder in alte Muster verfallen lassen und sie unsere Gedanken, Handlungen und Reaktionsweisen auf die alten Gleise lenken. Grundlage hierfür sind Überzeugungen wie: »Ich bin bereits einmal gescheitert und werde vermutlich wieder scheitern.« Diese Konditionierung gilt es durch etwas Positiveres zu ersetzen. Damit uns dies gelingt, müssen wir in unsere Selbsterforschung zwei für eine Veränderung unverzichtbare Elemente einführen.

Das erste heißt auf Sanskrit *svadharma. Sva* bedeutet »selbst«, und *dharma* ist das, was uns beschützt, Halt gibt und beflügelt. In Ausübung des *dharma* muss jede Person ihre Rolle spielen. Jeder von uns hat Verantwortlichkeiten, und es muss uns vollkommen klar sein, welche Bedeutung jede einzelne für uns hat und wie wir ihr am besten gerecht werden. Ebenso notwendig ist es, dass wir uns über die Grenzen unserer Verantwortlichkeit klar werden, um uns nicht um Dinge zu kümmern und zu sorgen, die zum Verantwortungsbereich eines anderen gehören. Die Unterscheidung zwischen dem, was unsere Verantwortung ist, und dem, was jenseits davon liegt, ist *svadharma.*

Das zweite Element ist *shraddha,* das man mit Glauben übersetzen kann. Es gibt wohl kaum einen größeren Unterschied zwischen der Kultur des Ostens und der des Westens – ganz allgemein gesehen – als bei der Einstellung gegenüber dem Glauben. Der westliche Geist ist so stark auf Emanzipation und Autonomie ausgerichtet, dass der Begriff Glaube inzwischen den Beigeschmack von Unvernunft und Irrationalität hat. Für den östlichen Geist kann es gar keinen Glauben geben ohne Vernunft. Seine Heiligkeit der Dalai Lama drückte es in einem Gespräch so aus: »Blinder, unhinterfragter Glaube an eine Person oder Ideologie, in dem weder Vernunft noch Analyse Platz haben, wird letztendlich ins Unheil führen.« Nur die direkte, persönliche Erfahrung kann uns über die Vernunft und Analyse hinaus zu einem Glauben im Sinne von Akzeptanz bringen.

Indem wir unsere Verantwortlichkeiten akzeptieren und unsere Ziele, auf unseren Glauben vertrauend, beständig weiterverfolgen, entwickeln wir jene Ausrichtung, die Verbindungen unseres Geistes auf immer höheren Erfahrungsebenen ermöglicht. Doch bei all dem ist es unerlässlich, dass wir die beiden bereits erwähnten Einstellungen aufgeben, die wir als Hauptursache des Phänomens Stress, jenes Kreislaufs von *avidya* und *dukha,* identifiziert haben: »Ich bin der Handelnde«, und »es ist für mich«. Diese Auffassungen müssen wir allmählich ersetzen durch die Haltungen: »Nichts geschieht durch mich«, und »nichts ist für mich«.

Sowohl in der *Bhagavad Gita* als auch in den *Yoga Sutras* wird die höchste Verbindung in der Hingabe an Ishvara und in der Vereinigung mit ihm gesehen. Doch es gibt einen entscheidenden Unterschied. In der *Bhagavad Gita* bezeichnet Ishvara den höchsten *Gott* Narayana; im Yoga ist Ishvara der höchste *Lehrer*, der Allwissende, der jenseits allen Irrtums ist. Aufgrund dieses Unterschieds lehnt die Denkschule des Vedanta den Yoga als gottlos ab. Doch aufgrund dieses Unterschieds ist Yoga mit jeder Religion und jeder Philosophie vereinbar. Yoga ist neutral, er ist eine Schwelle, hinter der jeder Mensch seinen eigenen Zugang zur höchsten Kraft finden kann. Die Anerkennung dieser höchsten Kraft heißt in Patanjalis Lehren *Ishvara pranidhana* – Meditation auf, Verbindung zu und Eingehen in Ishvara.

Mein erstes Meditations-Seminar veranstaltete ich einen Monat nach der hundertsten Geburtstagsfeier meines Vaters für eine Gruppe von Schülern aus den Vereinigten Staaten und Europa. Am Ende des zweiwöchigen Seminars besuchte uns mein Vater und bot sich an, eine einzige Frage zu beantworten. Sie lautete: »Worauf sollten wir in der Meditation unseren Geist richten?« Krishnamacharya lächelte in die Runde und sagte: »*Ishvara pranidhana.*« Das war alles, was er sagte oder zu sagen brauchte.

Ich will keinesfalls behaupten, dass es sich bei diesem Prozess, in dessen Verlauf uns die Verbindung in der Meditation immer besser gelingt, um einen unaufhaltsamen, ebenmäßigen und bequemen Weg handelt. Ganz im Gegenteil. Patanjali wird nicht müde, uns vor den vielfältigen Hindernissen auf diesem Weg zu warnen. Unsere Sinne und Gefühle verführen uns immer wieder zu alten Denk- und Handlungsmustern. Auch unser Geist ist, was seine Fähigkeit anbelangt, sich zu verbinden, unberechenbar – gewiss ist nur, dass er sich immer an etwas heftet. Deshalb ist es so wichtig, dass wir verstehen, was bei diesem Vorgang des Sichverbindens passiert.

Bei diesem Vorgang handelt es sich nicht notwendigerweise um eine bewusste Ausrichtung auf etwas Angenehmes. Häufig kommt es unter großen inneren Konflikten zu einer sehr intensiven Verbindung. Das Rauchen ist ein gutes Beispiel. Der berühmte Guru Sri Aurobindo, Gründer einer Gemeinschaft südlich von Chennai, schockierte viele seiner Anhänger, weil er Zigaretten rauchte. Besonders Leute aus dem Westen waren darüber entsetzt.

»Wie können Sie als Yogi rauchen, wo dies doch ausdrücklich verboten ist?«, fragten sie.

Er antwortete: »Ich weiß, ich bin dem Rauchen verhaftet. Ihr aber seid dem Nichtrauchen verhaftet!« Aurobindo rauchte natürlich weiter.

Es gibt auch Menschen, die über ihre sexuellen Begierden und Abhängigkeiten beunruhigt sind. Mein Vater hatte dazu eine ganz klare Einstellung: Selbst Bindungen, die wir als unerwünschte betrachten, müssen wir zunächst kennen lernen. Wir müssen sie verstehen und erleben, erst dann kann ein wirklicher Veränderungsprozess, das Ersetzen einer alten unerwünschten Verbindung durch eine neue wünschenswerte stattfinden. Doch Vorsicht! Wir müssen sehr achtsam sein, was wir als wünschenswerte, was als unerwünschte Verbindung erachten: Diese Unterscheidung zu treffen ist eine ständige Aufgabe unserer Selbsterforschung.

Die besondere Kraft des Sichverbindens wurde mir deutlich, als ich mich während meiner frühen Reisen in den Westen mit dem Christentum beschäftigte und feststellte, welch wunderbare Religion dies ist. Am meisten erstaunt war ich über den heiligen Paulus. Wie war es möglich, dass dieser römische Beamte, der mit äußerstem Fanatismus die Christen verfolgt hatte, zu jenem Apostel werden konnte, auf dessen Lehren so viele christliche Grundanschauungen basieren? Seine Bekehrung erfolgte, wie wir wissen, erst, als ihn auf dem Weg nach Damaskus eine Erscheinung Christi blendete. Dennoch fand ich eine derart totale Transformation höchst ungewöhnlich, bis mir die hinduistische Parallele dazu einfiel.

Ravana war der Erzfeind des Gottes Rama. Sein Herz war voller Hass gegen diesen, und sein ganzen Leben und Streben war nur darauf gerichtet, Rama zu schaden und ihn zu zerstören. Als Ravana schließlich getötet wurde, kam er dennoch geradewegs in den Himmel! Warum? Weil sein Herz ständig voller Gedanken, Gefühle und Worte war, die auf Rama ausgerichtet waren. Er war mit diesem Gott ständig verbunden. Und wer eins ist mit Gott, kommt immer in den Himmel. Auf ähnliche Weise war auch der Geist des Paulus als Verfolger der Christen dauernd voller Gedanken und Gefühle, die sich auf Christus richteten. Im Augenblick der Transformation wurde jeder der beiden Gottesfeinde zu eben jenem Gott, mit dem er verbunden war – selbst wenn die verbindende Kraft Hass war.

Ich möchte nochmals wiederholen, dass wir bei unseren geistigen Verbindungen äußerste Vorsicht walten lassen sollten. Denn sie können die unglaublichsten Auswirkungen haben.

Dhyana, die Verbindung mit dem Objekt, hat in den oben geschilderten Fällen die Ebene von *samadhi* erreicht, die vollkommene Verschmelzung und Einswerdung mit dem Objekt. Es gibt dort keinen Unterschied mehr zwischen dem Ich und dem Meditations-Objekt. Diese Meditations-Ebene wird am leichtesten in der Arbeit von Künstlern erlebbar.

Vor ein paar Jahren folgte ich einer Einladung nach Italien, wo ich in einer herrlichen Kirche in Florenz einen Vortrag halten sollte. Der für die Kirche zuständige Bischof rauchte eine Zigarette nach der andern vor lauter Aufregung, weil aus versicherungstechnischen Gründen nur zweihundertfünfzig Besucher eingelassen werden durften, aber eine weit größere Menschenmenge durch den Eingang strömte. Ich befand mich damals auf einem Podium, hinter dem ein großes Ölgemälde mit der Darstellung des letzten Abendmahls hing. Ich fühlte mich keineswegs unwohl, obwohl ich es recht seltsam fand, dass ein Hindu in einer katholischen Kirche über Yoga sprechen sollte und dabei vor einem Gemälde stand, das das letzte Zusammentreffen des Herrn mit all seinen Jüngern zeigte. Am meisten beeindruckte mich dabei das Gemälde selbst. An den Namen des Künstlers kann ich mich nicht mehr erinnern, aber mich überwältigte die Schönheit, die Stimmung und die Aussage seines Werks. Es war ein Ausdruck tiefster Meditation: Auf der höchsten Ebene manifestiert *samadhi* eine Schöpferkraft, die alles übersteigt, was wir für menschenmöglich halten.

Diese Kraft erlebte ich auch einmal in der Kunst einer guten Freundin meines Vaters. Sie war eine der berühmtesten indischen Tänzerinnen; als sie ihn besuchte, war sie schon sehr alt und aufgrund von Arthritis und Verletzungen so verküppelt, dass sie kaum gehen konnte. Doch als sie auf die Bühne trat und die Musik einsetzte, fielen alle Gebrechen von ihr ab. Sie tanzte wie ein junges Mädchen, wie eine Göttin. Als mein Vater sie fragte, wie das möglich sei, anwortete sie: »Wenn ich tanze, denke ich an Krishna. Ich bin erfüllt von ihm, er tanzt an meiner statt. Es gibt keine Schmerzen mehr. Nur den Tanz.« Daraufhin sagte mein Vater zu ihr: »Du bist eine Meisterin im Yoga!« Das war das einzige Mal, dass ich ihn das sagen hörte.

Meditation ist nicht nur bei der Schaffung von Kunstwerken gegenwärtig. Sie spielt auch in unserer Beziehung zu ihnen eine wichtige Rolle und bewirkt, dass wir uns tief in die Schöpfung eines Künstlers versenken können. Alle Künstler, denen ich begegnet bin, deren Werk über das Übliche hinausging, verstanden die Quelle, aus der sie schöpften, als eine höhere Kraft, ganz gleich, ob sie diese nun Gott nannten oder nicht. Ein solches Kunstwerk kann zum Objekt für unsere eigene Verbindung mit etwas Höherem werden. Im Laufe meines Unterrichtens habe ich gelernt, allein aus dem Zugang, den jemand zu Kunst und Musik – und zu anderen Menschen – hat, zu erkennen, auf welchem Niveau sich seine Meditations-Praxis befindet.

Es gibt zwei durchgängige Stränge, in dem, was ich bisher über Yoga gesagt habe. Einmal ist da die Tatsache, dass alles, was wir tun, auf allen Ebenen unserer Praxis – von der einfachsten Armbewegung bis zur Versenkung in ein Kunstwerk – einhergeht mit einem bewussten Einsatz. An jeder Erfahrung, die wir machen, ist unser Geist beteiligt.

Als Zweites machen wir bei all unserem Tun im Yoga die Erfahrung des inneren und äußeren Fließens. Es gibt die kontrahierenden und expandierenden Körperhaltungen; dann die Einatmung und die Ausatmung; ferner das Einströmenlassen eines Meditations-Objekts in unser Herz und unseren Geist, und dann ist da unser eigenes Rückströmen in das Objekt, bis wir eins mit ihm sind. Auf ähnliche Weise könnten wir unser ganzes Leben als einzige lange Erfahrung des Atems betrachten.

Unser erstes zögerndes Luftholen geschieht gleich, nachdem wir den Schoß der Mutter verlassen haben. Als Kleinkinder, Jugendliche und junge Erwachsene saugen wir das Leben in uns ein, indem wir Dinge lernen, unsere Natur entdecken und unseren Platz in der Welt finden – unser *dharma*. In Erfüllung unseres *dharma* geben wir all unsere Fähigkeiten, die Menschen nutzen können, an andere weiter. Und in einer langen Ausatmung lassen wir allmählich diesen Atem des Lebens und des Bewusstseins wieder zurückfließen zu seinem Ursprung, zu Gott. Der Tod meines Vaters hatte diesen Charakter einer sanften Rückkehr.

Vier Monate nach der Feier zu seinem hundertsten Geburtstag begann mein Vater sich langsam immer mehr in sich selbst zurückzuziehen. Ich verbrachte so viel Zeit mit ihm, wie ich konnte; er fuhr fort, mich zu unterrichten, mir noch so viel wie möglich von seinem Wissen weiterzugeben. Vier Stunden bevor er schließlich in ein Koma fiel, las und markierte er noch einen buddhistischen Kommentar, den ich lesen sollte. Nachdem er das Bewusstsein verloren hatte, brachten wir ihn ins Krankenhaus – doch als sein Blutdruck absank, befand der Arzt, dass er zu Hause mehr Ruhe fände. Von da an saß immer jemand an seinem Bett und rezitierte. Ich war bei ihm, als er seinen letzten Atemzug tat. Ich hatte gehört, dass Sterbende normalerweise am Schluss nach Luft schnappen, doch bei meinem Vater hob sich nur die Brust, sank wieder zurück, hob sich noch einmal und hörte dann auf, sich zu bewegen. Das war alles. Er schied sanft aus dem Leben. Als wir ihn vom Bett hoben, fanden wir unter seinem Kissen fünftausend Rupien in Geldscheinen. Niemand hatte etwas von diesem Geld gewusst; es war genau der Betrag, der nötig war, um die Bestattungskosten zu zahlen. Selbst noch im Tod wollte mein Vater niemandem zur Last fallen. Dies war Krishnamacharyas letzter Akt der Unabhängigkeit.

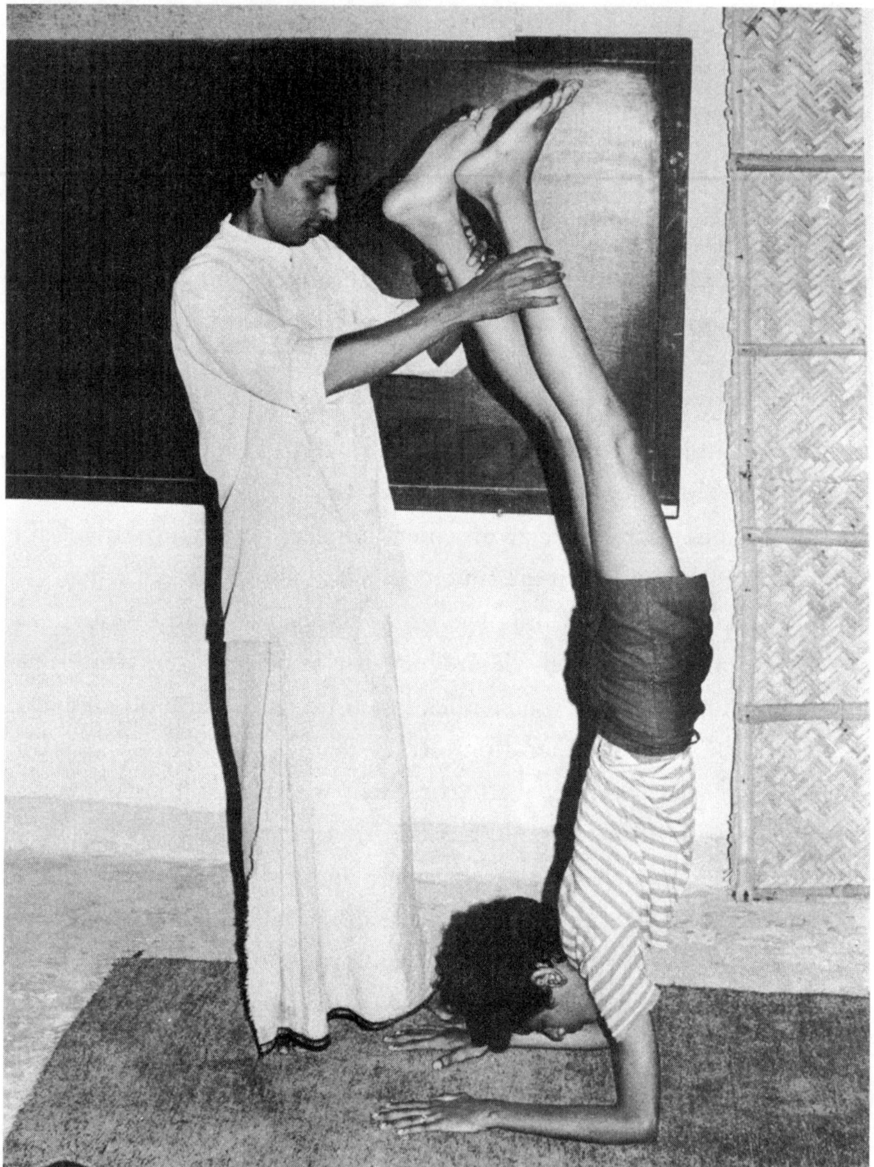

Unterricht im Krishnamacharya Yoga Mandiram;
ein Schüler nimmt die Haltung pinchamayurasana *ein, Chennai, 1984*

ACHTES KAPITEL

WAS ES HEISST, LEHRER ZU SEIN

Lehre das, was in dir ist.
Nicht, wie es dir selbst entspricht,
sondern dem anderen.

Vier Jahre nach dem Tod meines Vaters machte ich mich mit drei amerikanischen Freunden zu der wagemutigsten Pilgerreise meines Lebens auf. Unser Reiseziel war der im Himalaja, im westlichen Tibet gelegene Berg Kailash mit dem heiligen See Manasarovar. Der Berg gilt als Wohnstätte Shivas, des Gottes, von dem die Menschheit den Yoga als Geschenk erhalten hat; in der Nähe des Sees ist jener Ort, zu dem mein Vater vor achtzig Jahren pilgerte und wo sein profundes Studium des Yoga begann. Sieben Jahre lang wurde er dort in einer Höhle von dem Guru Sri Ramamohan Brahmachari unterwiesen. Ein weiteres Ziel unserer Reise war der Ursprung der Ganga, jenes Flusses, den man im Westen als Ganges kennt.

Gespeist aus dem Tropfwasser der Eishöhlen, aus Bächen und Flüsschen, aus saisonalen Regenfällen und dem Schmelzwasser des Schnees windet sich dieser große, heiligste aller indischen Flüsse durch Nordindien, um schließlich auf seinem Höhepunkt in den Golf von Bengalen zu münden. Kaum mehr als ein Rinnsal am Beginn seiner Reise, wächst die Ganga zu einem mächtigen Strom, der im Lauf der Geschichte viele Städte und Monumente verwüstet hat. Sowohl für das Land und die Menschen entlang seines Laufs, wie für die indische Seele bedeutet die Ganga ewige Erneuerung.

Wir kennen alle den alten Spruch: »Man kann nie zweimal in denselben Fluss steigen«; alles unterliegt einem ständigen Wandel. Ebenso richtig ist, dass man, egal an welcher Stelle man den Fuß in den Fluss setzt, immer im selben Fluss badet. Ob man also in die Ganga in dem kleinen Dorf nahe ihres Ursprungs steigt oder in einer der Städte entlang ihres Laufs – etwa in Allahabad, Benares oder Kalkutta – immer wird man Teil des immer währenden Stömens der Ganga.

Ebenso verhält es sich mit dem anhaltenden Strom des Wissens, *parampara* genannt. Wo und wie immer wir mit einer bestimmten Lehrtradition in Kontakt kommen – durch das Lesen oder Rezitieren alter Texte, durch einen Yoga-Kurs in einer modernen Großstadt –, immer kommen wir dabei mit dem gesamten Fundus dieser Wissenstradition in Berührung.

Für jeden, der den Sinn einer Pilgerreise – sei es auch nur gefühlsmäßig – erfasst hat, ist es eine unwiderstehliche Verlockung, der Quelle seiner Lebensinspiration zu huldigen. Für mich bedeutete die Reise in den Westen Tibets eine Ehrung meines Vater und zugleich eine Erneuerung meines Zugehörigkeitsgefühls zu seiner Lehrtradition, seinem *parampara.*

Krishnamacharyas Tod war für seine Schüler und Freunde, vor allem für unsere Familie ein Anlass großer Trauer. Meine Kinder waren ihm besonders zugetan: Sie waren am Ende seines Lebens seine besten Freunde. Mein ältester Sohn, Bushan, teilte die religiöse Inbrunst seines Großvaters; Mekala, meine Tochter, spielte auf Krishnamacharyas Veena und hatte, zu seiner Freude, die Deckel seiner Notizbücher mit Zeichnungen verziert. Mein jüngerer Sohn, Kaustubha, suchte bei seinem Großvater Trost und Rat, wenn ihn etwas bedrückte – oder er in der Patsche saß.

Meine eigene Trauer über den Verlust meines Vaters wurde etwas gemildert durch eine gewisse Reife – ich war damals in meinen Fünfzigern – und durch das Akzeptieren der Unvermeidbarkeit des Todes, zumal bei einem Menschen, der hundert Jahre gelebt hatte. Als Lehrer allerdings empfand –

und empfinde ich noch immer – Krishnamacharyas Tod völlig anders. Im Englischen gibt es ein Wort, das ich sehr gerne mag: *go-between*, was so viel wie Vermittler heißt. Ich war in unserer Familie oft dieser *go-between* zwischen meiner Mutter oder meinen Schwestern und meinem Vater, wenn es etwas mit ihm zu verhandeln gab. Dreißig Jahre hatte ich diese vermittelnde Rolle auch zwischen Krishnamacharya und meinen Schülern inne. Wann immer es ein Problem oder eine neue Herausforderung gab, konnte ich damit zu ihm gehen. Ich war sehr froh darüber, ein guter *go-between* zu sein. Und dann war Krishnamacharya plötzlich nicht mehr da. In dieser Hinsicht empfand ich den Verlust meines Vaters sehr tief. Dies ließ in mir den Wunsch entstehen, mich ihm näher zu fühlen, seine Gegenwart zu spüren. Wo könnte dies besser geschehen als an jener Quelle, aus der er seine Inspiration und Weisheit bezogen hatte? Trotz vieler Schwierigkeiten machten wir uns also auf zu jenem Ort, an dem, in den Worten meines Sohnes Kaustubha, Krishnamacharya »ein *go-between* zwischen Mensch und Gott wurde«.

Unsere Pilgergruppe bestand aus Dr. William Skelton (Bill genannt), ein Komponist und Professor für Musik, der Schüler meines Vaters gewesen war; seiner Frau Mary Louise, die meine Schülerin war; und dem Arzt Dr. Craig Wilson. Ich traf mich mit Bill und Mary Louise regelmäßig einmal im Jahr, denn wir hatten an der Colgate University im Staate New York zusammen ein Programm für Yoga-Studien ausgearbeitet. Die Seminare für Studenten fanden abwechselnd in Chennai und Hamilton, New York, statt. Die Ergebnisse einiger dieser Seminare wurden von Mary Louise und John Ross Carter in dem Buch *Religiousness in Yoga: Lectures on Theory and Practice** veröffentlicht, das eine recht genaue Beschreibung der Konzepte und Techniken des Yoga enthält.

* Die von Desikachars Schülern Dr. Imogen Dalmann und Martin Soder übersetzte und überarbeitete deutsche Fassung erschien 1991 unter dem Titel *Yoga – Tradition und Erfahrung*, Verlag Via Nova, Petersberg.

Auch Bill hat uns bei unserer Arbeit immer sehr geholfen. Einmal beschaffte er mir die finanziellen Mittel für die Veröffentlichung einer einführenden Ausgabe von Patanjalis *Yoga Sutras*, einer mit Kommentaren versehenen Übersetzung aus dem Sanskrit, die auf den Lehren meines Vaters basierte. Doch als, wie vereinbart, ein paar tausend Exemplare des fertigen Buches in Chennai eintrafen, musste ich feststellen, dass ich mit meinem Werk sehr unzufrieden war. Zum Entsetzen von Lehrern und Schülern des *Mandiram*, machte ich ein Feuer und verbrannte eigenhändig jedes einzelne Exemplar. Bill war darüber keineswegs entsetzt, im Gegenteil, er unterstützte mich weiterhin großzügig. Meine Absicht, den Zuschuss von einigen tausend Dollar zurückzuzahlen, lehnte er ab. Stattdessen forderte er mich auf, das Geld für einen neuerlichen Versuch zu benutzen. Dieser führte schließlich zu einem weit befriedigenderen Werk, das 1987 bei dem indischen Verlag Affiliated East-West Press Private Ltd. erschien.* Bill hat die Bücherverbrennung nie auch nur mit einem Wort erwähnt.

Den ersten Zwischenstopp auf unserer Pilgerreise machten wir in der nepalesischen Hauptstadt Kathmandu, nicht zuletzt, damit Bill und Mary Louise, die bereits Mitte Sechzig waren, sich langsam an die Höhenlage gewöhnen konnten. Ich selbst war, als Vorbereitung, jeden Tag fünfzig Mal die Treppen in unserem Haus hochgestiegen – eine wunderbare Übung. Außerdem, nach Jahrzehnten des Übens von *pranayama*, machte mir die Höhenlage keine Schwierigkeiten.

Wir hatten uns eine ungewöhnliche Reiseroute ausgesucht. Weil der Berg Kailash und der See Manasarovar für Inder zwei bedeutende heilige Orte sind, hatte die chinesische Regierung zugestanden, dass eine begrenzte Zahl von Pilgern diese Stätten von einem Ort im Nordwesten Indiens

* Die deutsche Ausgabe *Über Freiheit und Meditation – Das Yoga Sutra des Patanjali* (deutsche Übersetzung v. Beatrice Müller) erschien 1997 ebenfalls im Via Nova Verlag.

aus besuchen konnte. Die Pilger wurden von dort in Bussen zu den heiligen Orten gebracht. Für mich hörte sich das viel zu sehr nach geführter Reisegruppe an. Auch wollte ich sehr gerne Tibet und seine Menschen kennen lernen. Zum Glück war die politische Lage zu jener Zeit relativ entspannt, so dass wir mit einer chinesischen Fluggesellschaft von Kathmandu nach Lhasa fliegen konnten; auf dem Flug wurde uns nicht nur ein ordentliches Essen serviert, wir wurden auch mit Fläschchen voller Heilkräuter versorgt, die uns die Anpassung an die Höhe erleichtern sollten.

In Lhasa besuchten wir als Erstes den Potala, den traditionellen Palast des Dalai Lama. Als Geschenk für die Mönche hatte wir Fotografien Seiner Heiligkeit dabei, der heute im Exil in Indien lebt. Solche Bilder sind heute verboten, doch konnten wir damals noch erleben, wie viel sie den Menschen in Tibet bedeuten. Die Mönche brachten den Fotografien so viel Achtung entgegen, dass sie sie nicht einmal direkt anschauen wollten. Sie legten sich die Bilder auf den Kopf.

Das Kloster, in dem Jung und Alt, Männer und Frauen, Arme und hohe Beamte gleichermaßen ihre Andacht verrichteten, strahlte so viel tiefe Religiosität und Schönheit aus, dass uns nach Rezitieren zumute war. Wir baten um Erlaubnis und sagten, dass wir, da wir uns auf dem Weg zum Berg Kailash befänden, gerne in Anbetung Shivas dessen 1008 Namen rezitieren würden. Mit ausgesuchter Höflichkeit führte man uns in ein Zimmer des Klosters, und als wir gerade mit unserer Rezitation begannen, kam ein Mönch herein und servierte uns Tee. Unvorstellbar: Völlig Fremde bekommen die Erlaubnis, in einem der heiligsten buddhistischen Klöster aus den Veden der Hindus zu rezitieren. In wie vielen heiligen Stätten anderer Weltreligionen trifft man auf so viel Toleranz?

Wir verließen Lhasa in zwei geländegängigen Fahrzeugen mit chinesischen Fahrern und einem tibetischen Führer, mussten jedoch schon bald feststellen, dass die Hauptverbindungsstraße wegen zweier eingestürzter Brücken unpassierbar war. Doch dies sollte sich als Glücksfall herausstellen. Es bedeutete, dass wir unseren Weg auf »Pfaden« fortsetzen mussten, die sich meist kaum vom steinigen Geröll des übrigen Geländes unterschieden. Wir fuhren durch eine Landschaft, die nur selten von Fremden besucht wurde: Täler, 4 200 Meter hoch gelegen und von Bergen überragt; glasklare Flüsse, die in riesige Salzseen mündeten; heiße Schwefelquellen, die kraftvoll aus einigen Flüssen emporsprudelten, und, nicht zuletzt, die phantastischen geologischen Formationen dieser Landschaft. Viele Flüsse durchquerten wir einfach mit den Jeeps. Um Tiefe und Strömung zu erkunden, warfen unsere Fahrer Steine hinein, was uns aber nicht sonderlich beruhigte. Also ließen wir Craig, einen exzellenten Schwimmer und Surfer, immer erst den Fluss durchwaten, um zu sehen, ob er für die Fahrzeuge passierbar war.

Nach einer zwölftägigen Reise, während der wir in Zelten übernachteten, kamen wir zum Kailash, der keinem anderen Berg im Himalaja gleicht. Ein hochaufragender Bergkegel, eingerahmt von zwei anderen Gipfeln, von denen jeder sein charakteristisches Profil hat. Auf der einen Seite reflektierte die Schneedecke den gleißenden Sonnenschein, die andere Seite war reinstes Weiß. Wir legten die traditionellen Opfergaben aus Steinen für die Göttin nieder. Es gab bereits Abermillionen Steine, die Gläubige am Berg Kailash und Manasarovar-See hinterlassen hatten und die von jahrhundertelanger Pilgerschaft zeugten.

Am See angekommen, waren wir zunächst enttäuscht, denn es schien dort keine Höhlen zu geben. Die Berghänge waren entweder zu morastig oder zu hart und felsig. Dann erblickten Craig und ich an der nördlichen Bergseite Ruinen, die zu einem Kloster gehört haben mochten. Wir kletterten hinauf und stießen auf ein Stück Land, das aussah, wie ein ehemaliger Kräutergarten, und wir fanden einen alten Mahlstein. Ich wusste instinktiv, dass dies der Ort war, an dem mein Vater gelebt hatte. Hier war es, wo er Yoga auf eine Art erlernt hatte, die sich von den vielen anderen damals und heute gelehrten Yoga-Richtungen unterschied. Krishnamacharyas Yoga basiert auf der absoluten Achtung vor dem Individuum und dem unbedingten Glauben an ein unerschöpfliches Potential in allen Menschen. Es ist ein Yoga-Weg, der immer aufs Praktische gerichtet ist, sei es auf der Ebene des Körpers, des Geistes oder der Spiritualität. Und natürlich war ich mir bewusst, dass dies der Ort war, an dem mein Vater von seinem Guru aufgefordert worden war, in die Welt zu gehen, um ein Lehrer des Yoga zu werden – hier hat sich sein Schicksal entschieden. Später machte ich mich auf zu der rituellen Umrundung des Sees, die dreiundzwanzig Kilometer betrug und im Uhrzeigersinn zurückgelegt werden musste. Drei Tage lang kampierten wir am See und verbrachten die Zeit mit Gebeten und Meditation. Dann machten wir uns auf den Rückweg nach Chennai.

Welches sind die Erfahrungen eines Pilgers? Eine der besten Antworten, die ich je gehört habe, gab einmal in einem anderen Zusammenhang der belgische Yoga-Lehrer Claude Maréchal. Claude ist einer meiner ältesten Schüler und Freunde. Er begann sein Studium bei mir vor fünfundzwanzig Jahren und gehört heute in Europa zu den bekanntesten Yoga-Lehrern. Er hat seinerseits eine ganze Generation kompetenter Lehrer ausgebildet, die nun ihrerseits dabei sind, die nächste Generation auszubilden. Einmal im Jahr trennt sich Claude von Familie und Arbeit in Liège, um mich in Chennai zu besuchen. Ich fragte ihn kürzlich: »Claude, warum kommst du noch immer nach Chennai? Es ist eine beschwerliche Reise, und es gibt nichts mehr, was ich dich lehren könnte.« Er antwortete: »Ich komme hierher, um mein Verantwortungsbewusstsein zu stärken. Und um es zu erleichtern.«

Dies ist eine der originellsten und treffendsten Beschreibungen der Schüler-Lehrer-Beziehung. Sie ist ein Band, das leichter wird, indem es sich festigt.

Ich habe mich bereits an anderen Stellen dieses Buches mit der Lehrer-Schüler-Beziehung beschäftigt. Damit ein Schüler im Yoga vorankommt, ist es unbedingt nötig, dass sich Lehrer und Schüler über einen längeren Zeitraum im Einzelunterricht begegnen. Doch für viele Menschen ist es sehr schwer, diese Bedingungen zu begreifen – beziehungsweise zu akzeptieren. Die Gründe sind verständlich.

Im Westen haben in den letzten Jahren immer wieder Sensationsgeschichten über berüchtigte Gurus aus dem Osten die Runde gemacht, die ganze Massen fanatischer Anhänger um sich scharten. Dies sind Leute, die sich auf einmal anders kleiden, Familie und Freunde zurücklassen, sich andere Namen zulegen und dem Guru in blinder Sklaverei ergeben sind. Wir lesen immer wieder von Sektenführern, die sich mit bewaffneten Bodyguards umgeben. Solche Gurus leben oft in einem Luxus, der einem Maharadscha angemessen wäre. Wie ist so etwas möglich?

Ich glaube es liegt daran, dass viele Menschen im Westen ein Leben voller Angst und Stress führen. Trotz Fortschritt, Wohlstand und Bequemlichkeiten leben sie in ständiger Furcht, die zuweilen mit einem unbefriedigten spirituellen Verlangen einhergeht. Dann kommt plötzlich ein exotischer Asiate daher mit weißem Bart und fliegenden Gewändern und sagt: »Ich weiß alle Antworten!« Die Leute laufen diesem selbst ernannten Guru hinterher, erleichtert und froh, alle Schwierigkeiten und Verantwortlichkeiten des Lebens abwerfen zu können. Wir Inder haben jahrhundertelange Erfahrung mit solchen »Gurus« – und es gibt auch bei uns Millionen leichtgläubiger Anhänger. Ich rede hier natürlich nicht von den großen spirtuellen Lehrern, die von Zeit zu Zeit in Erscheinung treten, sondern von denen, die andere Menschen ausbeuten. Leider haben Letztere dazu beigetragen, dass viele Menschen auch gegenüber einem echten Guru, einem echten Lehrer Misstrauen hegen.

Die meisten Fragen, die mir gestellt werden, beziehen sich in der Tat auf dieses Problem: Was ist ein echter Lehrer, eine echte Lehrerin? Woran erkennen wir sie? Welche Rolle spielen wir als Schüler oder Schülerinnen gegenüber dem Lehrer? Was können wir von einer solchen Beziehung erhoffen?

Mein Wissen hierüber beruht auf meiner Erfahrung mit meinem eigenen Lehrer. Eine treffende Beschreibung des Lehrer-Schüler-Verhältnisses stammt von Mala Srivatsan, einer engen Schülerin meines Vaters. Im Februar 1996 fand in unserem *Mandiram* ein von dem amerikanischen Verlag Aperture Foundation veranstaltetes, einzigartiges Treffen statt, zu dem einige der bekanntesten Therapeuten aus verschiedenen Heiltraditionen eingeladen waren. Vertreten waren unter anderem Disziplinen wie Ayurveda, tibetische und chinesische Medizin, Anthroposophie, moderne Neurologie und natürlich Yoga. Ich bat Mala, den Versammelten etwas über meinen Vater zu erzählen, was sie mit folgenden Worten tat:

> Es fällt mir sehr schwer, derart persönliche Gefühle auszudrücken. Ich habe durch Krishnamacharya unglaublich Ergreifendes und Schönes erfahren. Ich begegnete ihm zum ersten Mal 1980. Er hatte bereits einen langen Entwicklungs- und Erfahrungsweg zurückgelegt und war zum *acharya* geworden; das beinhaltet vielerlei Dinge – eingeschlossen, dass jemand weit gereist ist. Er hatte praktiziert und gelehrt, und lehrte, was er praktizierte.
>
> Ich hatte eine Menge Schwierigkeiten. Ich litt nicht nur an Asthma, sondern auch an starken ischialgischen Schmerzen. Die Erfahrung, die ich mit meinem *acharya* gemacht habe, sagt mir, dass es eine Energie geben muss, die nicht aus unserem eigenen System stammt, sondern eine Gabe des *acharya* ist. Sie ist wichtiger, als die Energie, die man im eigenen physiologischen System spüren kann.
>
> Als ich Krishnamacharya kennen lernte, war ich zweiundzwanzig Jahre alt. Seit ich Kind war, musste ich immer wieder mit Antibiotika, zeitweise auch mit Steroiden behandelt werden. Bis ich einmal jemanden traf, der sagte: »Warum gehst du nicht zu diesem alten Mann, der Yoga unterrichtet?« Wer in der indischen Kultur – in dieser Umgebung – aufgewachsen ist, hat wirklich Zutrauen zu diesem System. Also wandte ich mich vol-

ler Vertrauen an ihn, trotz meiner rationalistischen, westlichen Ausbildung in Psychologie.

Das Erste, was Krishnamacharya sagte, als er mich sah, war: »Ich kann Ihnen helfen. Ich kann Sie heilen. Aber Sie müssen alles tun, was ich Ihnen sage. Sind Sie dazu bereit?« Das Erste, was ein Lehrer verlangt, ist Unterordnung. Man überlässt ihm die Verantwortung und lässt ihn entscheiden, was gut und richtig ist. Kann man das nicht, dann, denke ich, entscheidet man sich gegen die Hilfe. Etwas in meinem Innern sagte mir, dass ich tun könnte, was er verlangte. In diesem Moment begann unsere Beziehung.

Es gab viele Regeln, die ich beim Essen beachten musste ... viele Gebote und Verbote. Auch verordnete er mir seine eigenen Medikamente und sagte: »Keine Steroide oder andere Medikamente mehr!« Damals nahm ich täglich Steroide. Ich unterließ es, einen Arzt zu fragen, sondern tat einfach, was mir mein *acharya* sagte. Die ersten paar Tage sollte ich mich nur zu ihm setzen. Er untersuchte mich gründlich und fühlte an unterschiedlichen Körperstellen meinen Puls. Die Art, wie er mit mir redete, das Gefühl, das er mir gab, dies alles ließ mich spüren, dass ich wichtig war und ihm daran lag, dass ich mich gesünder fühlte. Es war wie ein Wunder. Binnen einer Woche hörte das Pfeifgeräusch beim Atmen auf. Ich glaube, Krishnamacharya konnte einen Schüler allein schon durch seine eigene Energie beeinflussen. Er brauchte einen nicht einmal zu berühren; weder *asana* noch *pranayama* oder sonst etwas waren nötig. In der ersten Woche machte ich noch keine Yoga-Übungen. Ich saß einfach nur neben ihm, und er sagte mir, was ich an diesem Tag essen sollte. Wie lässt sich ein solcher Mensch beschreiben? Alles was ich sagen kann, ist, dass er außergewöhnlich war!

In den folgenden Wochen fing ich langsam an, *asana* und

> *pranayama* zu üben. In meinem physiologischen System fand eine drastische Veränderung statt. Nur wer so etwas selbst mitgemacht hat, kann verstehen, wie das ist – Atmen, ohne dieses Pfeifen, das einen ein Leben lang geplagt hat.

Ich möchte nicht den Eindruck entstehen lassen, dass Mala vollkommen geheilt sei. Ihr Asthma und ihre Ischialgien treten ab und zu noch auf, aber das berührt sie nicht mehr so sehr. Sie ist in der Lage, ihr Leben voll zu leben und sich mit viel Einsatz ihrer Familie, ihrem Unterricht und der Weiterführung von Krishnamacharyas Werk zu widmen. Ich möchte auch nicht den Eindruck erwecken, dass für eine erfolgreiche Yoga-Praxis immer ein so ideales Lehrer-Schüler-Verhältnis nötig sei wie das von Mala. Das gibt es sehr selten. Doch in Malas Erinnerungen finden sich wichtige Elemente, die uns bei der Suche nach einem Lehrer oder einer Lehrerin helfen können. Aus ihren und meinen Erfahrungen als Schüler und Lehrer möchte ich ein paar Hinweise zu diesem Thema geben.

Ein Yoga-Lehrer sollte den Yoga leben – er sollte das Gelehrte selbst praktizieren. Hierüber gibt es viele Unklarheiten. Yoga zu leben bedeutet zunächst vor allem, kontinuierlich zu üben und sich selbst zu erforschen. Dies ist keine Frage des Stils. Wie bei anderen Menschengruppen auch finden sich unter Yoga-Lehrern und -Lehrerinnen verschiedene Persönlichkeiten, Temperamente und menschliche Probleme. Sie erleben gescheiterte Ehen, erfahren persönliches Leid und leiden unter Stress. Sie tragen auch nicht alle die traditionelle indische Kleidung. Noch sind sie – was besonders Europäer oft zu glauben scheinen – immer ruhig und ausgeglichen. Ich werde oft gefragt: »Müssen Yoga-Lehrer nicht immer Herr ihrer Gefühle sein?« Ich antworte einfach: »Sehen Sie sich meine Familie an! Ich versichere Ihnen, mit meiner Frau und drei Kindern, zwei davon Teenager, ist unser Haus mit allen Freuden und Leiden des Lebens angefüllt, wie bei jeder ›normalen‹ Familie.«

Ein guter Yoga-Lehrer, eine kompetente Lehrerin muss auch nicht unbedingt die ganze Bandbreite komplizierter *asana* beherrschen. Einige der besten Lehrer, die ich kenne, können aufgrund von körperlichen Problemen nicht einmal bequem im Schneidersitz sitzen. Um Yoga zu leben, braucht es, ich wiederhole es noch einmal, Vertrauen, das einen Lehrer immer wieder die Praktiken finden lässt, die zu körperlicher, geistiger und spiritueller Harmonie führen.

Hieraus folgt, dass die Motivation eines Lehrers teilweise aus Eigeninteresse entsteht – nicht aus Eigennutz, sondern aus einem aufgeklärten, weitsichtigen Eigeninteresse. Krishnamurti wurde einmal gefragt: »Warum lehren Sie?« Er antwortete: »Um festzustellen, was ich weiß.« Dem möchte ich hinzufügen: »Und um festzustellen, was ich nicht weiß.«

Das Band zwischen Lehrer und Schüler ist wie ein Seil zwischen zwei Bergsteigern. Der weniger Erfahrene am unteren Ende des Seils kann nicht höher steigen, als es die Person am oberen Ende ermöglicht. Ich mag dieses Gleichnis, weil es auch auf das Band jenes absoluten Vertrauens verweist, das zwischen Schüler und Lehrer bestehen muss. Je weiter der Lehrer fortschreitet, je mehr kann er seinem Schüler geben.

Auch wenn ein Lehrer oder eine Lehrerin durch Eigeninteresse vorangetrieben wird, sollte doch die Sorge für die Schüler im Vordergrund stehen. Krishnamacharyas oberstes Gebot lautet: Nur der Schüler oder die Schülerin zählt. Es ist die Aufgabe des Lehrers, den Schüler zu einer Entwicklung zu führen, die dessen einzigartiger Situation und dessen Fähigkeiten entspricht. Ein solcher Ansatz kennt keine Normen, keine Konformität. Auch kann es darin nicht die Absicht geben, Schülerinnen und Schüler nach den Vorstellungen und Zielen des Lehrers zurechtzubiegen. Der Lehrer ist vielmehr wie ein Spiegel, der aber nicht nur ein zweidimensionales Bild reflektiert, sondern alle Seiten spiegelt über einen längeren Zeitraum hinweg; der auch in die zwischenmenschlichen Beziehungen hineinleuchtet und der vor allem die Auswirkungen der Sinne und Gefühle auf den Geist aufzudecken vermag.

Ein Lehrer, eine Lehrerin muss immer die Wahrheit sagen. Doch auch das sollte nicht falsch verstanden werden. Die Wahrheit ist nur dann angebracht, wenn sie dem Schüler keinen Schaden zufügt. Sie muss so formuliert sein, dass sie für ihn erträglich und verständlich ist. Wie oben erwähnt, habe ich mit meinem Vater die *Yoga Sutras* sieben Mal gründlich studiert. Hätte er mich dabei am Anfang bereits Dinge gelehrt, die dann in späteren Unterweisungen Thema wurden, hätte ich wenig oder nichts verstanden. Dennoch handelte es sich um die immergleichen Aphorismen. Ich unterhielt mich einmal mit meinem Bruder darüber, wie Krishnamacharya Rituale erklärte, und stellte fest, dass er uns beide auf völlig unterschiedliche Weise unterrichtete. Ein Lehrer muss sich immer klar darüber sein, was unbedingt gesagt werden muss und was der Schüler bereit ist zu hören. Doch er sollte immer die Wahrheit sagen.

Schließlich und endlich muss ein Lehrer vor allen Dingen eines tun: Er muss das Wohl seines Schülers über sein eigenes stellen. Das ist eine Angelegenheit des Herzens, nicht des Verstandes. Ich kenne Menschen von hervorragendem Verstand und mit enormem Wissen über Yoga, die nicht imstande sind zu lehren. Es ist für sie kein Herzensanliegen. Das soll kein Tadel sein, denn sie sind besten Willens und tragen viel zum Verständnis des Yoga bei, etwa durch Forschung oder Publikationen. Jeder von uns ist anders, und das bedeutet auch, dass die für jeden Lehrer und jede Lehrerin unabdingbare menschliche Anteilnahme nicht in allen gleich stark vorhanden ist.

Für den Lehrer zählt nur der Schüler. Und es ist niemals der Schüler, der im Unrecht ist. Ich weiß sofort, wann es Probleme gibt mit Lehrern: Wenn sie anfangen, sich über ihre Schüler zu beklagen.

Worauf gilt es also bei der Suche nach einem Lehrer zu achten? Er sollte sein Leben ganz der Praxis des Yoga widmen; er sollte nie aufhören, sich selbst als Yoga-Schüler zu sehen; er sollte immer die Wahrheit sagen; er muss in der Lage sein, stets dem Bewusstseinsstand und den Möglichkeiten eines Schülers Rechnung zu tragen; und er sollte zu großer Anteilnahme fähig sein – das vor allen Dingen. Wenn Menschen in den *Mandiram* kommen und einen von uns Lehrern oder Lehrerinnen fragen, »Können Sie mir helfen?«, gibt es immer nur eine Antwort: »Ich werde mein Bestes tun.«

Und was ist mit dem Schüler? Was trägt er zu diesem Verhältnis bei?

Am Anfang steht natürlich der Entschluss, einen Lehrer zu suchen und, wenn er gefunden ist, muss die Schülerin oder der Schüler sich entscheiden, ob er ihn akzeptieren will oder nicht. Dies setzt bereits einen Prozess der Selbsterforschung voraus; es gibt viele Menschen, die sich nicht entschließen können, einen Lehrer zu akzeptieren. Nur wenigen Menschen geht es wie Mala mit meinem Vater, dass sie sofort volles Vertrauen zu einem Lehrer haben. Wer keinen passenden Lehrer findet, kann seine Kenntnisse zunächst durch das Lesen von Texten oder durch Seminare und Vorträge seitens kundiger Lehrer erweitern. Ein Schüler, der sich auf eine tiefere Beziehung einlassen will, sollte sich einen Lehrer erst einmal anhören, vielleicht seine Bücher lesen oder auch den einen oder anderen Kurs bei ihm besuchen. Er sollte sich die Persönlichkeit und Herangehensweise des Lehrers, der Lehrerin gut anschauen, sollte prüfen, ob er beziehungsweise sie nicht zu streng oder zu weich – oder, wie ich es oben genannt habe, zu *brmhana* oder *langhana* ist.

Es hängt natürlich auch davon ab, ob ein Lehrer oder eine Lehrerin einen Schüler akzeptiert. Doch die Entscheidung für den Yoga-Unterricht sollte allein von dem jeweiligen Schüler getroffen werden, und niemand anderes sollte dabei über Gebühr auf ihn Einfluss nehmen.

Ist die Entscheidung gefällt, sollte es kein Zaudern mehr geben, die Zeit des Fragens und Suchens ist vorbei. Die eingegangene Verpflichtung muss verbindlich sein. Das Studium des Yoga ist schließlich ein allmählicher, fortlaufender, oft schwieriger Entwicklungsprozess, der ohne feste Verbindlichkeit nicht vorankommt.

Der Schüler, die Schülerin sollte die Unterweisung so akzeptieren, wie sie ist. Auch in diesem Punkt gibt es oft erhebliche Missverständnisse. Ich rede hier nicht von einer unreflektierten Übernahme der Gedanken und

Vorstellungen eines anderen. So etwas wäre nichts wert, weil es dabei kein auf Erfahrung beruhendes Verstehen gibt – nicht gelebt wird, was man lehrt. Mit der gebotenen Achtung und Höflichkeit vorgebracht, sollte der Schüler jede beliebige Frage stellen können. Ich konnte meinen Vater alles fragen, vorausgesetzt ich tat es mit Respekt – und er war in der richtigen Stimmung. Den Unterricht zu akzeptieren bedeutet auch nicht zwangsläufig, dass man mit allem übereinstimmen muss. Ich stimme mit manchem nicht überein, was mein Vater gelehrt hat. Auch Krishnamacharya war mit den Lehren einiger der größten Autoritäten in der Geschichte des Yoga nicht einverstanden.

Bevor wir etwas anzweifeln, annehmen oder ablehnen können, müssen wir verstanden haben, was uns der Lehrer vermittelt hat. Im Yoga bedeutet dies, dass der Schüler die angebotenen körperlichen, geistigen oder spirituellen Übungen ernsthaft praktiziert. Nur indem wir uns auf das Gelehrte in Form von konkreten Erfahrungen einlassen, können wir feststellen, ob es für uns von Nutzen ist. Nur weil mein Vater sich auf die Lehren seiner Lehrer eingelassen und sie ganz verstanden hat, war er in der Lage, ihre Inhalte so zu verändern, dass sie den gegenwärtigen und zukünftigen Bedürfnissen entsprechen.

Der Schüler ist für sein eigenes Lernen verantwortlich. Verstehe ich die Ausführungen meines Lehrers nicht, schaue ich erst einmal, ob es an meiner eigenen Unzulänglichkeit liegt. Schließlich ist dies mein ureigenstes Vorhaben, einschließlich Erfolgen und Fehlschlägen. Es kann auch passieren, dass der Schüler an einen Punkt kommt, an dem er es für notwendig erachtet, den Lehrer zu wechseln. Was sollte ihn daran hindern? Ich sage es noch einmal, die Verantwortung für das Lernen liegt beim Schüler selbst.

Schließlich sollte der Schüler dem Lehrer mit Zuvorkommenheit und Respekt begegnen. Das ist keine falsche Bescheidenheit, sondern der Beweis, dass er frei ist von Arroganz und Hochmut. Mangelnder Respekt für den Lehrer ist bei jeder Art Unterricht weit mehr als ein Verstoß gegen die Etikette; es ist eine ernsthafte Behinderung des Lernvorgangs.

Zusammenfassend lässt sich sagen: Der Schüler muss dem Lehrer zeigen, dass er bereit ist, große Anstrengungen, ja sogar Risiken auf sich zu nehmen; er muss zu dem eindeutigen Entschluss kommen, den Lehrer zu akzeptieren; er muss sich auf die Unterweisung des Lehrers einlassen und für sein eigenes Lernen die Verantwortung übernehmen. Und der Schüler sollte dem Lehrer für seine selbstlose Fürsorge mit Zuvorkommenheit und Respekt danken.

Die genannten Eigenschaften, die Lehrer und Schüler besitzen sollten, mögen manchen altmodisch erscheinen, doch es handelt sich um uralte Regeln, die vor Jahrtausenden festgelegt wurden und die sich wegen ihrer großen Wirksamkeit und praktischen Anwendbarkeit bis heute gehalten haben.

Welche Erfahrungen erwachsen Yoga-Praktizierenden aus einer solchen Schüler-Lehrer-Beziehung? Was können sie von ihr erwarten? Garantien gibt es nicht, doch sicher ist, dass ein natürlicher Prozess in Gang gesetzt wird.

Der Sanskrit-Begriff *samskara* bezeichnet die Muster, die wir in unserem Leben entwickelt haben. Damit gemeint sind sowohl körperliche wie geistige Gewohnheiten, alte Konditionierungen sowie die Beziehungen und Verpflichtungen, die wir eingegangen sind; alles Dinge, die uns immer wieder auf eingefahrene Gleise lenken. Das Leben jedes Menschen wird von *samskara* bestimmt, die für ihn entweder schädlich oder nützlich sein können. So kann es beispielsweise passieren, dass jemand in einen Teufelskreis von Versagen, Verzweiflung und Konflikt gerät, der zu einem ständig wiederkehrenden Thema seines Lebens und zu einer alles dominierenden Erfahrung werden kann. Andere *samskara* fordern uns heraus und unterstützen uns bei unserer Arbeit und unserem Dienst an anderen Menschen.

Ziel einer Schüler-Lehrer-Beziehung ist die Herausbildung von *samskara* auf immer höheren Bewusstseins- und Handlungsebenen. Dies führt zu einer zunehmenden Verfeinerung unserer Beobachtungsgabe und unserer Fähigkeit, die Macht unserer Sinne, Gefühle und äußerer Einflüsse auf unseren Geist einzudämmen. Der Lehrer ist hierbei unerlässlich, weil es äußerst schwierig ist, uns selbst zu beobachten. Der stets gegenwärtige Kreislauf von *avidya* und *dukkha* trübt unsere Wahnehmung. Unter der sorgfältigen Anleitung eines Lehrers lernen wir jedoch, unsere Sinne und Gefühle als Instrumente einzusetzen, um immer wertvollere *samskara* zu entwickeln.

Wenn wir diesen Prozess bis zu Ende gehen, erlangen wir nach Patanjali Befreiung von allen *samskara:*

> Wenn der Geist von Trübungen frei ist, die eine klare Wahrnehmung verhindern, ist alles gewusst, gibt es nichts mehr zu wissen … die drei Grundqualitäten [*guna*] rufen im Geist keine Reaktionen mehr hervor. Das ist Freiheit. In anderen Worten, der Seher erfährt durch den Geist keine Färbung mehr.

Für viele Menschen, die den religiösen Weg eingeschlagen haben, besteht das erhoffte Ziel in der Vereinigung mit Gott. Wie es die Botschaften aller großen Religionen verkünden, sieht auch Patanjali diese Vereinigung als eine jenseits des menschlichen Willens und Bemühens von Gott gefällte Entscheidung – als Akt der Gnade.

So weit es allerdings im Rahmen menschlichen Bemühens liegt, kann Yoga eine Vorbereitung des Geistes für diese göttliche Begegnung sein oder auch nur für ein voll gelebtes und verwirklichtes Leben. Krishnamurti, der sich so oft kritisch über Religion und religiöse Praktiken geäußert hat, bezeichnete einen derartigen Geist erstaunlicherweise als »religiösen Geist«. Ich möchte meinen verstorbenen Schüler, Lehrer und Freund ein letztes Mal zitieren:

> Ein religiöser Geist ist ein junger Geist, einer, der fortwährend lernt und deshalb zeitlos ist. Das allein ist ein religiöser Geist. Der Geist, der in Tempel geht, ist kein religiöser Geist. Auch je-

> ner nicht, der Bücher liest und immerfort Zitate auf den Lippen führt und moralisiert. Das ist kein religiöser Geist. Der Geist, der immerzu Gebete spricht, ist voller Herzensfurcht und Wissensblindheit … und folglich kein religiöser Geist. Der religiöse Geist ist einer, der stets lernt und deshalb keine Konflikte kennt, zu keiner Zeit; deshalb ist er ein junger Geist, ein unschuldiger Geist.

Welch wunderbare Aussicht! Der Körper mag unumstößlich dem Alter, Verfall und Tod anheim gegeben sein – doch der Geist kann sich immerfort erneuern, kann immer jung bleiben.

Wenn wir die Notwendigkeit und den Wert einer Schüler-Lehrer-Beziehung ausreichend erkannt haben, stellt sich unweigerlich die Frage: Wie finde ich den richtigen Lehrer, die für mich passende Lehrerin? Hierauf gibt es keine schlüssige Antwort, weil die Bedürfnisse der Schüler und Schülerinnen verschieden sind. Doch ich will ein paar Ratschläge geben:

Sei bereit, dir selbst zu vertrauen. Der Instinkt, der unser Interesse an Yoga weckt, ist ein ausgezeichneter Wegweiser zum richtigen Lehrer. Auch hier spielen Selbsterkenntnis und Eigeninteresse eine Rolle. Die einen bewegt der Wunsch nach einem gesünderen, beweglicheren Körper; die andern ein starkes Interesse an Meditation oder Philosophie. Doch am wichtigsten ist es, überhaupt einen Anfang zu machen – und sich dann von seinem inneren Gefühl leiten zu lassen.

Ich appelliere an zukünftige Yoga-Praktizierende, sich in ihrer Nähe nach einem Lehrer umzuschauen! Es ist nicht nötig, nach Indien zu reisen, um sich dort einen Lehrer zu suchen, womöglich noch mit einem langen hinduistischen oder tamilischen Namen. Yoga ist Indiens Geschenk an die Welt, doch nicht sein Besitz. Dass manche Leute aber gerade das denken, verblüfft mich immer wieder. Erst kürzlich kam beispielsweise eine junge Ausländerin zu uns in den *Mandiram,* und als ich mich mit ihr unterhielt, war mir augenblicklich klar, dass bei ihrem kurzen Aufenthalt der beste

Lehrer für sie ein Neuseeländer wäre, der seit einigen Jahren bei uns studierte. Er ist nicht nur ein guter Lehrer, er hält auch Vorträge, ist Autor und Herausgeber und hat viel dazu beigetragen, Yoga in seinem Land bekannter zu machen. Die junge Frau nahm ein paar Unterrichtsstunden bei ihm, kam dann aber zu mir und äußerte die Bitte, von einem indischen Lehrer unterrichtet zu werden. Der Lehrer wurde gefunden, doch er war bei weitem nicht so gut. Sie hätte bei dem Neuseeländer viel größere Fortschritte machen können, war bei ihrem Weggang aber hochzufrieden, weil ein indischer *Yogi* sie unterrichtet hatte.

Besonders zu Anfang ist es für fast jeden Schüler vorteilhafter, wenn er bei einem Lehrer lernt, der aus der gleichen Kultur stammt und dem die Lebensumstände des Schülers vertraut sind. Eine solche Beziehung kann sich auf viele gemeinsame Bezugspunkte stützen. Wenn man allein an die vielen Sanskrit-Begriffe und yogischen Konzepte denkt, mit denen die Leserinnen und Leser dieses Buches zurechtkommen müssen; und hier handelt es sich ja nur um eine Einführung, bei der ich mich bewusst beschränkt habe. Ich weiß aus persönlicher Erfahrung, dass es im Westen viele ausgezeichnete Lehrer und Lehrerinnen gibt.

Man sagt, dass sich für den ernsthaft suchenden Schüler der Lehrer von selbst einstellt. Wie das genau geschieht, kann ich nicht sagen, aber die Erfahrung lehrt, dass es fast immer passiert.

Meine langen Ausführungen zu diesem Thema sollen nicht nur die Wichtigkeit des Lehrers für ein Yoga-Studium hervorheben, ich verfolge damit auch noch ein ganz persönliches Anliegen. Ich weiß, dass alle Anstrengung und Genialität der lebenslangen Arbeit und des großen Engagements meines Vaters nur weiterleben werden, wenn es Lehrer und Lehrerinnen gibt, die seine Tradition fortsetzen. Deshalb halte ich die Ausbildung von Yoga-Lehrern und -Lehrerinnen für genau so wichtig wie den Unterricht für Schüler und Schülerinnen, sei es am *Mandiram* oder anderswo. Wir hätten unsere finanziellen Ressourcen, die über die Jahre größer geworden sind, längst in ein schönes Gebäude in einer besseren Gegend investieren können, und vielleicht wird es auch einmal dazu kommen. Vorerst sind wir jedoch noch immer in demselben zweistöckigen, palmblattgedeckten Haus untergebracht, das ich vor Jahren gemietet habe. Denn es ist weit wichtiger, alle Anstrengungen und Mittel für die Heranbildung neuer Generationen von Lehrern und Lehrerinnen zu verwenden.

Die Tradition Krishnamacharyas lebt fort in jenen Lehrenden, die die Unverbrauchtheit und Vitalität eines der ältesten Systeme erkannt haben und es lehren, ein System, das Menschen hilft, ihre Situation zu erkennen und sich von deren Beschränkungen zu befreien. Dies schließt die Fähigkeit ein, die alten Weisheitslehren des Patanjali und der *Bhagavad Gita* so zu verstehen, als hörte man sie im Augenblick der göttlichen Offenbarung. Es setzt auch die Offenheit und den Mut voraus, an dem System jene Veränderungen vorzunehmen, die nötig sind, um diese alte Weisheit zum Nutzen des modernen Menschen zu erhalten und zu erneuern.

Dieses große Unterfangen hat mein Vater ganz wesentlich vorangebracht. Er selbst hätte diese Feststellung zurückgewiesen, da er seine ganze Arbeit seinem Guru und Gott zuschrieb. Krishnamacharya stellte seine immense Gelehrsamkeit völlig in den Dienst des Yoga, in den Dienst der Menschheit. Er räumte die Hindernisse aus dem Weg, die Frauen den Zugang zu bestimmten Formen des Lernens und der Andacht verwehrten, und setzte sich vehement dafür ein, dass alle Menschen in den Genuss der Früchte yogischer Praktiken kommen sollten. Er war in einer Weise tolerant, die ich für beispiellos halte. Unterschiede bedeuteten für Krishnamacharya niemals Unvereinbarkeit: Schüler jeder Glaubensrichtung – einschließlich der überzeugtesten Atheisten – waren ihm in seinem Unterricht willkommen. Alles, was er forderte, war ernsthaftes Interesse.

Für Krishnamacharyas allergrößten Beitrag halte ich sein selbstloses Engagement für das Individuum – sein Bemühen, das jedem Menschen innewohnende Potential zu unvorstellbarem Wachstum und unermesslicher Freiheit zur Entfaltung zu bringen. Hierin bestand für Krishnamacharya das Geschenk des Yoga, hierin sah er die Hoffnung für die

Menschheit. Wunderbar ausgedrückt hat er dies in einem seiner Gedichte, aus dem ich bereits am Anfang dieses Buches zitiert habe. Als Grußbotschaft meines Vaters an alle Leserinnen und Leser möchte ich nun das ganze Gedicht folgen lassen. Entnommen wurde der Text dem Gedicht-Band *Yoganjalisaram.*

SCHLOKA 1

Oh, schläfriger Geist,
preise Gott *Krishna*, den Gott des Wissens,
und bete zum verehrungswürdigen Lehrer –
denn wenn der Körper schwach wird und seine Kräfte erschöpft sind,
wird dich auch die heutige Bildung nicht retten können.

SCHLOKA 2

Reflektiere ohne Pause auf die Botschaft des *Yoganjalisaram*
verweile im Unsterblichen, während du *asana* übst,
reguliere deinen Atem durch *pranayama*,
meditiere auf das ewige Mitgefühl, das im Herzen wohnt.

SCHLOKA 3

Pflege deine Augen und Ohren,
deine Nase und deine Zunge,
dein Herz, deinen Magen, deinen Nabel und deinen Schoß,
das bedeutet, sorge für deinen ganzen Körper.

SCHLOKA 4

Schlafe nicht während des Tages,
halte dich von allem Üblen fern,
richte deine Gedanken auf den Gott mit den Lotosaugen
und preise die strahlende Sonne.

SCHLOKA 5

Im Wissen um die Vergänglichkeit der Dinge
lasse dich nicht von ihnen blenden –
Mache dir wieder und wieder bewusst,
dass allein das Selbst von Dauer ist.

SCHLOKA 6

Gib dich ganz dem Yoga hin,
denn wo bleibt der Konflikt, wenn die Wahrheit erkannt ist,
wo bleibt die Krankheit, wenn der Geist klar ist,
wo bleibt der Tod, wenn der Atem beherrscht ist?

SCHLOKA 7

Wo sich die *nadi* begegnen, steigt der Yoga auf,
er dehnt sich aus in Organe und Muskeln hinein,
er tanzt in Gliedern und Gelenken –
so nimmt er die Krankheiten mit sich fort.

SCHLOKA 8

Wenn er die Schönheit Gottes in seinem Herzen sieht,
des Gottes, dessen Gemahlin Göttin *Lakshmi* ist,
des Gottes, der das Universum trägt,
tanzt der Yogi vor Entzücken und versinkt in dieser Vision.

SCHLOKA 9

Wer weder die Veden rezitiert
noch der Sonne huldigt,
gefährdet diese heilige Erde
durch die Missachtung des *dharma*.

SCHLOKA 10

Als Kind will der Mensch alle Dinge besitzen,
als junger Mensch genießt er sie,
in späteren Jahren sucht er den Yoga zu ergründen
und erlangt schließlich die Freiheit im Alter.

SCHLOKA 11

Die Praxis des Yoga
umfasst Körper, Geist und Seele.
Sie trägt immer Früchte
und gibt jedem Übenden, was er sucht.

SCHLOKA 12

Folge den Unterweisungen des *guru*,
meditiere auf die Füsse Gottes,
praktiziere voller Vertrauen *astanga-yoga*,
verwirkliche Glück und Freude oder auch Befreiung –
ganz wie du willst.

SCHLOKA 13

Ob es dein Gott ist oder meiner, spielt keine Rolle –
wichtig allein ist, voller Bescheidenheit auf das Höchste
zu meditieren.
Dann wird Gott, erfreut, dir geben, was du suchst,
und – voller Glück – weit mehr.

SCHLOKA 14

Wisse, die Welt ist unbeständig –
wenn der Körper schwach und der Wohlstand verschwunden ist,
ist kein Bruder mehr, kein Freund, keine Frau, kein Sohn.
Die Welt ist sonderbar, nicht wahr?

SCHLOKA 15

Mit dem Wohlstand kommen Freunde, Freigebigkeit,
Name und Ruhm.
Doch wenn der Wohlstand schwindet, gehen auch die Freunde.
Wohin gehen Name und Ruhm?
Dies ist eines der Rätsel der Welt.

SCHLOKA 16

Verlangen legt den Samen für Krankheit.
Wird Gier befriedigt,
breitet sich Krankheit aus.
Yoga legt den Samen, dies zu beenden.

SCHLOKA 17

Respektiere deine Eltern,
meide das Böse,
suche immer die Nähe des Guten
und bete voller Vertrauen zu Gott.

SCHLOKA 18

Niemals sei etwas schuldig,
niemals halte dich in der Nähe von Feinden auf,
niemals lass deinen Körper von Begierden abhängig werden,
niemals vergiss Gott und seine Gemahlin, die im Herzen wohnen.

SCHLOKA 19

Du magst dem Weg des *karma*, *jnana* oder *bhakti* folgen,
aber wenn du nicht auch dem Yoga folgst,
werden diese drei dich nirgendwohin bringen –
dies ist das Wunder des Yoga.

SCHLOKA 20

Wenn du auf Gott *Krishna* meditierst,
beginne mit seinen Füßen,
wandere höher zu Rumpf und Herz
und verweile schließlich in der Schönheit
seiner gesamten Form.

SCHLOKA 21

Yoga-Praxis richtet den Geist aus,
das Singen der Gebete Gottes gibt Kraft und Klugheit.
Meditation bringt wunderbare Ergebnisse,
durch *mantra japa* wird das Selbst verwirklicht.

SCHLOKA 22

Stehe vor Morgengrauen auf und schaue nach Osten,
um der Sonne zu huldigen;
wieder und wieder praktiziere *pranayama,*
und du wirst dich guter Gesundheit erfreuen.

SCHLOKA 23

Praktiziere *asana*,
iss in Maßen,
mit ausgerichtetem, ruhigem Geist huldige Gott,
dann wird Friede dich überströmen.

SCHLOKA 24

Beginne den Tag mit der Anbetung
der Füße Gottes und des Lehrers,
dann praktiziere *asana* und *pranayama,*
und vergegenwärtige dir die Worte deines Lehrers.

SCHLOKA 25

Praktiziere *pranayama* voller Aufmerksamkeit –
wenn der Atem lang und fein ist,
ist der Geist bereit zur Meditation.

SCHLOKA 26

Befreie deinen Körper von Unreinheiten,
lass deine Sprache aufrichtig und sanft sein,
tritt der Welt freundlich entgegen,
mit Bescheidenheit suche Wohlstand und Wissen zu erlangen.

SCHLOKA 27

Asana macht den Körper leicht,
pranayama stärkt *prana,*
dharana klärt den Verstand,
Meditation reinigt den Geist.

SCHLOKA 28

Im *kirta yuga,* dem goldenen Zeitalter, war *jnana* der richtige Weg;
im *treta yuga,* dem silbernen Zeitalter, war es *karma;*
im *dvapara yuga,* dem bronzenen Zeitalter, waren es beide, *jnana* und *karma;*
und im *kali yuga,* dem eisernen Zeitalter, ist es der *Yoga,*
der Freude und Befreiung bringt.

SCHLOKA 29

Essen muss zuerst Gott dargeboten werden,
dann schweigend gegessen.
Iss zur richtigen Zeit sattvische Nahrung,
frisch und wohlschmeckend zubereitet,
vergegenwärtige Gott, iss in Maßen
und trinke klares, reines Wasser zum Ende der Mahlzeit.

SCHLOKA 30

Zuerst huldige *prana* durch *pranayama*,
dann rezitiere *pranava*, die heilige Silbe, in der Gott wohnt.
So wird mit Sicherheit *prana* reguliert.

SCHLOKA 31

Gib Yoga niemals auf,
iss keine schwere, ungesunde Nahrung,
übe immer das passende *pranayama*
und bete wieder und wieder zu Füßen Gottes.

SCHLOKA 32

Reguliere deinen Atem,
sei froh und zufrieden,
verbinde deinen Geist mit Gott in deinem Herzen –
dies ist die Botschaft des Yogi Tirumala Krishna.

योगाउवलिसारम्

śloka 1

गृणु गोपालं स्मर तुरगास्यं
भज गुरुवर्यं मन्दमते।
शुष्के रक्ते क्षीणे देहे
नहि नहि रक्षति कलियुग शिक्षा॥

śloka 5

दृष्ट्वा स्मृत्वा स्पृष्ट्वा विषयं
मोहं मा कुरु मनसि मनुष्य।
ज्ञात्वा सर्वं बाह्यमनित्यं
निश्चिनु नित्यं पृथगात्मानम्॥

śloka 6

ज्ञाते तत्वे कस्ते मोहः
चित्ते शुद्धे क्वभवेद्रोगः।
बद्धे प्राणे क्वास्ति मरणं
तस्माद्योगः शरणं भरणम्॥

śloka 10

रागो भोगो योगस्त्यागः
चत्वारस्ते पुरुषार्था हि।
बालस्तरुणो वृद्धो जीर्णः
चत्वारस्तान् बहुमन्यन्ते॥

śloka 13

तव वा मम वा सदानुसरणात्
नमनान्मननात् प्रसन्नचित्तः
भगवान् वाञ्छितमखिलं दत्वा
किन्ते भूयः प्रियमिति हसति॥

śloka 21

नित्याभ्यसनात् निश्चलबुद्धिः
सतताध्ययनात् मेधास्फूर्तिः।
शुद्धाध्यानात् अभीष्टसिद्धिः
सन्तत जपतः स्वरूपसिद्धिः॥

śloka 26

वद वद सत्यं वचनं मधुरं
लोकय लोकं स्नेहसुपूर्णम्।
मार्जय दोषान् देहप्रभवान्
आर्जय विद्याविनयधनानि॥

śloka 32

बन्धय वायुं नन्दय जीवं
धारय चित्तं दहरे परमे।
इति तिरुमल कृष्णो योगी
प्रदिशति वाचं सन्देशाख्या म्॥

योगः- चित्तवृत्तिनिरोधः।

Yogaḥ - Cittavṛttinirodhaḥ

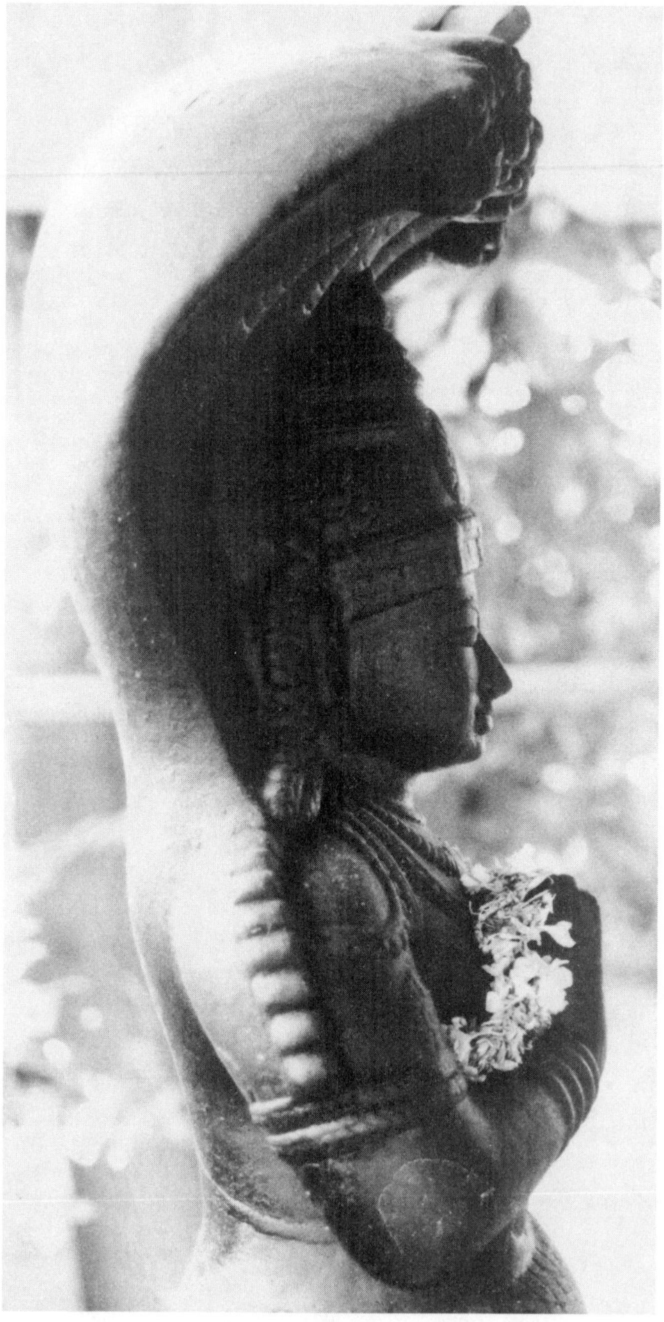

Statue
von Patanjali
im Hof des
Krishnamacharya
Yoga Mandiram,
1987

EPILOG

Seit undenklichen Zeiten ist das Streben nach Glück ein beständiges Anliegen des Menschen. Als Thema durchzieht es Mythen, Sagen und Werke der Literatur. Eine Nation, die Vereinigten Staaten von Amerika, wurde sogar mit der Überzeugung gegründet, dass das Streben nach Glück ein »unveräußerliches Menschenrecht« sei. Auf die eine oder andere Art inspiriert dieses Glücksstreben fast alle religiösen Praktiken.

Bei unserer Suche nach Glück geht es um mehr als das momentane Glücksgefühl, das wir beim heiteren Lachen eines Kindes, der Erfüllung eines Wunsches oder dem Sieg über einen Gegner empfinden. Wonach wir streben, ist mehr als die Abwesenheit von Elend und Not, mehr als Trost.

Unsere Suche gilt dem immer währenden Glück; alle großen Weltreligionen verheißen es uns und geben uns Anleitung, wie es zu erlangen sei.

Indiens großes Geschenk an die Menschheit ist ein für alle zugänglicher, praktischer Weg zu einem dauerhaften Glück. Dieses Geschenk heißt Yoga. Es ist ein Geschenk an Menschen aller Glaubensrichtungen; es wird keinem verwehrt, der sich darum bemüht.

In den heiligen Schriften des alten Indiens findet sich für diese Suche nach Glück eine äußerst schlüssige und effektive Herangehensweise. Sie bedient sich bestimmter Definitionen, Klassifizierungen und Methoden, die auf jeden Menschen zutreffen. Einbezogen werden persönliche Interessen, Beruf, Alter, Geschlecht, Familienstand, Sozialstatus und kulturelles Umfeld. Es finden sich dort detaillierte Hinweise zum richtigen Verhalten gegenüber sich selbst und anderen: Wann sollte man handeln und wann nicht; wann sprechen, wann schweigen. Dieses Glücksstreben umfasst Freiheit vom Leiden und von der Angst vor dem Tod, ebenso wie ein Leben jenseits dieser Welt und die Vereinigung mit dem Absoluten.

Die Methoden sind zahlreich, die Abwandlungen unbegrenzt, so dass jeder Mensch das genau Passende finden kann. Dennoch sind die Grundwahrheiten einfach.

Der Weg zum Glück wurde wenigen besonders inspirierten Suchern unter den Menschen von Gott offenbart. Deren Größe liegt darin, dass sie die empfangene Weisheit nicht als weltfremde Gelehrte übermittelten, sondern als Menschen, die um das schwere Los und harte Ringen im menschlichen Dasein wussten. Durch Anstrengung und Ausdauer fanden sie ihren Weg zur Wahrheit mit all seinen lohnenden Früchten. Sie sind Leitfiguren auf unserer Reise von der unmittelbarsten diesseitigen Erfahrung ins Reich des transzendenten Mysteriums.

Das Streben nach Glück ist eine Reise zu Gott. Es ist eine Reise des Geistes, welcher mit dem Körper und der Seele untrennbar verbunden ist.

Es gibt keine vollkommene Definition von Gott. Seit vielen Jahrtausenden haben die Menschen versucht, einen Schöpfer mit Namen, Bildern und Attributen auszustatten, die ihnen als Inspiration für Gesänge, Hymnen, Gebete, Meditationen, Kunstwerke und andere Ausdrucksformen menschlicher Sehnsüchte und Gottesverehrung dienten und die ihrerseits zu den göttlichen Schöpfungen der Menschheit zählen. Gott gilt als Urquell allen Seins, als unermesslich, jenseits allen Verlangens, als der Mächtigste, Allwissende, Allesgebende, als der größte Lehrer. Gott ist jenseits unseres Begriffsvermögens, dennoch ist er erreichbar für uns.

Auch der menschliche Geist entzieht sich einer exakten, ultimativen Definition. Dennoch können wir ihn begreifen. Der Geist ist das Hauptinstrument für die Erlangung aller menschlichen Ziele, einschließlich des Glücks. Yoga ist die Kunst und die Wissenschaft zur Vervollkommnung dieses Instruments.

Nach dem Yoga des Patanjali, wie er von Krishnamacharya gelehrt wurde, gründet die mühsame geistige Reise auf drei Grundprämissen:

- Jedes Individuum ist absolut einzigartig und besitzt die universelle Fähigkeit, sich mit Gott zu vereinigen.
- Alle Schöpfung ist real.
- Alles verändert sich und ist dieser Veränderung unterworfen, weil der menschliche Geist fähig ist, Handlungen zu verstehen und zu gestalten.

Zwar lassen sich diese Prämissen leicht konstatieren, doch es bedarf unter Umständen lebenslanger Bemühungen, um den Geist so zu entwickeln, dass er ihrem Sinn wirklich gerecht wird.

Betrachten wir die Prämisse von der Einzigartigkeit des Individuums. Selbst in Gesellschaften, in denen diese Vorstellung explizit hochgehalten wird, führt der starke kulturelle Druck zur Konformität von Normen und Erwartungen. Gesellschaft, Familie und Medien bestimmen gemeinsam den Maßstab für Erfolg und Misserfolg. Ob jemand akzeptiert wird oder nicht, hängt von bestimmten Verhaltens- und Sprachnormen ab. Das Gefühl der Einzigartigkeit einer Person wird ständig unterlaufen – Beispiele sind die hohen Standards, die ein Astronaut erfüllen muss, oder der soziale Druck seitens Gleichaltriger, der unsere Kinder zu selbstzerstörerischen Verhaltensweisen treibt. Selbst während wir den Ausdruck »Einzigartigkeit des Individuums« laut aussprechen, merken wir, wie wenig wir hören, geschweige denn begreifen können, was diese Worte auf der tiefsten persönlichen Ebene bedeuten.

Aus der Sicht mancher Religionen und Philosophien ist die Behauptung »Alles ist real« nicht nur ein Abweichen von der Lehre, sondern bereits Ketzerei. Im Yoga gilt alles Materielle und Immaterielle als real existierend – flüchtige geistige Eindrücke ebenso wie unsere Sinne, Erinnerungen, Vorstellungen und Träume. Auch der Glaube ist etwas real Existierendes, genau wie dessen Varianten Skeptizismus und Unglauben. Die Prämisse, die besagt, dass alles Exisierende real ist, ist ein Beweis für das Erfahrungswissen der alten Weisen, ebenso wie für den praktischen Charakter des Yoga. Denn der Geist ist ohne weiteres in der Lage, alles Reale wahrzunehmen, sich darauf zu konzentrieren und es schließlich zu verstehen. Wie aber sollten wir uns auf etwas Nichtreales, Nichtexistentes beziehen oder uns gar darauf einlassen können? Es ist gerade durch die Konfrontation mit der Realität, dass der Geist seine Reise verwirklicht. Auf diesem Weg wird nichts verwehrt, geht nichts verloren, wird nichts verschwendet.

Die Erkenntnis, dass alles der Veränderung unterliegt, mag das größte Hindernis zum Glück sein. Zwar begrüßen wir den Wandel, wenn er uns Momente von Freude und Befriedigung bringt – die Geburt eines Kindes, die Genesung von einer Krankheit, finanzieller Gewinn. Doch auch in diesen Momenten nehmen wir Bewegung wahr. Die Schönheit und Kraft der Jugend schwindet. Selbst wenn wir uns völlig gesund fühlen, wissen wir, dass uns Verletzungen und Krankheit erneut widerfahren werden. Der durch Reichtum erworbene Besitz kann verlorengehen oder seine befriedigende Wirkung verlieren. Veränderung scheint immer auf ein Gefühl des Verlustes, bis hin zum unvermeidlichen Verlust des Lebens selbst zu verweisen.

Dennoch ist es gerade die Erkenntnis von der Unvermeidbarkeit des Wandels, die Yoga für unser Leben so bedeutungsvoll macht, indem er uns den Weg zum Glück weist.

In diesem Sinne bedeutet Yoga Fortschreiten zu etwas Neuem.

Das Wort »Yoga« ist, wie wir bereits gesagt haben, mit vielen Definitionen belegt. Am wichtigsten sind vielleicht jene, die mit der Vorstellung von »Fortschreiten« und »Neuem« zu tun haben. In der alten Bedeutung heißt Yoga: »Sich von einer Situation zu einer anderen hinbewegen; ich verstehe etwas, was ich zuvor nicht verstanden habe; ich gewinne etwas, was ich vorher nicht hatte.«

Die Bewegung an sich ist Yoga. Wie bei allen Reisen gibt es auch bei dieser drei Stadien: (1) Den Ausgangspunkt, (2) die Zielbestimmung und (3) die Anstrengung, derer es bedarf, um anzukommen. Es ist keine leichte Reise. Sie wird mit Schwierigkeiten, Frustrationen und Enttäuschungen verbunden sein. Wir werden vermutlich in Zweifel geraten. Deshalb ist es so wichtig, dass diese Bewegung aus ständigem Üben und allmählichem Fortschreiten besteht. Es ist immer eine Bewegung hin zum Neuen, zum zuvor Unbekannten, noch nie Erlebten. Und mit diesem Fortschreiten lassen wir uns auf das erhebendste menschliche Abenteuer ein, eine Entdeckungsreise zum wahren, beständigen Glück.

Die Umstände am Ausgangspunkt sind natürlich bei jedem Menschen verschieden. Doch da wir uns auf eine Reise des Geistes begeben, beginnen wir alle damit, dass wir dessen Funktionsweise zu verstehen und zu meistern suchen.

Der Geist wird von den Sinnen gespeist und löst unsere Handlungen aus: Wir lesen diese Buchseite zu Ende und blättern um zur nächsten. Wenn die Sinne ungenügende Informationen liefern, greift der Geist auf gespeicherte Daten zurück: Wir erinnern uns an ein zuvor gelesenes Detail, um das Gegenwärtige besser zu verstehen. Auch wenn die Sinne keinerlei Informationen liefern, funktioniert der Geist dennoch, indem er auf maßgebliche Quellen zurückgreift: Wir schauen im Wörterbuch nach, wenn wir die Bedeutung eines Wortes nicht kennen. Selbst wenn nichts Konkretes vorhanden ist, kann der Geist imaginäre Bilder hervorrufen: Wenn wir in der Bibel lesen, machen wir uns ein Bild von Jerusalem, oder in unseren Träumen tauchen Vorstellungen von Jesus oder Maria auf.

Was der Geist versteht, ist nicht immer richtig, unabhängig davon, ob die Sinne Informationen liefern oder nicht. Denn allzu viele Einflüsse – wie alte Konditionierungen, Wünsche, Ängste und Unkenntnis – wirken auf ihn ein. Diese Tatsache ist für den Beginn unserer Reise wichtig. Denn indem wir die Ursache und die Art unseres Missverstehens erforschen, machen wir unseren Geist langsam frei für wahres Verstehen. Damit erlangen wir die Fähigkeit, zur richtigen Zeit richtig zu handeln. Hierbei bekommt das zweite Stadium unseres Fortschreitens Bedeutung: die Zielbestimmung.

Schon vor langer Zeit haben die Weisen erkannt, dass der Geist so geschult werden kann, dass er sich mit enormer Intensität auf etwas Bestimmtes ausrichtet. In einer solchen Ausrichtung kann der Geist praktisch alles erreichen. Den Zielen, die wir im Yoga anstreben können, sind keine Grenzen gesetzt: Das Wiederherstellen von Gesundheit, das Schärfen des Verstands, eine Leistungssteigerung im Sport; unser Ziel kann die Senkung unseres Blutdrucks sein, die Lösung eines mathematischen Problems oder unser Aufstieg zum Tennis-Champion.

Wenn Glück unser Ziel ist, dann kann es nur eine Ausrichtung für unseren Geist geben, die Ausrichtung auf Gott. Dazu bedarf es des Glaubens, der Inbrunst und des ständigen Bemühens, den Geist daran zu hindern, abzuschweifen und sich weniger wertvollen oder ablenkenden Zielen zuzuwenden.

Auch hierin zeigt sich der praktische Sinn der alten Weisen. Sie erkannten, dass der Geist nur die Form annimmt, die ihm angeboten wird – und dass er auf der Basis von Begriffen und Bildern Formen erschaffen kann. Auf diese Weise entstand die Anbetung in Form von Abbildern. Wenn wir mittels dieser Formen in der Lage sind, uns auf ein vollkommenes Wesen zu beziehen, können wir uns dieser Vollkommenheit vielleicht auch selbst annähern. Allerdings müssen die dabei verwendeten Begriffe und Bilder von unserem Glauben gestützt werden. Je tiefer der Glaube, je stärker das Bild. Glaube ist das sichere Wissen, dass wir die Fähigkeit und den Willen haben, ans Ziel zu gelangen. Zur Festigung des Glaubens lehrten die Weisen, dass alles, was wir sehen und erleben, eine Ursache hat. Genau wie Brüder und Schwestern von gemeinsamen Eltern abstammen, hat alles, was wir in dieser und anderen Welten sehen, eine gemeinsame Ursache. Diese Ursache ist Gott, der Same all dessen, was erschaffen wurde oder erschaffen werden wird, Besitzer unbegrenzten Schöpfungswissens. Alles entspringt und endet in Gott, der allen Suchenden selbstlose Führung und Fürsorge angedeihen lässt.

Es gibt einen bedeutenden Unterschied zwischen Gott und dem Menschen. Da es Gott an nichts mangelt, besitzt er keine Abwehr, errichtet er keine Barrieren gegen den Menschen. Es ist der Mensch, der Abwehr und Barrieren gegen Gott aufbaut. In deren Beseitigung finden wir das Glück, das wir suchen. Wie aber bewerkstelligen wir die Reise des Geistes, dieses Streben nach Glück? Wenn wir dieser Frage nachgehen, muss uns vollkommen klar sein, dass der Geist untrennbar mit dem Körper und der Seele verbunden ist. Yoga bringt Körper, Geist und Seele in immer größere Harmonie, und so wird die Reise zum Glück vor allem zu einer tief empfundenen, bewussten Erfahrung. Und so wie die geistige Reise drei Stadien hat – Anfang, Zielrichtung und Anstrengung –, hat auch ihre Durchführung drei Elemente: Praxis, Selbsterforschung und Offenheit.

Praxis bedeutet Aktion. Hierin unterscheidet sich Yoga von – ohne sie auszuschließen – anderen philosophischen Schulen und Glaubensrichtungen, die sich lediglich auf verstandesmäßige Erkundung oder Hypothesen stützen. Yoga schließt immer die gefühlte Erfahrung mit ein, und so beginnt für viele die Praxis mit den elementarsten Lebensfunktionen: Bewegung, Atmung und Ernährung.

Im Yoga verbinden sich Bewusstsein und Bewegung zu vorgegebenen Übungen, den *asana.* Der Körper entwickelt zunehmend eine Balance zwischen Entspanntheit und Wachheit. Das Bewusstsein verbindet sich mit der Einatmung, der Atemverhaltung und der Ausatmung im *pranayama.* Wir erkennen immer mehr, dass wir unablässig von etwas Größerem als »Luft« durchstömt werden. Wir entwickeln ein Bewusstsein dafür, was und wie viel wir essen. Nahrung wird zunehmend zu einer Quelle der Stärkung, nicht der Sättigung.

Schon bei den elementaren Yoga-Praktiken machen wir die Erfahrung, dass wir eine Schwelle überschreiten. Sie verschaffen uns täglich ein gewisses Maß an Zeit für uns selbst. Zeit, die wir auf relativ neutrale Art, frei von ablenkenden oder beunruhigenden Gedanken genießen können. Diese Praktiken wirken sich positiv auf unsere Gesundheit, unser äußeres Erscheinungsbild und unser Wohlbefinden aus. Es sind für jeden leicht zugängliche Mittel zur Erlangung von Selbstbewusstheit: Bewusstheit über die Ursache, den Charakter und die Folgen des eigenen Handelns.

Eine ähnliche Einstellung zeigen wir bei Handlungen, die unser Verhältnis zu anderen bestimmen: Wahrhaftigkeit, fruchtbarer Austausch, Fürsorge. Unseren Neid auf erfolgreichere Mitmenschen ersetzen wir durch Mitfreude; an die Stelle von Verachtung für Schwächere oder weniger Erfolgreiche setzen wir Mitgefühl. Ein solches Verhalten verbessert nicht nur unsere Beziehung zu anderen, es befreit uns auch von Fesseln, die unsere eigene Entwicklung hemmen. Wir werden uns unserer Handlungen immer bewusster, zu unserem eigenen Nutzen – dem unserer Umgebung, Arbeit, Freizeit und zur Steigerung unserer Zufriedenheit.

Das zweite Element, das wir für unsere Reise zum Glück benötigen, heißt *Selbsterforschung.*

Yoga lehrt, dass alles, was wir unserem Geist präsentieren, ein Spiegel ist: Der Geist nimmt die Form des Wahrgenommenen an. Für den modernen Menschen ist dieser Spiegel mehr und mehr ein Fenster auf elektronische Bilder von anderswo – vom Computermonitor oder Fernsehbildschirm. An sich ist dagegen nichts einzuwenden, allerdings besitzen solche Bilder sowohl die Macht, uns abzustumpfen und zu betäuben, als auch, uns wachzurütteln und zu stimulieren.

Die Selbsterforschung bedient sich der Geistesaktivität. Das kann geschehen, indem man sich dem Studium von Texten widmet; indem man die Augen schließt und rezitiert, betet oder meditiert; oder indem man die Gesellschaft fähiger, erfahrener und kluger Menschen sucht. Durch die Erfahrung anderer – das gesprochene oder geschriebene Wort – können wir ein Vorbild für uns finden und die Weisheit erlangen, die zu Selbstentdeckung und Inspiration führen.

Das dritte – und wichtigste – Element ist *Offenheit.* Da wir uns zu einer Reise ins Unbekannte aufgemacht haben, fehlen uns oft die nötigen Kenntnisse, und unser Handeln ist nicht immer darauf ausgerichtet, unser Ziel auf dem kürzesten Wege zu erreichen. Wären wir bereits vollkommen, gäbe es keine Notwendigkeit für eine Entwicklung. Offenheit bedeutet, zwei Grundtatsachen anzuerkennen. Erstens, tief in unserem Innern sind wir uns bewusst, dass wir uns irren können. Zweitens, es gibt immer Mittel und Wege, uns zu verändern.

Der Ausgangspunkt, die Zielbestimmung und das Zurücklegen der Wegstrecke können als drei aufeinander folgende Stadien unserer geistigen Reise gesehen werden. Yoga lehrt, dass die drei Elemente zur Durchführung der Reise alle gleichzeitig angewandt werden müssen. Um unser Ziel zu erreichen, müssen wir Praxis, Selbsterforschung und Offenheit als regelmäßiges Muster in unser Lebens integrieren. Genau wie sich Geist, Körper und Seele nicht trennen lassen, müssen auch diese drei Elemente bei unserem Fortschreiten zu etwas Neuem immer gleichzeitig vorhanden sein.

Und noch etwas brauchen wir. Wir brauchen eine Lehrerin oder einen Lehrer, der uns auf unserem Weg begleitet. Auf keinem Gebiet wird man es ohne kompetente Anleitung weit bringen: die Musikschülerin lernt vom Virtuosen, der Athlet von einer guten Trainerin, der Maurergeselle vom Maurermeister. In diesen Fällen betrachten wir die Notwendigkeit des Lehrers als selbstverständlich. Um wie vieles wichtiger ist es also, einen Lehrer oder eine Lehrerin zu finden und zu akzeptieren, die uns hilft, den unermesslichen Reichtum unseres Lebens zu entfalten.

Für diese Suche gibt uns Patanjali klare Hinweise. Wir wissen bereits, dass ein geeigneter Yoga-Lehrer ein Leben im Sinne des Yoga führt. Wir wissen auch, dass eine Lehrerin oder ein Lehrer zu fast übermenschlicher Anteilnahme und Fürsorge fähig sein muss. Auch ist ein Lehrer freigebig und selbstlos, er führt uns zu Unabhängigkeit und persönlicher Autonomie, nicht zu Hörigkeit. Schließlich wissen wir, dass das Einssein mit Gott für einen Lehrer das Ziel ist.

Es gibt einige wenige Menschen, die im Zustand des Yoga geboren werden. Sie brauchen keinen Lehrer, doch sie sind keinesfalls gegen Fallstricke und Versuchungen gefeit, die ihre Begabung schmälern können.

Kurioserweise sind Menschen, die mit einem Erkenntnisvermögen ausgestattet sind, das sie nicht wie andere unter Mühen schulen mussten, selten gute Lehrer. Anscheinend fehlen ihnen die nötige Erfahrung und das Einfühlungsvermögen ins normale menschliche Dasein. Der Krishna in der *Bhagavad Gita*, der Buddha, der Gesetzesüberbringer Moses, Jesus Christus, der Prophet Mohammed – sie alle haben Sorgen und Leid, Prüfungen und Zweifel und schließlich ewiges Glück erfahren, welche die Reise des Menschen zu Gott kennzeichnen. Aus diesem Grund zählen sie zu den ewigen Lehrern der Menschheit und verkörpern die Qualitäten, die wir auch bei unseren heutigen Lehrern suchen.

Die Beziehung zu einer Lehrerin, einem Lehrer hilft, unsere inneren Heilkräfte zu wecken. Heilung ist eine Angelegenheit von Beziehungen, egal, ob es sich um die Genesung von einer Krankheit handelt oder um den besseren Umgang mit ihr, oder ob es um Heilung im Sinne einer harmonischen Einheit von Körper, Geist und Seele geht. Und in dem Maße, wie wir mit unserer yogischen Erfahrung weiter fortschreiten, wird uns klar, dass es sowohl nützlich als auch notwendig sein kann, selbst Lehrer oder Lehrerin zu werden. Dies ist ein Teilaspekt des eignen Lernens und des Teilens mit anderen, etwas, das jedem Reisenden zu Gott auferlegt ist.

Während uns die alten Weisen bei unserem Fortschreiten zum Neuen leiten, vernehmen wir zugleich ihre warnenden Stimmen aus der fernen Vergangenheit. Der Reisende hat Ablenkungen, Frustrationen und Enttäuschungen erfahren. Doch sein Glaube, der sein Handeln und Studium beflügelt, hat ihn durchhalten lassen. Hindernisse können ihm nichts anhaben, denn er ist offen gegenüber Veränderungen, die er tatkräftig und eifrig herbeiführt. Nun aber nähert er sich der letzten und größten Hürde auf dem Weg zum Glück.

Trotz seiner Klarheit und seiner erworbenen Kräfte, wird ihm bewusst, dass es Dinge gibt, über die er keine Macht hat; dass es noch eine größere Intelligenz, eine größere Kraft gibt. Er erkennt die Existenz Gottes, und es entsteht in ihm der brennende Wunsch, ihn zu finden. Er sucht Rat und

Führung und beginnt zu beten. Seine Haltung gegenüber Geld, Besitz, Beruf und Familie ändert sich: In allem sieht er nun Gott. Er empfindet plötzliche Erleichterung. Seine Sinne gehorchen ihm und schweifen nicht mehr ab von der gewählten Ausrichtung. Er erfreut sich guter Gesundheit, nicht als Ziel an sich, sondern weil es seinem Beten, Reflektieren und Handeln zugute kommt; und er handelt, ohne sich von den Ergebnissen seines Handelns abhängig zu machen. Mit zunehmender geistiger Klarheit, erkennt er, dass es Dinge gibt, die man nicht sehen kann, dass der sichtbare Grund nicht der wirkliche ist. Das Wirken Gottes im Universum wird ihm unmittelbar bewusst.

Wenn sich diese neue Bewusstheit entfaltet, sieht der Reisende im Vergleich zu anderen die Dinge von einer höheren Warte. Er besitzt mehr Klarheit und Tiefe, größere Einsicht als jene, die an materiellen Besitztümern hängen. Er sieht, was andere nicht zu sehen vermögen. Sein Handeln scheint effektiver und müheloser. Er altert langsamer und wirkt liebenswerter. Seine Gegenwart zieht andere an, und er wird als jemand gesehen, der Hilfe und Rat geben kann: Er ist in der Lage, die Dinge zu kontrollieren. Er lässt sich nicht von alten Konditionierungen, Erinnerungen oder Vorstellungen verführen. Seine Fähigkeiten verleihen ihm Macht und eröffnen ihm enorme Möglichkeiten. Lässt er sich allerdings von dieser Macht und diesen Möglichkeiten hinreißen, gerät er in die Falle. Er verliert den Halt. Seine Anerkennung der höheren göttlichen Kraft wird durch die Vorstellung vom eigenen außergewöhnlichen Selbst ersetzt. Es kommt nicht zur Vereinigung mit dem Absoluten, sondern er hält sich selbst für eine göttliche Erscheinung.

Wie das Streben nach Glück ist auch die entscheidende Begegnung mit dem Selbst ein Thema, das Mythen, Epen und hohe Literatur durchzieht. Diese Begegnung ist der Moment, welcher der Tragödie oder dem Triumph vorangeht.

Wird der Irrtum nicht rechtzeitig erkannt, verliert der Reisende den Zugang zur Gnade Gottes – durch eigenes Verschulden. Er fällt in seiner

Entwicklung immer weiter zurück, was um so schmerzlicher ist, da er das wahre Potential seiner Existenz einmal gekannt hat.

Wird der Irrtum erkannt und ausgeräumt, bedeutet dies für den Reisenden die letzte und lehrreichste Erfahrung. Durch erneute Anstrengung nähert und überlässt er sich wieder seiner allmächtigen Quelle und Führung. Sein Leben ist nun zugleich voll und leer: voll Hoffnung und Fürsorge für andere, leer, weil frei von eigenen Wünschen. Daraus folgt ein Leben voller Hingabe, Fürsorge, Frieden und Gleichmut.

Es kommt nur selten vor, dass ein Mensch die Reise zum Glück bis zum Ende schafft, und jeder, der sich dazu aufmacht, wird seine ureigenen Erfahrungen machen. Doch die Reise steht allen offen. Und auch wer nicht den ganzen Weg zurückzulegen vermag, findet allein in seinem Streben mehr Glück, als es alles Anhaften an materielle Belohnungen eines normalen Daseins bringen kann. Auch finden wir Zugehörigkeit in der Vollkommenheit Gottes – eine unleugbare Zugehörigkeit im Einssein mit dem Absoluten, auch wenn unsere Wahrnehmung dafür noch getrübt ist. Das ist die Offenbarung an alle Menschen, wie sie sich aus den tiefsten Tiefen der Upanishaden, der ältesten Lehren der Sanskrit-Literatur, vernehmen lässt:

> *Tat Tvam Asi: »Das bist du!«*
> Das ist die Versicherung Gottes gegenüber dem Menschen.
> *Tat Tvam Asi: »Das bist du!«*
> Das ist die menschliche Erkenntnis, dass Gott uns allen innewohnt.
> *Tat Tvam Asi: »Das bist du!«*
> Das ist das Bekenntnis des Menschen zu Gott und seine Unterwerfung unter ihn.
> *Tat Tvam Asi! »Das bist du!«*

NACHWORT

Yoga ist Indiens größtes Geschenk an die Menschheit. Es ist eine Wissenschaft, die für Atheisten genauso bedeutungsvoll ist wie für Gottessucher. Yoga ist von keiner bestimmten Religion abhängig und kann von allen Menschen praktiziert werden.

Die Menschen sind immer auf der Suche nach Glück, auch wenn sie gar nicht wissen, was wahres Glück bedeutet. Die Wirrnis und Komplexität des Lebens kann uns unglücklich machen. Krishnamacharya hat uns durch sein Studium und seine Praxis des Yoga – eine Wissenschaft fast so alt wie die Zivilisation – einen Weg zum Glück und dessen Quelle gewiesen, die dem Frieden im Geiste entspringt.

Halte den Körper kräftig und gesund, bewahre einen klaren und ruhigen Geist – das ist die Philosophie des Yoga. Es ist ein uraltes System, erdacht von den Heiligen und Weisen Indiens und von dem Weisen Patanjali vor mehr als zweitausend Jahren zu einer Aphorismen-Sammlung, den *Yoga Sutras*, zusammengefasst. Sie bildet das Fundament, auf dem sich die Praxis und Philosophie des Yoga über die Jahrhunderte entwickelt hat. Viele großen Geister haben sich mit den *Sutras* befasst, um die darin verborgenen Geheimnisse zu schauen – doch durch das Lesen allein (auch das mehrmalige) werden sie sich nicht erschließen. Um die *Yoga Sutras* Patanjalis zu verstehen, bedarf es gleichzeitig der intensiven Praxis.

Krishnamacharya war vielleicht der größte moderne Exponent der *Sutras* des Patanjali. Er begnügte sich jedoch nicht damit, die darin enthaltenen Wahrheiten für sich selbst zu erkennen, sondern er unterstützte

Einrichtungen, in denen andere Menschen Yoga lernen und praktizieren konnten; es war sein Ziel, Hunderte von Lehrerinnen und Lehrern auszubilden, die die große Botschaft der *Sutras* in die ganze Welt tragen würden.

Krishnamacharyas Sohn, T. K. V. Desikachar, der bereits eine erfolgreiche Laufbahn in seinem ursprünglichen Beruf als Ingenieur eingeschlagen hatte, gab diese Arbeit auf, um ein enger Schüler seines Vaters zu werden. Desikachar hatte den Vorteil, dass er viele Jahre mit seinem Vater verbringen konnte, dass er seinen Gesprächen lauschen und, vor allem, dass er beobachten konnte, wie sein Vater lebte und Yoga praktizierte. Selbst zum erfolgreichen Lehrer geworden, gründete Desikachar dann in Chennai den *Krishnamacharya Yoga Mandiram*, den Männer und Frauen besuchen, um Yoga zu lernen und zu praktizieren und um ein gesundes Leben zu führen. Es kommen auch viele Schüler aus ganz Indien und dem Ausland in den *Mandiram*, um an der Yoga-Lehrerausbildung teilzunehmen und die Botschaft des Yoga in alle Teile der Welt zu tragen.

Ich bin überzeugt, dass Desikachars Buch *Yoga – Gesundheit für Körper und Geist* unter Schülerinnen und Schülern, Lehrerinnen und Lehrern großen Anklang finden wird. Ich möchte Desikachar für seinen Dienst, den er den Menschen durch sein *Yoga Mandiram* erwiesen hat und erweist, Anerkennung zollen und diesem internationalen Zentrum zur Erforschung und Entwicklung von Yoga auch weiterhin alles Gute wünschen.

C. Subramaniam
Präsident des Bharatiya Vidya Bhavan, Elder Statesman

DANK

Zur Entstehung dieses Buches hat die Unterstützung, Ermutigung und gemeinsame Erfahrung einer großen Zahl von Menschen in Indien, Australien, Europa und den USA beigetragen. Der ursprüngliche Vorschlag zur Zusammenarbeit zwischen Sri Desikachar und dem amerikanischen Verlag *Aperture* kam von Leslie Kaminoff, der das dreijährige Projekt auch mit seinem nützlichen Rat unterstützte. Diana Stoll erwies sich als engagierte Herausgeberin. Neben den vielen anderen, die zum Gelingen des Buches beitrugen, möchte ich vor allem folgenden Personen danken: In den USA: Juan, Kathryn und Noah Levy, Pat Massey, Dr. Barbara Nylund, Wendy Cadden, Sonia Nelson, Martin Pierce, Anne Rogers, Phyllis Honemann und Ann Zeller. In Belgien: Claude Maréchal. In Frankreich: Pierre Courtejoie, Hoda Khoury und Michel Nicolas. In Deutschland: Martin Soder und Imogen Hannah Dalmann. In Neuseeland; Mark Whitwell. In der Schweiz: Malek Daouk. In Großbritannien: Nick Waplington. In Indien: Seiner Heiligkeit, dem Shankaracharya von Kanchipuram; den gastfreundlichen Priestern von Alvar Tirunagari; M. M. Murugappan; Dr. B. Ramamurthi; A. V. Balasubramaniam; Jaya Krihnaswamy vom Madhuram Narayann Centre for Exceptional Children; Dr. Ramasubramaniam und Frau R. Ramasubramaniam von der Shrsti Foundation, Madurai; J. P. S. Pattabhi Jois. Mein besonderer Dank gilt den Lehrern, Mitarbeitern und Schülern des *Krishnamacharya Yoga Mandiram*, die diesem Bericht über Leben und Lehren Krishnamacharyas uneingeschränkt ihre Zeit und Energie schenkten. Damit ehren sie das Andenken des *acharya* und tragen dazu bei, dass dessen Tradition des selbstlosen Engagements und der Hingabe zum Wohle anderer fortbesteht.

BIBLIOGRAPHIE

The Bhagavad Gita. Ins Englische übersetzt und mit einer Einleitung versehen von Juan Mascaró. New York: Penguin Books, 1962.

Blau, Evelyne: *Krishnamurti. 100 Years.* New York: Stewart, Tabori & Chang, 1995.
dt.: *Krishnamurti. 100 Jahre.* Grafing: Aquamarin Verlag, 1995.

Brunton, Paul: *Von Yogis, Magiern und Fakiren.* Freiburg: Hermann Bauer Verlag , 1974.

Desikachar, T. K. V.: *The Heart of Yoga: Developing a Personal Practice.* Rochester: Inner Traditions International Ltd., 1995.

Desikachar, T. K. V.: *Yoga – Tradition und Erfahrung.* Petersberg: Verlag Via Nova, 1991.

Desikachar, T. K. V.: *Patanjali's Yogasutras: An Introduction, Translation and Commentary.* New Dehli: Affiliated East-West Press Private Ltd., 1987.
dt.: *Über Freiheit und Meditation – Das Yoga Sutra des Patanjali.* Petersberg: Verlag Via Nova, 1997.

Dhyansky, Yan Y.: »The Indus Valley Origin of a Yoga Practice« In: *Artibus Asiae,* Band XLVIII, 1/2, Seite 89–108, Ascona (Schweiz), 1987.

Dowson, John (Hrsg.): *Classical Dictionary of Hindu Mythology and Religion, Geography, History, and Literature.* Calcutta: M.R.A.S., Rupa & Co., 1989.

Eliade, Mircea: *Yoga. Unsterblichkeit und Freiheit.* Frankfurt/a. Main: Insel Verlag, 1977.

The Encyclopaedia Britannica. 11. Auflage, Cambridge (England), 1911.

Hiriyanna, M.: *Outlines of Indian Philosophy.* London: George Allen & Unwin Ltd.,1964.

The Yoga of Krishnamacharya. Madras: Krishnamacharya Yoga Mandiram, 1982.

Maréchal, Claude: »Shri T. Krishnamacharya. La Traversée d‘ Un Siecle.« In: *Viniyoga,* Nr. 24, Liège: Ed. Liège, 1989.

Mohan, A. G.: *Yoga – Rückkehr zur Einheit.* Petersberg: Verlag Via Nova, 1994.

Muthiah, S.: *Madras Discovered.* New Delhi: Affiliated East-West Press Private Ltd., 1992.

Norman, Dorothy: *The Hero: Myth/Image/Symbol.* New York und Cleveland: The World Publishing Co., 1969.

Sargent, Winthrop: *The Bhagavad Gita.* Albany, New York: State University of New York Press, 1995.

Swami Vivekananda: *Raja-Yoga.* Freiburg: Hermann Bauer Verlag, 1981.

VIVEKA – Hefte für Yoga. Berlin: Viveka-Vertrieb.

STICHWORTVERZEICHNIS

ADRESSEN

Yogainstitut für Qualifikation,
Forschung und Therapie
Meraner Str. 6
D – 10825 Berlin
Tel.: 030 – 21 47 89 95
Fax.: 030 – 21 47 89 96
e-mail: www.viniyoga.de

Berliner Yoga-Zentrum
Meraner Str. 6
D – 10825 Berlin
Tel.: 030 – 21 47 89 95
Fax.: 030 – 21 47 89 96
e-mail: www.byz.de

Yoga-Schule Odenwald
R. Sriram
Airlenbach 39
D – 64743 Beerfelden
Tel./Fax: 060 68 – 472 05